W0053729

Alles über Corona

Was Du wissen musst. Was Du tun kannst.

- Wie die Epidemie verläuft
- Wie Du die Erkrankung vermeidest
- Wie Du Dir hilfst, wenn Du krank bist
- Wie Du Deinem Kind hilfst

Herbert Renz-Polster

5., überarbeitete Auflage

Copyright © 2020 Sefa Verlag Kirsten Bödeker, Lübeck, Germany

Verlag: Sefa Verlag

ISBN: 978-3-945090-52-7

Satz und Gestaltung sowie Umschlag: Simon Polster

Grafik: Sarah Dahlke

Bildnachweis: Virenzeichnung auf Titelseite, Seitenhintergrundgrafien (S. I-VI): © www.Live-Karikaturen.ch, Lizenz: CC BY-SA 4.0.; Autorenfoto (S. III): © Kösel Verlag; Illustration Kapitel 4 (S. 77): Marc Robitzky, aus Renz Robitzky: Die wilden Schwäne zweisprachiges Kinderbuch nach einem Märchen von Hans Christian Andersen, www.sefa-bilingual.com; Schlafende Kinder S. 91: © Holly (flickr.com/photos/37586339@N00/7075468), Lizenz: CC BY 2.0; Säugling S. 96: © Simon Polster

Dieses Buch ist auch als E-Book sowie als pdf auf meiner Webseite erhältlich (kinder-verstehen.de/corona-ebook). Dort sind auch in einer Art Logbuch Aktualisierungen einsehbar, die sich von Auflage zu Auflage ergeben: www.kinder-verstehen.de/corona-ebook-log

Ich habe für die Erstellung dieses Werkes große Sorgfalt darauf verwendet, dass die gemachten Angaben dem derzeitigen Wissensstand entsprechen. Ich kann aber keine Garantie übernehmen, dass nicht manche Informationen aufgrund des sich rasch verändernden Kenntnisstands zu dieser Krankheit lückenhaft, unzureichend oder gar fehlerhaft sind. Auch können die Informationen in diesem eBook die persönliche Beratung durch den Arzt oder Ärztin vor Ort nicht ersetzen und stellen auch keine Anleitung zur Selbstmedikation dar. Jeder Nutzer dieses Buches ist vielmehr verpflichtet, die Selbstbehandlung oder Behandlung anderer in Absprache mit seinem Arzt oder Ärztin und in eigener Verantwortung zu bestimmen.

Hyperlinks in der Druckfassung: Um die Benutzerfreundlichkeit zu erhöhen benutzen wir im Fließtext Kurzversionen der eigentlichen Web-Adressen. Da wir uns der Datenschutz-Problematik von vielen Link-Shortening-Services bewusst sind benutzen wir den besonders datenschutzfreundlichen Service der Technischen Hochschule Mittelhessen: https://tlp.de

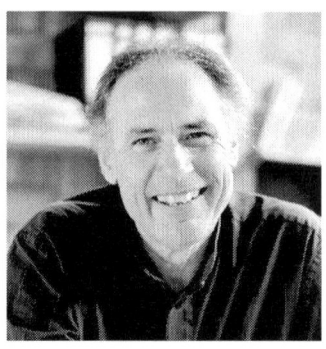

Wer ich bin

Ich bin 1960 geboren, Facharzt für Kinder und Jugendmedizin und Wissenschaftler. Forschungstätigkeit im Bereich Prävention und Gesundheitsförderung zunächst in den USA, dann am Mannheimer Institut für Public Health (MIPH) der Universität Heidelberg. Ausbildung zum Lungenfacharzt für Kinder an der Oregon Health Sciences University (OHSU), USA. Herausgeber und Autor diverser studentischer und ärztlicher Lehr- und Fachbücher. Einem breiten Publikum bin ich durch mehrere Sachbücher bekannt, u.a. dem Standardwerk „Gesundheit für Kinder" und „Kinder verstehen – born to be wild". Seit 11 Jahren unterhalte ich den Blog und Webseite **www.kinder-verstehen.de**. Dort stelle ich auch meine Bücher vor. Im Alltag bin ich zudem Vater von 4 Kindern und Großvater von einem Enkelkind, zu dem bald ein weiteres dazu kommt. Ich lebe mit meiner Frau in der Nähe von Ravensburg.

Ich sage Danke

Mein Dank für Anregungen, Hintergrundrecherchen und Unterstützung bei der Erstellung dieses eBooks geht an meinen Zwillingsbruder Ulrich Renz, Magdalena Hirsch, Silke Foos, Judith Polster, Laura Schnurr, Aaron Polster und natürlich an Eliah für die gute Stimmung.

Ein ganz spezieller Dank geht an meine Frau Dorothea.

COVID-19 – was Du selbst tun kannst

In diesem Buch fasse ich das zusammen, was zu der neuen Infektionskrankheit CO-VID-19 bekannt ist. Dabei gebe ich zum einen einen Hintergrund über das neue Virus, die Pandemie und ihren Verlauf – und auch zu den die Kontroversen rund um ihre Bekämpfung. Ganz zentral steht aber auch das „Medizinische", also die Krankheit selbst, vor allem das, was Du selbst tun kannst, um Dich zu schützen. Und: Was Du selbst tun kannst, falls Du Dich mit dem neuen Coronavirus angesteckt hast.

Dieses Buch soll Dir also helfen, gesund zu bleiben – und rasch wieder gesund zu werden, falls Du an COVID-19 erkrankst.

Ich stütze mich bei meinen Empfehlungen auf das, was medizinisch-wissenschaftlich gesichert und plausibel ist. Dort, wo dies unsicher ist, weise ich darauf hin. Wundermittel und Heilsversprechungen wirst Du hier nicht finden.

> *Selbsthilfe klingt verlockend. Aber sich selbst helfen kann nur, wer die vorhandenen Kräfte seines Körpers kennt und sie zu seinen Helfern macht!*

Zentral stehen auch Informationen zur Arbeit unseres Immunsystems. Denn hier schlummern die Kräfte, die Dir letzten Endes helfen, diese Krankheit gut zu überstehen. Wer sie nutzen kann, kommt mit dieser Erkrankung in aller Regel gut zurecht.

Wie Du rasch findest, was Du suchst

- Liest Du dieses Buch einfach aus Interesse, so liest Du es am Besten von vorne nach hinten.

- Vermutest Du, dass Du Dich mit „Corona" angesteckt hast, aber bist Dir noch nicht sicher, beginnst Du ebenfalls vorne.

- Hast Du bereits eine gesicherte COVID-19-Diagnose (also einen positiven Abstrich-Test), so kannst Du gleich auf Seite 55 beginnen (und den vorderen Teil vielleicht bei Gelegenheit nachholen).

- Suchst Du nach Informationen zu **COVID-19 bei Kindern,** so liest Du am Besten zuerst die Seite 73 bis Seite 106, dann aber nach und nach auch den Rest des Buchs.

Inhalt

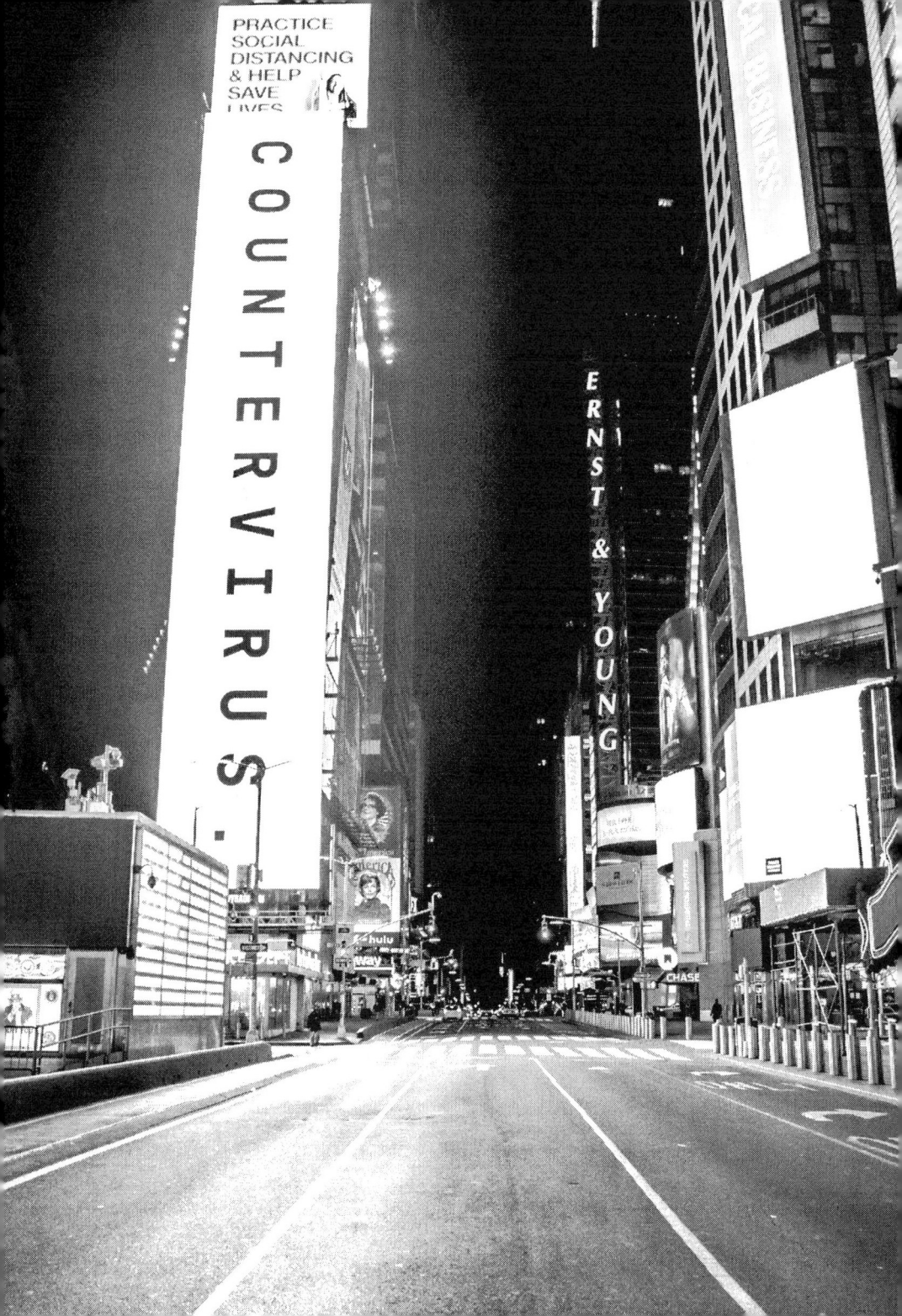

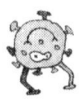

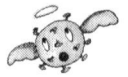 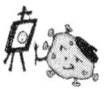
Die COVID-19-Erkrankung – ein Steckbrief

Die von dem neuen Coronavirus ausgelöste Erkrankung (COVID-19, für: **CO**rona **VI**rus **D**isease 2019) ist das neueste Mitglied des medizinischen Was-blüht-denn-da. Manche Einzelheiten sind noch nicht erforscht, selbst grundlegende Informationen können sich deshalb noch ändern. Hier das Wichtigste auf einen Blick: [1]

Erreger

Der Erreger der COVID-19-Erkrankung heißt SARS-CoV-2 (genauer: Severe Acute Respiratory Syndrome-Corona Virus 2). Es ist das neueste Mitglied der aus Tausenden von Virenarten bestehenden Familie der Coronaviren, die vor allem im Tierreich (und dort sehr häufig bei den Fledertieren) grassieren. Sieben Mitglieder dieser Familie können auch Menschen anstecken. Vier von ihnen gehören schon lange zu unseren lästigen Begleitern, diese Viren lösen vor allem in den Wintermonaten banale Infekte aus. Drei von ihnen aber haben sich in jüngerer Zeit neu als Epidemien oder Pandemien ausgebreitet: nämlich SARS-CoV-1 (Auslöser des 2002 erstmals aufgetretenen SARS), MERS-CoV (Erreger des 2012 erstmals aufgetretenen MERS) – und eben das neue, zuerst Ende 2019 aufgetretene SARS-CoV-2 (der Erreger von COVID-19). [2]

Übertragung

Der neue Erreger stammt ursprünglich aus dem Tierreich, er ist inzwischen aber von Mensch zu Mensch hoch ansteckend. Werden keine besonderen Maßnahmen ergriffen und besteht in der Bevölkerung noch keine Immunität, so gibt ein Infizierter das Virus im Durchschnitt an etwa 2,5 bis 3,5 weitere Personen weiter.[3] Diese so genannte Basisreproduktionsrate (R Null, auch Grundvermehrungsrate genannt) gilt zumindest solange das Virus ungehindert zirkulieren kann und die Übertragungskette keine Lücken aufweist. Das tut sie, sobald immer mehr Menschen die Krankheit bereits durchgemacht haben und Antikörper in sich tragen. Jetzt findet das Virus weniger Anlaufstellen – das Ansteckungspotenzial des Erregers nimmt deshalb ab. Ähnliches passiert, wenn infizierte Menschen in Quarantäne gehen – die Viren treffen nun immer öfter „ins Leere" (oder nur auf den Ehepartner). Auch wenn Menschen generell mehr Abstand halten, sich durch Masken schützen oder sich seltener in „infizierbare Nähe" begeben, sinkt die Vermehrungsrate.[4] Dass der Erreger im Sommer weniger ansteckend ist, ist möglich. Starke saisonale Effekte werden bisher aber eher nicht angenommen.

Übertragungswege

Das Virus wird zum einen per Tröpfcheninfektion übertragen (also wenn virushaltige, z.B. ausgehustete oder ausgenieste Tröpfchen auf die Schleimhäute der Atemwege gelangen). Auch eine Übertragung durch Schmierinfektion ist möglich, also wenn zum Beispiel Hände relativ frisches virushaltiges Material aufnehmen (etwa an Türklinken) und dieses dann auf die Mund- oder Nasenschleimhaut oder Augenbindehaut bringen. Wahrscheinlich spielen Schmierinfektionen aber eine untergeordnete Rolle..

> „Mein Bauchgefühl: Fast die Hälfte der Übertragung ist Aerosol, fast die andere Hälfte der Übertragung ist Tröpfchen und vielleicht zehn Prozent der Übertragung ist Schmierinfektion oder Kontaktinfektion."[74]

— *Prof. Christian Drosten*

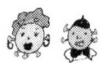

Womöglich mindestens ebenso bedeutsam wie die Tröpfcheninfektion ist die Rolle von so genannten Bioaerosolen. Das sind winzigen Staubteilchen in der Luft, an denen sich Erreger angelagert haben, die zum Beispiel durch Husten oder auch durch Sprechen, Rufen oder Singen in die Umwelt gelangen. Diese Teilchen können sich innerhalb von Minuten in einem ganzen Raum verteilen, sie zirkulieren auch deutlich länger als Tröpfchen. Zudem sind die Viren in Bioaerosolen haltbarer als etwa auf „beschmierten" Oberflächen.[5]

Dass die Rolle von Aerosolen nicht unterschätzt werden darf, legen massenhafte Übertragungen in Chören, Partyfeiern und Gottesdiensten oder überhaupt in Innenräumen mit stehender Luft nahe.[6] Kein Wunder ist eine gute Lüftung oder Verlagerung von Aktivitäten ins Freie womöglich deutlich effektiver als die Desinfektion von Gegenständen und Oberflächen.

Eine Übertragung über die Tränenflüssigkeit bzw. die Bindehaut der Augen ist theoretisch möglich, bisher jedoch nur mit Fragezeichen nachgewiesen worden. Allerdings zeigen einzelne Analysen, dass Brillenträger womöglich seltener an COVID-19 erkranken, was wiederum zu einer möglichen Übertragung per Bindehaut passen könnte.[7]

Ob das Virus (ähnlich wie viele Durchfallserreger) auch über den ausgeschiedenen Stuhl übertragen werden kann, wurde lange Zeit bezweifelt. Inzwischen liegen hierfür aber Bestätigungen vor.[8] Dieser Übertragungsweg dürfte allerdings vergleichsweise selten sein.

Auch eine Übertragung über Haustiere wurde bisher nicht beobachtet, allerdings könnte eine Übertragung durch Nutztiere schon stattgefunden haben.[9] (Inzwischen ist bekannt, dass sich manche Tiere, wie etwa Katzen, über den Menschen tatsächlich mit SARS-CoV-2 infizieren können, die Mitglieder mancher Tierarten können dann auch krank werden).

Symptome bzw. Beschwerden

Die Krankheitsverläufe sind vielfältig und variieren stark, den *einen* Krankheitsverlauf (wie etwa bei den Masern) gibt es also nicht. Viele Infizierte entwickeln gar keine Beschwerden. Das gilt in starkem Maß auch für die Kinder.[10] Bei der Mehrzahl der Infizierten treten milde Symptome auf, oft sind das entweder Fieber oder trockener Husten (also ein „hüstelnder" oder auch bellend-heiserer Husten ohne Auswurf) oder beides. Ein produktiver Husten (also ein Husten mit Schleim oder Auswurf) kann aber manchmal beobachtet werden, er spricht also nicht gegen die Diagnose. Das Fieber ist meist nicht sehr hoch, oft sogar unter 38 Grad, kann aber auch sehr hohe Werte erreichen. Im Gegensatz zur Grippe setzt das Fieber meist nicht schlagartig ein. Überhaupt humpelt COVID-19 im Vergleich zur Grippe eher ein bisschen daher: Während die Influenza innerhalb weniger Tage ihre kritische Phase erreicht, erreicht COVID-19 oft erst in der zweiten oder dritten Woche ihr Maximum.

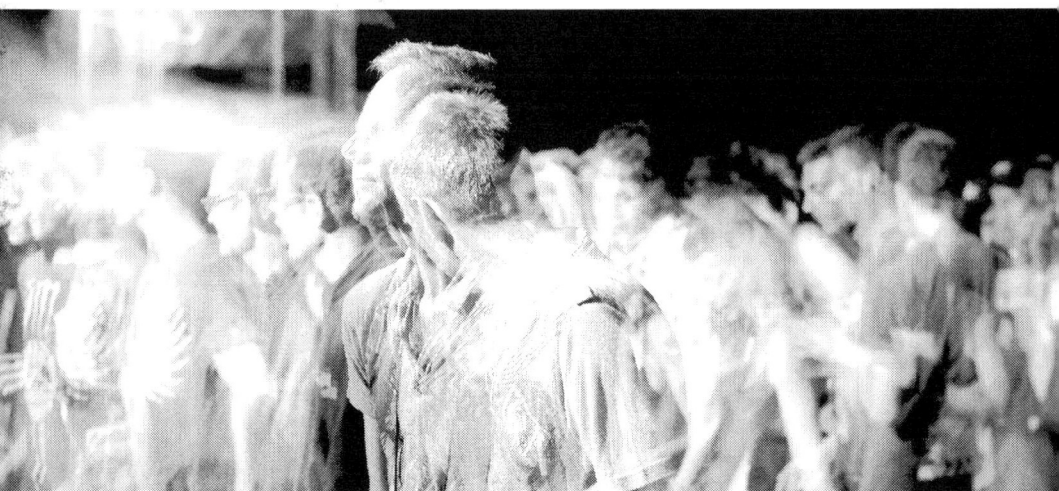

Appetitlosigkeit, Erschöpfung (Abgeschlagenheit) sowie Kopf-, Rücken- und Glieder- bzw. Muskelschmerzen sind bei schwereren Verläufen häufig.

Etwa die Hälfte der Infizierten berichten von einer eingeschränkten Geruchswahrnehmung („Kaffee duftet nicht mehr"), wodurch auch der Geschmackssinn leidet. Jüngere Menschen und Frauen sind womöglich häufiger vom Verlust des Geruchsinns betroffen, und das teilweise schon bevor sich andere Symptome einstellen. Der Verlust des

Geruchsinns kommt zwar auch bei Erkältungskrankheiten vor, allerdings dann meist erst später im Krankheitsverlauf. Dieses Krankheitszeichen ist für COVID-19 so typisch, dass zumindest bei dem *kombinierten* Vorliegen von ausgefallenem Geruchsinn, Fieber und Gliederschmerzen die Diagnose eines COVID-19 etwa 20 mal wahrscheinlicher wird (manche Experten halten aber schon den Verlust des Geruchsempfindens allein für so typisch, dass sie den Betroffenen empfehlen, schon einmal vorsorglich in Quarantäne zu gehen.)[11]

Immerhin 25 % der an COVID-19 Erkrankten haben Schnupfen bzw. eine verstopfte Nase oder auch Halskratzen bzw. Halsweh. Auch eine erhöhte Speichelproduktion, blaue Flecken an den Füßen sowie brennende, tränende, evtl. gerötete Augen wurden beschrieben. Durchfall bzw. Übelkeit sind bei Erwachsenen eher selten (und gehen dann oft eher mit einem gutartigen Verlauf einher)[12]. Bei Kindern kommen Durchfall, Bauchweh und Erbrechen häufiger vor (diese Krankheitszeichen können am Anfang aber noch als einzige Symptome auftreten, in der Regel gesellen sich dann aber andere Beschwerden dazu). Atemnot oder Kurzatmigkeit können zu jeder Zeit im Krankheitsverlauf auftreten, und weisen dann auf einen schwereren Verlauf mit einer möglichen Lungenentzündung hin. Auch bei weniger schweren Verläufen können, wenn auch selten, Schlaganfälle und Thrombosen auftreten.

In manchen Fällen verläuft eine COVID-19-Erkrankung zunächst mild, um dann nach etwa einer Woche doch noch „zu kippen", also in einen schweren Verlauf mit Lungenentzündung überzugehen. Bei schweren Verläufen ist der ganze Körper von einer Entzündungsreaktion betroffen, es kann zu Gerinnungs- und Durchblutungsstörungen, Schlaganfällen und zu Lungen- und/oder Kreislaufversagen kommen (Blutvergiftung mit Kreislaufzusammenbruch und mehrfachem Organversagen).

Bei Kindern, wenn sie überhaupt Krankheitszeichen aufweisen, ist der Verlauf meist kaum von einer Grippe zu unterscheiden. Mehr zu der Krankheit bei Kindern ab Seite 81.

Dauer der Symptome

Normalerweise klingen die Beschwerden innerhalb von 2 Wochen ab, bei schweren Verläufen kann das aber bis zu 6 Wochen dauern. Nicht selten brauchen schwerer Betroffene nach überstandener Krankheit eine längere Erholungsphase (Rekonvaleszensphase, siehe Seite 175).

Inkubationszeit und Ansteckung

Die Inkubationszeit (Zeit von der Ansteckung bis zum Auftreten der ersten Symptome) liegt im Durchschnitt bei 5 Tagen, kann aber zwischen 1 und 14 Tage dauern. Das Virus kann dabei schon 1 bis 3 Tage vor Krankheitsbeginn übertragen werden (so genannte *präsymptomatische Übertragung*). Dies ist tückisch, weil ein Infizierter dann noch gar nicht weiß, dass er oder sie das Virus in sich trägt. (Andererseits werden bei der präsymptomatischen Übertragung insgesamt wahrscheinlich weniger Viren übertragen, so dass die Erkrankung beim Angesteckten dann im Durchschnitt eher milder verläuft). Es wird geschätzt, dass etwa 40 % bis 50 % der Ansteckungen auf diese Art passieren.[13] Auch aus diesem Grund sprechen sich Experten für das Tragen von Masken (unter bestimmten Bedingungen) aus, deren generelle Wirksamkeit auch plausibel ist.[14] (Mehr dazu auf Seite 51).

Wie lange Erkrankte das Virus übertragen können wurde lange Zeit hitzig debattiert. Tatsächlich lässt sich Virenmaterial oft noch 2 Wochen oder länger nach Krankheitsausbruch in Abstrichen nachweisen, allerdings herrscht inzwischen Konsens darüber, dass eine Übertragung nach der ersten Woche sehr selten und nach 10 Tagen praktisch ausgeschlossen ist.

Weil die Inkubationszeit oft kurz ist und Übertragungen schon vor Ausbruch der Erkrankung erfolgen können, ist der Abstand zwischen dem Ausbruch der Erkrankung beim „Anstecker" und dem von ihm Angesteckten oft sehr kurz. Dieses so genannte *serielle Intervall* schwankt je nach den gerade vorherrschenden Übertragungswegen zwischen 2,5 und 8 Tagen (wenn Ansteckungen vor allem in Haushalten passieren, wie derzeit, ist das Intervall eher kurz).[15] Dies erklärt, warum Nachverfolgungen von Infektionen unter großem Zeitdruck stehen, wenn sie wirksam sein wollen. Weil das

serielle Intervall von Patient zu Patient stark schwankt, kann es vorkommen, dass ein Angesteckter schon Krankheitszeichen entwickelt, bevor sein „Anstecker" selber krank wird. Auch das erschwert die Nachverfolgung von Ansteckungsketten.

Die Ansteckungsfähigkeit dürfte auch mit der Schwere der Erkrankung zusammen-hängen, da schwer Erkrankte zum einen länger ansteckungsfähig sind, zum anderen eine hohe Virenlast aus den unteren Luftwegen aushusten können.[16] Auch nur leicht Erkrankte übertragen das Virus, allerdings ist die Übertragungsdauer wahrscheinlich um wenige Tage kürzer.

Inwiefern auch Personen, die nach einer Infektion dauerhaft gar keine Symptome ent-wickeln, das Virus übertragen, ist umstritten. Diese so genannten asymptomatischen Träger (zu ihnen gleich mehr) haben wahrscheinlich nur eine niedrige Virenlast und geben das Virus wenn überhaupt, dann wenig effektiv weiter.[17]

Betroffene

COVID-19 betrifft Männer und Frauen gleichermaßen, wenn auch unterschiedlich schwer (siehe weiter unten). Alle Altersgruppen können erkranken. Das mittlere Erkrankungsalter liegt derzeit in Deutschland bei 49 Jahren (Median), mit folgender Altersverteilung:

- < 10 Jahre: 2,9 %
- 10–19 Jahre: 5,3 %
- 20 – 49 Jahre: 45 %
- 50- – 69 Jahre: 30 %
- 70 – 89 Jahre: 15 %
- ≥ 90 Jahre: 2,6 %

Erkrankung und Erkrankungsverlauf

Anfänglich wurde angenommen, SARS-CoV-2 befalle vor allem die Atemwege und löse als Komplikation vor allem eine Art von Lungenentzündung aus, ähnlich wie die Grippeviren. Heute haben Mediziner ein anderes Bild: Zwar schleicht sich die Infektion

wahrscheinlich tatsächlich vor allem über die Nase in den Körper ein, breitet sich dann aber bei einem Teil der Betroffenen im ganzen Körper aus und befällt dann vornehmlich die kleinen und mittleren Blutgefäße. Dort führt sie an der inneren Auskleidung der Blutgefäße (dem so genannten Endothel) zu einer gesteigerten Entzündungsreaktion. Weil Blutgefäße alle Organe versorgen, verlaufen schwere COVID-19 Fälle deshalb als das ganze Körpersystem betreffende *Mehr-Organerkrankung.*

Ein Teil der Infizierten entwickelt im ganzen Infektionsverlauf gar keine Symptome (asymptomatische Infektionen). Wie groß dieser Anteil ist, ist umstritten. Die anfänglichen Schätzungen reichten von 4 bis 80 %, inzwischen werden 10 bis 20 % als insgesamt realistischer angenommen. Dabei dürfte der Anteil an asymptomatischen Verläufen auch von der Art der Ansteckung abhängen: Werden bei der Ansteckung geringere Virenlasten übertragen (dies ist typisch für Ansteckungen im familiären Haushaltskontext, aber auch wenn Hygieneregeln wie etwa Schutzmasken eingehalten werden), so verläuft die Krankheit beim Angesteckten wahrscheinlich häufiger asymptomatisch.[18] Gesichert scheint, dass asymptomatische Verläufe bei jüngeren Menschen häufiger vorkommen als bei Älteren. Kinder bleiben etwa doppelt bis drei mal so häufig symptomfrei wie Erwachsene.

Ein weiterer – großer – Teil der Infizierten hat nur geringe Beschwerden, die Betroffenen fühlen sich also nicht schwer krank. Bei einem von etwa 8 manifest erkrankten Erwachsenen verläuft die Erkrankung schwer, aber nicht bedrohlich. Etwa 2 bis 5 % der Erkrankten müssen ins Krankenhaus aufgenommen werden.[19] Von den ins Krankenhaus Aufgenommenen brauchen recht viele (je nach Gesundheitssystem um die 25 bis 60 %) auch gleich intensivmedizinische Hilfe. Etwa 30–50 % der auf Intensivstation Aufgenommenen müssen dort auch künstlich beatmet werden (diese Zahlen ändern sich beständig, da immer klarer wird, dass bei schweren COVID-19-Verläufen die maschinelle Beatmung nicht immer die richtige Entscheidung ist).[20] Etwa ein Drittel der wegen COVID-19 auf eine Intensivstation Aufgenommenen versterben (auch diese Zahl ist im Fluss).

Die Sterblichkeit an SARS-CoV-2 kann nicht pauschal beziffert werden, da sie in jeder Bevölkerung anders ausfällt. Sie hängt unter anderem davon ab, wie viele alte Menschen in einer Gesellschaft leben, wie viele Vorerkrankungen dort vorliegen und wie gut das Gesundheitswesen ist (mehr dazu auf Seite 23). Auch der Stand der Epidemie spielt eine

Rolle (sobald das Virus die Gruppe der älteren Bürger erfasst, steigt die Sterblichkeit an). Seit Beginn der Epidemie ist die Sterblichkeit insgesamt zurückgegangen (siehe Seite 25). Während der ersten Welle der Pandemie lag die infektionsbezogene Sterblichkeitsrate (also die auf einen Infektionsfall hochgerechnete Sterblichkeit) je nach Land etwa zwischen 0,1 und einem Prozent (das bedeutet, dass etwa jeder hundertste bis jeder tausendste mit SARS-CoV-2 Infizierte daran stirbt).[21] Mehr zur Sterblichkeit an COVID-19 auf Seite 23

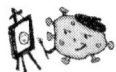

Von schweren Verläufen bevorzugt Betroffene

Unter einem Alter von 30 Jahren sind lebensbedrohliche Verläufe sehr selten. Auch unter 65 Jahren sind bedrohliche Verläufe eher selten, in den USA betreffen aber inzwischen fast 25% der Todesfälle diese Altersgruppe. Es wird geschätzt, dass dort das Risiko eines gesunden, mittelalten Menschen an einer SARS-CoV-2-Infektion zu versterben immerhin mehr als 50 mal größer ist als das jährliche Risiko an einem Autounfall zu Tode zu kommen.[22] Ab 60 Jahren steigt die Schwere der Erkrankung und die Sterblichkeit mit dem Alter stark an. Bei über 80-Jährigen ist unter den Erkrankten von einer Sterblichkeit von 10–25 % auszugehen. Über 80-jährige Männer haben damit ein über 50-fach höheres Sterberisiko als mittelalte (40- bis 60-jährige) Männer. Im Vergleich zu 20- bis 30-Jährigen ist das Sterberisiko der über 80-Jährigen sogar über 600-mal so hoch.

Männer und Frauen stecken sich gleich häufig an, Männer sind aber etwa doppelt so häufig von schweren oder tödlichen Verläufen betroffen wie Frauen, der Grund ist nicht sicher bekannt.[23] Möglicherweise spielen bei den zwischen Menschen unterschiedlichen Verläufen auch genetische Faktoren eine Rolle.[24] Auch der Befund, dass sich Menschen mit Blutgruppe 0 insgesamt seltener mit SARS-CoV-2 anstecken spricht für eine genetische Komponente.[25] Auch die Vorerfahrungen des Immunsystems mit anderen Coronaviren könnten den Verlauf mit bestimmen, dies ist allerdings nur eine Vermutung, zumindest für die Kinder gilt sie inzwischen als widerlegt, und auch für Erwachsene mehren sich die Anzeichen, dass davon kein Schutz zu erhoffen ist (mehr dazu auf Seite 33) Auch die Abwehrkraft des Immunsystems generell dürfte eine Rolle spielen (das ist Thema in Kapitel 5). Schwere und sehr schwere Verläufe sind zudem

bei Menschen mit bestimmten Vorerkrankungen häufiger (mehr dazu auf Seite 132). Zur Rolle des Zigarettenrauchens siehe Seite 152.

Immunität

Eine durchgemachte Infektion führt zu einer zumindest teilweisen Immunität (d. h. Unempfänglichkeit gegenüber einer weiteren Ansteckung mit SARS-CoV-2). Ob diese hundertprozentig ist, ist derzeit unbekannt. Möglicherweise verleiht eine durchgemachte Erkrankung auch nur einen teilweisen Schutz (wie etwa bei der Influenza), so dass weitere COVID-19-Erkrankungen im Verlauf des Lebens zwar auftreten können, dann aber milder oder gar unerkannt verlaufen. Einige Fälle erneuter Infektionen mit SARS-CoV-2 sind bereits bekannt. In den meisten Fällen traten dabei keine erneuten Krankheitszeichen auf. Ob die von einer wiederholten Infektion Betroffenen das Virus weitergeben können ist ungewiss, wahrscheinlich ist die Ansteckungsfähigkeit geringer. Allerdings sind auch wiederholte Fälle bechrieben, in denen die Zweitinfektion schwerer verlief als die Erstinfektion. Unbekannt ist auch, über welchen Zeitraum der durch eine durchgemachte Erkrankung verliehene Schutz anhält (also ob dieser lebenslang bestehen bleibt oder nur wenige Jahre, wie etwa bei der Influenza, oder vielleicht sogar noch kürzer, wie etwa bei den saisonalen „Erkältungs"-Coronaviren). Es scheint, dass schwer erkrankte Menschen eine stärkere (und womöglich langlebigere) Immunität aufbauen als nur mild oder gar asymptomatisch Erkrankte. Die Immunitätsfrage hängt auch davon ab, wie rasch der Erreger sich bei seinem Lauf durch die Menschheit verändert.

Eine mögliche Immunität (also eine durchgemachte COVID-19-Erkrankung) kann durch die Bestimmung von Antikörpern im Blut nachgewiesen werden, deren Aussagekraft allerdings nicht 100 % verlässlich ist (mehr dazu auf Seite 68). Ausserdem hat sich gezeigt, dass manche Menschen trotz Infektion keine nachweisbaren Antikörper entwickeln (wie häufig das ist, ist noch nicht bekannt, aber es dürfte nur ein kleiner Prozentsatz sein). Bei anderen wiederum bauen sich die Antikörper schon nach wenigen Monaten wieder ab. So sind zum Beispiel bei jedem achten Infizierten die vormals vorhandenen Antikörper nach 3 Monaten nicht mehr nachweisbar. Bei sehr milden oder asymptomatischen Verläufen wird dies noch viel häufiger beobachtet (interessanterweise verlaufen gerade Ansteckungen innerhalb von Haushalten bzw. der Familie

häufiger ohne Antikörperbildung).[26]

Allerdings bedeutet die Nicht-Nachweisbarkeit von Antikörpern nicht unbedingt, dass die Betroffenen nicht immun sind und wieder erkranken können, da das Immungedächtnis nicht nur über Antikörper, sondern auch über die so genannten T-Zellen läuft. Zuletzt häufen sich die Hinweise, dass Infizierte auch dann eine robuste Abwehr gegen eine weitere Erkrankung besitzen, wenn sich bei ihnen keine Antikörper (mehr) nachweisen lassen.[27]

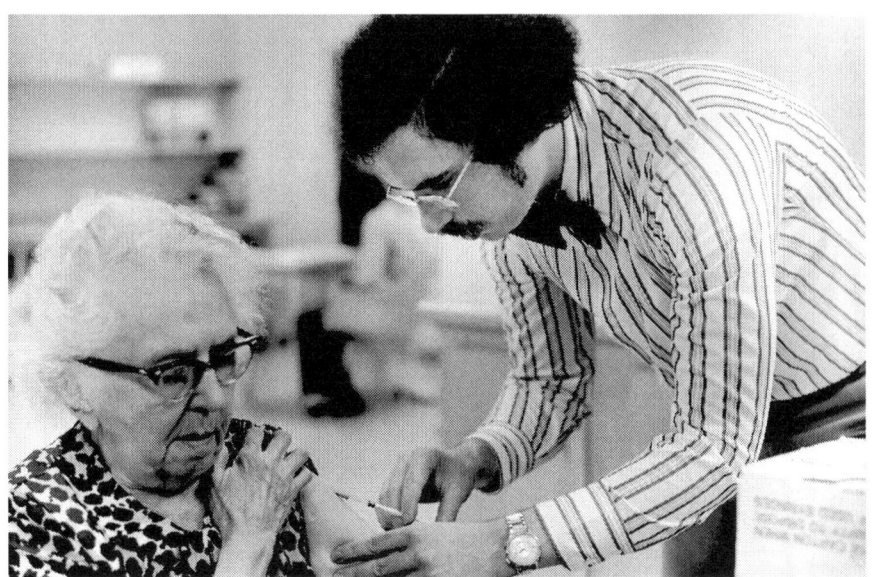

Schutz durch Impfung oder Medikamente

Einen sicher wirksamen Impfstoff gibt es bisher nicht, mehrere Kandidaten sind derzeit in Entwicklung, ein russischer Impfstoff wird wohl schon in der freien Wildbahn eingesetzt. Wann ein verlässlicher Impfstoff einsatzbereit sind, ist nicht bekannt. Ursprünglich wurde mit einem Zeitpunkt nicht vor der zweiten Hälfte 2021 gerechnet, inzwischen liegen die Hoffnungen bei Anfang 2021. Auch wie vollständig der dadurch vermittelte Schutz dann sein wird, ist bisher unbekannt.[28]

Ähnliches gilt für gegen das Virus oder seine schädigenden Folgen wirkende Medikamente.[29] Mehrere Arzneistoffe, wie etwa das bei schweren Verläufen eingesetzte

Kortisonpräparat Dexamethason, das eigentlich gegen Magensäure wirkende Famotidin sowie das Virustatikum Remdesivir, sind teilweise schon zugelassen. Wie wirksam sie sind, ist noch nicht abschließend geklärt. Auch auf synthetisch hergestellte Antikörper gegen bestimmte Virenmoleküle werden große Hoffnungen gesetzt, weil sie direkt gegen das Virus wirken.[30] Erste Erfahrungen mit diesen recht teuren Mitteln sind viel versprechend, ob sich die Hoffnungen langfristig erfüllen werden, wird sich zeigen.

Ein Wort zum Impfstoff

Vielfach wird angenommen, dass ein Impfstoff ausreichen wird, um die Pandemie zu beenden. Vieles spricht allerdings dafür, dass Impfungen allenfalls ein Teil des Erfolgs garantieren können. Das liegt daran, dass sie für eine gute Schutzwirkung eigentlich einen Dreifachsalto schaffen müssen: der Schutz soll stark sein und lange anhalten, er soll dieses Ziel aber ohne Nebenwirkungen erreichen. Und das insbesondere bei den alten Menschen, deren Immunsystem aber aus biologischen Gründen weniger zu Jubelsprüngen neigt.

Das ist eindeutig eine Zielkonstellation, die nicht so leicht zu schaffen ist (und wenn, dann erreicht der eine Impfstoffkandidat vielleicht das eine Ziel, hat aber woanders seine Schwächen, während der zweite Kandidat das zweite Ziel erreicht, aber eben nicht das erste, und der dritte Kandidat schafft zwar alle Ziele, hat aber mehr Nebenwirkungen – und wenn es dann schlecht läuft, dann ist der Kandidat, der alle Ziele gut erreicht, ausgerechnet der teuerste oder kaum milliardenfach herzustellen...). Außerdem sind bei fast allen der in Entwicklung stehenden Kandidaten mindestens zwei (oder mehr) Injektionen erforderlich um einen ersten Schutz aufzubauen.

Und dann muss ja auch das Virus noch mitmachen: Es sollte auf bestimmte Mutationen verzichten. Ach ja, und die Bevölkerung muss auch mitmachen. Es könnte zwar sein, dass ein Impfstoff entwickelt wird, der eine so starke Wirkung hat, dass sich damit die zur Risikogruppe gehörenden Menschen individuell ausreichend schützen können; es könnte aber auch sein, dass ein Schutz nur über eine „Herdenimmunität" entsteht, also indem ein so großer Teil der Bevölkerung geimpft ist, damit massenhafte Übertragungen nicht mehr vorkommen. Kurz, damit die „Corona-Impfung" die Pandemie beendet, muss einiges gut laufen.

COVID-19 bei Schwangeren

Eine Schwangerschaft geht immer mit einem gewissen Maß an Abschwächung des Immunsystems einher (anders würde der Körper den „Fremdling" im Mutterleib nicht tolerieren), auch ist die Lungenfunktion wegen der räumlichen Enge nicht mehr optimal. Dies ist der Grund, weshalb viele Viruserkrankungen (wie etwa durch Influenza-Viren) bei Schwangeren häufiger zu Komplikationen führen als bei Nicht-Schwangeren. Nach den bisherigen Daten scheint es so, wie wenn Schwangere bei einer COVID-19-Erkrankung fast immer glimpflich davonkommen, und die ungeborenen Kinder im Mutterleib auch. Zwar wurden auch bei Schwangeren schwere Verläufe beobachtet, allerdings nicht häufiger als in der altersgleichen Allgemeinbevölkerung. Wenn bei Schwangeren schwere COVID-19-Verläufe vorkommen, so treten sie häufiger bei älteren, vorerkrankten (v.a. Bluthochdruck, Diabetes) oder schwer übergewichtigen Frauen auf. Zudem stellt sich immer mehr heraus, dass Schwangere selbst dann, wenn sie infiziert sind, in bis zu 85 % gar keine Krankheitszeichen entwickeln.[31] Macht eine Schwangere eine SARS-CoV-2 Infektion durch (ob sie davon krank wird oder nicht), so ist ihr Neugebores wahrscheinlich durch übertragene Antikörper geschützt.[32]

Auch eine Übertragung des Virus auf den Fetus kommt nach den bisherigen Untersuchungen extrem selten vor. Dasselbe gilt für Fehlgeburten (also der vorzeitigen Beendigung der Schwangerschaft durch Absterben der Frucht). Übertragungen durch Muttermilch sind unwahrscheinlich.[33] Auch Fehlbildungen scheinen von SARS-CoV-2 nicht ausgelöst zu werden. Übertragungen des Virus von einer SARS-CoV-2 positiven Mutter auf ihr Neugeborenes wurden in wenigen Fällen beobachtet, allerdings kamen die Neugeborenen dabei nicht zu Schaden. Inwieweit eine SARS-CoV-2 Infektion in der Schwangerschaft zu Komplikationen beim Neugeborenen führen kann, ist umstritten. Die meisten Studien sehen keinen negativen Einfluss auf die Gesundheit des Neugeborenen.[34] In einer spanischen Studie wurden dagegen Neugeborene von infizierten Müttern häufiger auf die Intensivstation aufgenommen.[35] Ist eine Schwangere Sars-CoV-2 positiv, so kann sie normal entbinden und sollte auch *nicht* vorsorglich nach der Geburt von ihrem Baby getrennt werden. Genaueres unter *t1p.de/stillen-institut*

Allerdings könnte es sein, dass *Frühgeburten* bei infizierten Schwangeren insgesamt häufiger vorkommen. Dies wäre plausibel, da auch andere Viruserkrankungen während der Schwangerschaft zu Frühgeburtsbestrebungen führen können. Wie hoch das Risiko ist, lässt sich nicht genau sagen, da in den bisherigen Studien bei infizierten

Müttern manchmal die Geburt auch „vorsorglich" eingeleitet wurde. Wahrscheinlich ist das Risiko einer Frühgeburt insgesamt eher moderat erhöht (um vielleicht 75 %) und betrifft wenn, dann vor allem die Spätschwangerschaft.

Insgesamt muss man also bei aller Klage über das neue Coronavirus das sagen: es meint es insgesamt gut mit den Schwangeren. Vorsicht ist geboten (d.h. eine Ansteckung in der Schwangerschaft sollte nach Möglichkeit vermieden werden), aber kein Grund zu Panik (die Schwangere ja nun wirklich nicht gebrauchen können).

Wie Ansteckungen passieren – braucht es Plexiglas-Boxen?

Zum Grundwissen über das neue Virus gehört das: Wer sich mit SARS-CoV-2 infiziert, steckt ohne Schutzmaßnahmen zwei bis drei weitere Personen an. Allerdings handelt es sich damit um einen statistischen Durchschnittswert. Wie aber sieht die Verbreitung im echten Leben aus? In Frankreich etwa dürfen Angehörige ihre Verwandten im Altersheim teilweise nur in Plexiglas-Boxen besuchen, darin eine Trennscheibe mit Gegensprechanlage. Das suggeriert, dass dieses Virus regelrecht springen kann. Dass Mundschutz und ein bisschen Abstand eben *nicht* ausreichen. Schauen wir uns deshalb an, was die Wissenschaft zur Ansteckungsfrage sagt.

Eine erste Orientierung ergibt sich aus dem Vergleich mit anderen Viren. SARS-CoV-2 ist im Vergleich zu den beiden Grippeviren Influenza A und B etwa *doppelt so ansteckend.* Im Vergleich zu den Windpocken oder den Masern ist SARS-CoV-2 dagegen ein Leichtgewicht, nämlich vielleicht 4 oder 5 mal *weniger* ansteckend. Bekannt ist auch, dass Ansteckungen vor allem in den 1-2 Tagen vor Ausbruch der Krankheit sowie in den ersten Krankheitstagen passieren und dass Husten die Ansteckungsgefahr steigert.

> *SARS-CoV-2 ist ansteckend, aber es ist kein Windpockenvirus.*

Bekannt ist zudem, dass die Ansteckungsfähigkeit bei SARS-CoV-2 *von den Umständen* abhängt (mehr dazu auf Seite 15): Drinnen, wo viele Leute gleichzeitig laut artikulieren

(ob beim Feiern, beim Zumba-Tanzen oder beim Gottesdienst) passieren mehr Ansteckungen pro Zeiteinheit, weil dort eine infizierte Person gleich eine Vielzahl von empfänglichen Menschen erreichen kann (hier kann ein Infizierter, wenn es blöd läuft, auch einmal 100 oder mehr andere Menschen anstecken). Entsprechend stecken sich Menschen beim gemeinsamen Tanzen eher an als beim gemeinsamen Yoga, und in öffentlichen Verkehrsmitteln eher als im Restaurant. Dort, wo Menschen sich nur kurz begegnen oder mit etwas Abstand draußen sind, passiert dagegen weniger.

Aber zurück zu den Plexiglas-Boxen. Kriegen alle das Virus, die einem Infizierten auf mehr als 1,5 Meter nahe kommen?

Diese Frage kann inzwischen ganz gut beantwortet werden. Rückverfolgungen von Ansteckungsfällen zeigen nämlich, dass sich an einer infizierten Person etwa zwischen einem und sechs Prozent derer anstecken, die mit ihr außerhalb der Wohnung engen Kontakt hatten (also entweder direkten körperlichen Kontakt oder Kontakt über mehr als 15 Minuten mit weniger als 1 Meter Abstand).

Und wie sieht das aus, wenn man mit einer infizierten Person ohne besondere Schutzmaßnahmen in derselben Wohnung lebt? Viele werden meinen, da sei eine Ansteckung wohl garantiert. Das stimmt aber nicht. Denn: dabei stecken sich etwa 17 Prozent der Kontaktpersonen an – wenn es sich um Erwachsene handelt. Kinder dagegen stecken sich wahrscheinlich seltener an, vielleicht nur in 5% der Fälle.[36] Und wie ist das bei Ehepaaren, die also wirklich eng im Haushalt (und Bett) miteinander verkehren? Hier beträgt das Ansteckungsrisiko etwa 28 %.[37]

Auch ansteckend, wenn man Schutzmaßnahmen ergreift?

Aus den Kliniken oder Altersheimen ist bekannt, dass das Virus dort gerne einmal „durchschlüpft", wo es an Schutzausrüstung fehlt. Und das ist nur mehr als verständlich: ÄrztInnen und PflegerInnen versorgen dort ja den ganzen Tag infektiöse Patienten in nächster Nähe (und das meist auch noch in der Zeit, in der diese am ansteckendsten

sind, nämlich 1 bis 2 Tage vor und wenige Tage nach Beginn ihrer Symptome).

Betrachtet man allerdings den normalen Alltag, so sieht die Bilanz anders aus. Wertet man etwa den Erfolg der häuslichen Quarantäne in Mehrpersonenhaushalten aus (hierbei wird ein Infizierter nicht etwa in eine Plexiglasbox gesteckt, vielmehr achtet er darauf, zu den anderen Haushaltsmitgliedern mindestens 2 Meter Abstand zu halten, keine gemeinsamen Gegenstände zu benutzen, Hände regelmäßig zu waschen und bei Husten Mundschutz zu tragen) – so liegt die Ansteckungsquote: bei 0 Prozent.[38]

Tatsächlich kann man sich im Alltag vor diesem Virus effektiv mit recht einfachen Mitteln schützen: Abstand halten, Mundschutz tragen, Hände waschen. Innenräume gut lüften, Aktivitäten nach draußen verlagern. Große Menschenansammlungen in stehender Luft vermeiden.

Draussen ist Ansteckungsgefahr geringer. Das spricht dafür Parks eher offen zu halten statt sie zu schließen.

Dass für die Versorgung oder Quarantäne von Erkrankten andere Regeln gelten ist selbstverständlich. Aber dass Menschen 24 Stunden pro Tag in Wohnungen eingesperrt werden, kann nicht als wissenschaftliche Hygienemaßnahme begründet werden. Auch das Schließen von Parks oder das Abmontieren von Parkbänken ist zunächst einmal nur eines: Aktionismus. Und auch: Pessimismus. In den meisten Gesellschaften hat sich nämlich gezeigt, dass die Bürger sich freiwillig und mit großer Motivation an die Empfehlungen halten, wenn sie gut begründet und nicht überzogen sind.

Dass inzwischen die Vorstellung „je drastischer, desto besser" kritisch gesehen wird, dafür hat auch die Wissenschaft gesorgt. In der Anfangszeit der Epidemie nämlich galt die Ausbreitung des neuen Virus als ein „demokratisches" Geschehen, zu dem alle Menschen etwa gleichermaßen beitragen (etwa wie bei der Influenza). In den letzten Wochen und Monaten hat sich aber gezeigt, dass die Ausbreitung von SARS-CoV-2 ein „oligarchisches" Geschehen ist, bei dem ein relativ kleiner Teil der Menschen die Ansteckungswelle antreiben (von diesen *super spreadern* wird gleich noch die Rede sein). Die Eindämmungsmaßnahmen müssen auch deshalb immer wieder neu auf ihre Effektivität überprüft werden.

Augenmaß in den Kitas und Schulen

Das gilt auch für die Hygienemaßnahmen in den pädagogischen Einrichtungen. Bekannt ist zum Beispiel, dass der Hauptübertragungsweg von SARS-CoV-2 die Tröpfcheninfektion und wohl auch die Infektion über Aerosole ist (siehe Seite 3). Die Schmierinfektion spielt dagegen eine untergeordnete Rolle. Das heißt für die Hygiene, dass das Augenmerk vor allem auf gutes Lüften und auf Unterricht im Freien zu richten ist – das Desinfizieren von Oberflächen allein wird nicht viel bringen.

Dasselbe gilt für die Kitas. Eine effektive Hygiene in Innenräumen ist in einem Operationssaal nur mit Einschränkungen und hohem materiellen und personellen Aufwand möglich, in einer Kita aber zum Scheitern verurteilt. Das müssen wir anerkennen. Auch müssen wir uns im Klaren sein, dass eine wirklich effektive Hygiene mit Mundschutz, Abstands- und Kontaktregeln dem Geschäftszweck einer Kita zuwiderläuft – nämlich kleinen Kindern Rückenwind für ihre Entwicklung zu geben. (Mehr zu dieser Gratwanderung auf Seite 108)

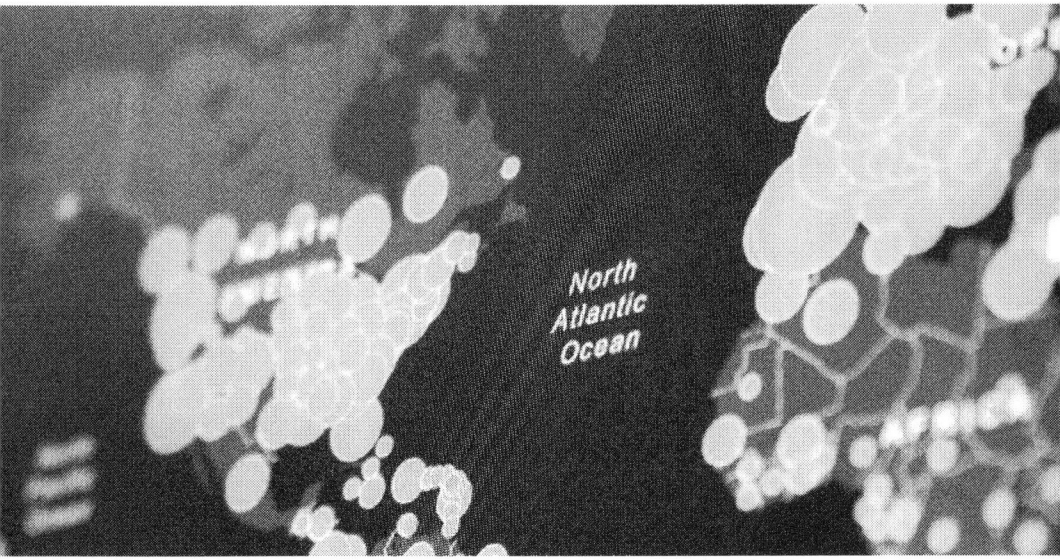

Wie breitet sich die Epidemie eigentlich aus?

In den letzten Monaten ist eines immer klarer geworden: Wie sich die COVID-19-Epidemie in einem bestimmten Land ausbreitet und wie schwer die gesundheitlichen Folgen der Epidemie sind, lässt sich nur schwer vorhersagen. Auch die gerne als Maß für das „Ausbreitungspotenzial" der Epidemie verstandene effektive Vermehrungsrate (die Zahl R also) erzählt hier nur einen kleineren Teil der Geschichte...

Das liegt daran, dass die Bevölkerung ja keine einheitliche Masse ist, durch die sich das Virus gleichmäßig durcharbeitet. Vielmehr besteht die Gesellschaft aus sehr unterschiedlichen Zellen und Kontaktnetzen, innerhalb derer das Virus einmal rasch und einmal eher langsam voran kommt. Vor allem aber besteht die Gesellschaft in Bezug auf SARS-CoV-2 aus Menschen, die sehr unterschiedlich zur Verbreitung des Virus beitragen. Hier geht SARS-CoV-2 zumindest in der Anfangsphase der Pandemie einen ganz anderen Weg als die Grippe-Pandemien (hier sind die Infizierten alle in etwa ähnlich ansteckend und verbreiteten den Erreger sozusagen „demokratisch" aus der Masse heraus). Bei SARS-CoV-2 dagegen sind sehr viele Infizierte kaum oder gar nicht ansteckend (zumindest die jüngeren Kinder gehören wahrscheinlich eher zu den

„Bremsern"), einige wenige Infizierte dagegen sind hoch ansteckend. Und wenn sich das Virus verbreitet, dann spielen einige wenige Übertragungsereignisse eine herausragende Rolle.

Inzwischen wird immer klarer, dass diese Tendenz zur „Klumpenbildung" (sie wird im Fachlatein mit dem so genannten Verteilungsfaktor k beschrieben) für die Planung von Gegenmaßnahmen wichtiger ist die (in aller Munde befindliche) effektive Reproduktionsrate.[39] Tatsächlich hat sich im Verlauf der Epidemie gezeigt, das die an landesweiten Infektionszahlen errechnete effektive Reproduktionszahl R kaum geeignet ist, um damit eventuelle Gegenmaßnahmen zu planen; hierfür verläuft die Epidemie regional und lokal viel zu unterschiedlich. So kann diese Zahl etwa bei insgesamt niedrigen Infektionszahlen allein schon durch kleinere regionale Ausbrüche extrem nach oben gehen. Umgekehrt zeigt ein Abfall noch lange nicht an, dass die Epidemie in allen Regionen „unter Kontrolle" ist. Womöglich müsste dieser Wert in Zukunft eher für einzelne Regionen errechnet werden.

> „Wahrscheinlich sind 10 % der Fälle für 80 % der Verbreitung verantwortlich"[73]
>
> — Adam Kucharski, London School of Hygiene & Tropical Medicine

Wie wenig homogen die COVID-19-Epidemie verläuft, zeigen die bisherigen Kontaktanalysen. Bei der Rückverfolgung von Ansteckungsketten zeigte sich nämlich, dass oft eine einzige Person für sehr viele Ansteckungen sorgen kann, die so genannten *super spreader* (ähnliches ist auch von der Ausbreitung von Masern, Röteln oder der Tuberkulose bekannt). Das könnte daran liegen, dass manche Menschen einfach mehr durch die Gegend wirbeln, viele Veranstaltungen besuchen und einen entsprechenden Ansteckungsradius haben. Bekannt ist auch, dass manche mit SARS-CoV-2 Infizierte eine besonders hohe Virenlast auf ihren Schleimhäuten beherbergen (bei manchen mit SARS-CoV-2 Infizierten lässt sich die 250 millionenfache Virenlast messen als

bei anderen).[40] Dazu kommt, dass manche Infizierte beim Sprechen, Singen oder Husten bis zu tausend mal mehr Tröpfchen und Aerosole verbreiten als andere (eine hohe Ausscheidung scheint bei älteren und bei übergewichtigen Menschen häufiger vorzukommen)[41]. Und schließlich ist die Übertragung dann besonders effektiv, wenn infizierte Menschen Husten haben und kurz vor oder nach Krankheitsausbruch noch Menschen treffen.

Entsprechend lassen sich Infektionen sehr oft auf so genannte *super spreader events* zurückführen. Letzteres sind Massenveranstaltungen, bei denen sehr viele Leute mit bereits Angesteckten eng und laut in Kontakt treten, ob auf Demonstrationen, Fußball-spielen, Karnevals"sitzungen", Starkbierfesten, Choraufführungen, auf Schlachthöfen oder Massengottesdiensten. Kurz: wo viel geredet, gesungen oder gefeiert wird, scheint SARS-CoV-2 gut voran zu kommen (dabei scheint es weniger darauf anzukommen ob jemand spricht oder singt, als vielmehr in welcher Lautstärke dies passiert).

Und zwar insbesondere, wenn Menschen sich dabei drinnen aufhalten. Eine japanische Studie kommt zu dem Schluss, dass das Übertragungsrisiko in Innenräumen 19 mal größer sein könnte als in Außenräumen.

Allerdings heißt das nicht, dass das *super spreading* der einzige oder immer der bedeu-tendste Motor dieser Pandemie ist. In einer österreichischen Studie waren etwas über ein Viertel der Übertragungen auf große Cluster zurückzuführen.[42] Dagegen passierten in HongKong wohl über die Hälfte der Ansteckungen durch super spreading.[43] Sehr viele Übertragungen dürften nämlich auch bei SARS-CoV-2 innerhalb von Haushalten und bei anderen intensiven Kontakten stattfinden, etwa bei der Arbeit – also dort, wo Menschen sich dauerhaft und eng an eng begegnen. Auch sporadische Kontakte in der Öffentlichkeit spielen eine gewisse Rolle, das zeigt sich etwa daran, dass Busfahrer oder Verkäuferinnen häufiger erkranken.[44]

> *Maybe slow, gentle breathing is not a risk factor, but heavy, deep, or rapid breathing and shouting is."*[72]
>
> — *Gwenan Knight, London School of Hygiene & Tropical Medicine*

Weiss man schon, welche Gesellschaften es besonders schlimm treffen wird?

Nimmt man die genannten Einflüsse, so lässt sich kaum vorhersagen, wie schlimm die Epidemie in einer Gesellschaft wütet. Immerhin gibt es ein paar Anhaltspunkte: besonders schlimm verläuft die Epidemie

- *In Gesellschaften mit sehr ungleichen Lebensstandards und einer entsprechend sozial und gesundheitlich vorgeschädigten Bevölkerung*

- *In „alten" Gesellschaften(insbesondere dann, wenn dort ein hohes Maß an regelmäßigem Alltagskontakt zu den älteren Mitbürgern üblich ist)*

- *In Gesellschaften mit einem hohen Risiko für Übergewicht und Diabetes (hier könnten auch ethnische und damit populationsgenetische Einflüsse eine Rolle spielen)*

- *Und natürlich solchen mit einer schwachen politischen Führerschaft, die zu Beginn der Epidemie dann eher Sprüche verbreitet als effektiv handelt.*

Dass gerade die USA, Großbritannien und Brasilien so stark leiden, ist also gewiss kein Zufall: Ausgehöhlt vom neoliberalen Egoismus und zudem einer blinden Führerschaft ausgeliefert, werden diese Länder einen schweren Preis zu zahlen haben.

Passt die Antwort New Yorks auch für Ruanda?

Interessant wird sein, wie die SARS-CoV-2 Pandemie etwa in den afrikanischen Ländern weiter gehen wird. Hier wurden zu Beginn der Pandemie oft regelrechte Horror-Szenarien an die Wand geworfen. Allerdings gibt es auch gute Gründe, warum die Auswirkungen der Epidemie dort viel milder sein dürften – schließlich sind in Afrika 60 % der Bevölkerung unter 25 Jahre alt, und nur 2 % der Menschen 65 Jahre oder älter. Zudem leiden deutlich weniger Menschen an den bei COVID-19 gefürchteten Vorerkrankungen wie Übergewicht, Diabetes oder Herz-Kreislauferkrankungen.

Tatsächlich ist inzwischen klar, dass die COVID-19-Epidemie in den Entwicklungsländern nach einem völlig anderen Muster verläuft als projeziert. Anders als etwa bei der Influenza scheinen gerade die armen Länder von der Pandemie am wenigsten betroffen zu sein. Statt an der Pandemie leiden sie vor allem an den Pandemieplänen. Nehmen wir Afrika: die Sterblichkeit an COVID-19 ist von wenigen urbanen Hotspots in Südafrika abgesehen sehr überschaubar.[60] Auch wenn die Sterbedaten für Afrika bestimmt nicht verlässlich sind, so kann inzwischen sicher gesagt werden, dass in fast allen afrikanischen Ländern der vorhergesagte Gesundheitsnotstand ausgeblieben ist. [61]

Sicher ist inzwischen auch, dass dies nicht etwa daran liegt, dass die COVID-Welle noch nicht in Afrika angekommen ist. In Niger etwa ist insgesamt ein Viertel der Bevölkerung antikörper-positiv, hat eine SARS-CoV-2 Infektion also bereits durchgemacht.[62] Sicher kann man auch sagen, dass die gute Lage in Afrika eher wenig mit den dort oft frühzeitig ergriffenen Maßnahmen zu tun hat. Tatsächlich wurden in vielen afrikanischen Ländern Lockdowns durchgeführt. Allerdings war deren Effektivität eher bescheiden, weil nur ein kleiner Teil der Bevölkerung überhaupt die Möglichkeit hatte mehrere Tage ohne Einkommen und soziale Aktivität auszukommen. Zudem leben die Menschen nirgendwo dichter gedrängt als in Afrika, und nirgendwo haben die Generationen engeren Kontakt als auf diesem Kontinent.

Damit stellt sich für diesen Teil der Welt tatsächlich die Frage, ob dort die in den hoch entwickelten „alten" Industrieländer praktizierten Strategien zur Bekämpfung der Pandemie überhaupt Sinn machen. Es ist nach den jetzt vorliegenden Daten zum Infektionsgeschehen in Afrika (aber auch auf dem indischen Subkontinent und Teilen von Lateinamerika) kaum vorstellbar, dass sich in diesen Ländern nicht in absehbarer Zeit eine Populationsimmunität („Herdenimmunität", siehe Seite 30) einstellt (ich begründe diese Aussage ausführlich in folgendem Blog-Beitrag: *t1p.de/kv-kata*). Gleichzeitig sind in diesen Ländern die medizinischen Möglichkeiten zur Heilung schwerer Fälle sehr begrenzt und Maßnahmen zur zielgerichteten Eindämmung der Epidemie kaum durchführbar, weil sie teilweise unmittelbar lebensbedrohliche Folgen für einen großen Teil der Bevölkerung haben. Hier könnte sich ein aus der Not geborener „gelassener" Umgang mit der Epidemie also als der einzig praktikable und verantwortliche Weg erweisen.

Weil in jeder Gesellschaft ganz eigene Bedingungen für die Ausbreitung und die Schwere einer COVID-19-Epidemie herrschen, sollte jede Gesellschaft ihre eigenen Wege finden,

wie sie am besten und gleichzeitig schonendsten mit dieser Epidemie umgeht. Mit Blick auf die Verbreitungsdynamik von SARS-CoV-2 jedenfalls kann nur eines mit Sicherheit gesagt werden: einen für alle Länder gültigen Pandemie-Plan *kann* es nicht geben.

Wie gefährlich ist COVID-19?

Dass es die Frage in sich hat, zeigen schon die Antworten – sie schwanken zwischen „eher eine Männergrippe" und „jeder 20. stirbt daran". Tatsächlich ist die Antwort gar nicht so einfach, weil sie von Randbedingungen abhängig ist: Die Sterblichkeit etwa schwankt von Land zu Land stark (das war Thema auf Seite 23). Auch war die Sterblichkeit am Anfang der Pandemie höher als sie inzwischen ist (das war Thema auf Seite 25). Zudem treten Todesfälle umso seltener auf, je mehr ein Land getan hat um die Ausbreitung der Epidemie zu verhindern. Wer in einem solchen Land lebt, kann zurecht (wenn auch etwas kurzsichtig) darauf verweisen: An COVID-19 stirbt doch kaum jemand! Mir erscheint das allerdings, wie wenn in einem Landkreis eine schlimme Unfallstrecke endlich begradigt und abgesichert wird – und dann der Kommentar kommt: Wozu der Aufwand, es stirbt doch niemand im Straßenverkehr!

Und hinzu kommt noch die Frage, was die „Gefährlichkeit" einer Krankheit eigentlich ausmacht: Etwa, wie viele Menschen daran sterben? Oder wie viele schwer krank werden? Oder wie viele auf längere Sicht krank bleiben?

Nehmen wir gleich die Frage nach der Sterblichkeit: Welcher Prozentsatz von denen, die sich mit SARS-CoV-2 anstecken, stirbt daran? Diese so genannte infektionsbezogene Sterblichkeitsrate (auf englisch *infection fatality rate,* IFR) kann als Maß für die Gefährlichkeit des Erregers gelten. Nur: sie ist schwer zu berechnen, weil dazu ja die Zahl der in einem bestimmten Land mit SARS-CoV-2 insgesamt Infizierten bekannt sein muss. Diese Zahl war aber lange Zeit nur vage bekannt, weil viele Infizierte ja gar nicht getestet wurden und deshalb auch nicht erfasst wurden. Inzwischen lassen sich anhand von Antikörper-Reihenuntersuchungen *(Seroprävalenzstudien)* einigermaßen verlässliche Schätzungen vornehmen.[63] Danach dürfte die auf einen Infektionsfall bezogene Sterblichkeit in den „alten" Ländern dieser Erde in etwa zwischen 0,5 und 1 % liegen.[64] Für die USA und für Großbritannien etwa lässt sich für die ersten 4 Monate der Pandemie aufgrund der gemessenen Durchseuchung eine infektionsbezogene Sterblichkeit von 0,8 bis 0,9 % berechnen (bei den Männern wären das in etwa 1,3 %, bei den Frauen 0,6 %). In den „jungen" und eher gesunden Bevölkerungen dieser Erde

Wenige Einflüsse mit großen Auswirkungen

Weitere Einflüsse auf die Übertragungsrate hängen davon ab, wie mobil die Bevölkerung ist und wie viele Touristen durch ein Land ziehen (und wo sie her kommen). Die Bevölkerungsdichte und ob die Menschen eher in Städten oder auf dem Land leben, scheint dagegen weniger entscheidend zu sein (auch dies dürfte als Erinnerung dienen, dass die Ausbreitung von SARS-CoV-2 eben nicht dem „Grippemodell" folgt).[45]

Sicher spielen auch die *kulturellen Kontaktgewohnheiten* bei der Ausbreitung eine Rolle. In Gesellschaften, die sich zum Beispiel zur Begrüßung umarmen und küssen (wie etwa in Frankreich), dürfte das Virus rascher vorankommen als etwa in Japan, wo die Menschen sich lediglich voreinander verbeugen. Andere kulturelle Faktoren sind die Lebensbedingungen des häuslichen Umfelds: Leben viele Menschen auf engem Raum zusammen, wie etwa in Südamerika, breitet sich das Virus auch rascher aus wie etwa in Schweden, wo über die Hälfte der Bevölkerung in Einzelhaushalten lebt.

Auch das Klima wurde als Einfluss genannt. Zunächst wurde ihm eine untergeordnete Rolle zugeschrieben und vermutet, dass das Virus in den meisten Gegenden auch in der warmen Jahreszeit gut voran kommt. Neuerdings scheint das wieder umstritten zu sein, weil in der warmen Jahreszeit ja nicht nur das Virus vielleicht schlechter überlebt, sondern die Menschen auch mehr draußen sind, und die Aerosol-Übertragung dadurch ausgebremst wird. Nach zurückhaltenden Modellrechnungen dürfte die Ansteckungsfähigkeit in heißen Zonen (etwa in Indien und Pakistan) allein klimabedingt um mehr als die Hälfte sinken (für manche heißen Städten in den USA und Europa könnte der rein klimabedingte Effekt aber immerhin ein Drittel weniger Infektionen bedeuten).[46] Auch die Luftfeuchtigkeit und die Höhe über dem Meeresspiegel könnte einen Einfluss auf die Übertragung zu haben: In Höhen über 1000 Meter scheinen Übertragungen seltener vorzukommen.[47] Auch eine höhere Luftfeuchtigkeit könnte bremsend auf die Übertragung wirken.[48]

Auch biologische Faktoren könnten eine Rolle spielen: Bestimmte gegenwärtige oder durchgemachte Infektionskrankheiten (und auch manche Impfungen mit Lebendimpfstoffen wie Masern oder dem oralen Polio-Impfstoff) geben dem Immunsystem nämlich

generell etwas Rückendeckung für den Kampf mit Erregern. Dieser Effekt sie könnte insbesondere in Entwicklungsländern, in denen ein hohes Hintergrundrauschen an Infektionen herrscht, eine wichtige Rolle spielen. Eine solche *unspezifische Immunität* (Hintergrundimmunität) könnte etwa von den normalen, im Herbst und Winter grassierenden „Erkältungs"-Coronaviren ausgehen und manche Menschen weniger empfänglich gegenüber SARS-CoV-2 machen (die Hypothese passt zwar zu Laborbefunden, nach denen das Immunsystem von manchen noch nie mit SARS-CoV-2 in Berührung gekommenen Menschen auf bestimmte Teile von SARS-CoV-2 reagiert, ob damit aber im echten Leben eine auch nur bescheidene Immunität gegen SARS-CoV-2 verbunden ist, ist umstritten).[49]

Einen nachweislich gewichtigen Einfluss auf die Ausbreitung aber hat die Altersstruktur der Bevölkerung. In einer eher jungen Bevölkerung wie etwa in Afrika (hier sind 41% der Bevölkerung unter 15 Jahre alt, dagegen nur 2% über 65 Jahre) dürfte die Pandemie allein schon aus Altersgründen anders verlaufen (das ist Thema auf Seite 26).[50]

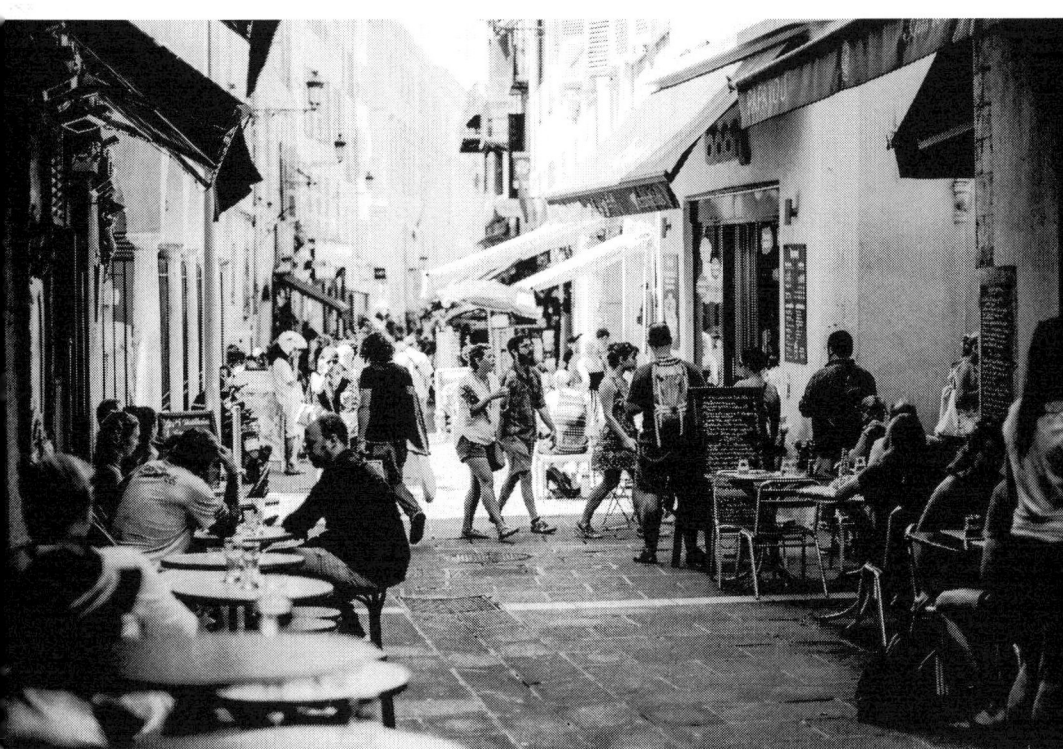

Warum ist die Sterblichkeit in den Gesellschaften so unterschiedlich?

Wie schwer eine Bevölkerung betroffen wird, das haben schwer betroffene Länder wie Italien und Spanien gezeigt, hängt auch davon ab, wie rasch sich die Epidemie ausbreitet – je rascher die Krankheitswelle ansteigt, desto eher wird nämlich das Gesundheitssystem überlastet, was wiederum die Sterblichkeit erhöht (insofern spielt auch die Qualität des Gesundheitssystems eine Rolle). Ein wichtiger Faktor ist aber auch, in welchen Kontaktnetzen das Virus gerade vor allem grassiert. So ging in Deutschland etwa die „Gründerwelle" vor allem von mittelalten Menschen aus (den „Skifahrern" im Süden, den „Karnevalisten" in Nordrhein-Westfalen und den Touristen in Berlin und Hamburg) und verbreitete sich zunächst nur wenig unter denen, die am ehesten an COVID-19 schwer krank werden oder versterben, den alten Menschen nämlich. So lag das mittlere Alter der bestätigten Fälle in Deutschland Mitte 2020 bei 48 Jahren – in Italien dagegen bei 62 Jahren – entsprechend niedrig war in Deutschland bisher die fallbezogene Sterblichkeit. In den USA und auch in Schweden waren vergleichsweise viel mehr Altenheime betroffen – was sich in der dortigen höheren Sterblichkeitsrate widerspiegelt.[51]

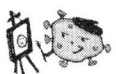

Tatsächlich dürften die Kontaktmuster zu der älteren Generation („intergenerational contact") mit den stärksten Einfluss auf die Sterblichkeit an COVID-19 in einem Land haben.[52] Das zeigen die Beispiele von Italien und Spanien, wo die Großeltern sehr regelmäßig besucht werden, selbst dort, wo sie nicht im selben Haushalt leben. In diesen Ländern erreichte das Coronavirus sehr schnell und häufig die ältere Generation – mit den entsprechenden Folgen. Ähnliches gilt für andere Länder, in denen die alten Menschen oft auf engem Raum in Mehrgenerationenhaushalten leben wie etwa in Lateinamerika.

Den vielleicht stärksten Einfluss auf die gesundheitlichen Folgen und die Sterblichkeit an dem neuen Coronavirus hat aber wahrscheinlich die Altersstruktur der Bevölkerung, ganz einfach deshalb, weil die Verläufe bei COVID-19 umso schwerer sind, je älter die

Betroffenen sind. Außerdem weisen ältere Menschen oft Vorerkrankungen auf, die ihrerseits für schwerere Verläufe sorgen.

Allerdings hat die in einer Gesellschaft bereits bestehende Krankheitslast nur teilweise etwas mit der Altersstruktur zu tun. So sind in den USA und auch in Lateinamerika überraschend viele jüngere Menschen schwer erkrankt oder auch verstorben, weil dort Übergewicht, Bluthochdruck und Diabetes weit verbreitet sind (die Sterblichkeit an COVID-19 steigt mit dem Body Mass Index deutlich an, siehe Seite 133). Insofern ist die Sterblichkeit an COVID-19 nicht nur ein Maß für das durchschnittliche Alter einer Bevölkerung – sondern auch für das in der jeweiligen Gesellschaft herrschende Maß an Ungleichheit.[53] Schließlich häufen sich praktisch alle Risikofaktoren für einen schweren Krankheitsverlauf bei COVID-19 in den benachteiligten Schichten und Ethnien (schweres Übergewicht etwa kommt auch in Europa in der Mittelschicht 3 bis 4 mal seltener vor als in der Unterschicht). Ob darüber hinaus auch genetische bzw. ethnische Faktoren eine Rolle spielen, ist plausibel, bisher aber nicht systematisch erforscht.[54]

> *COVID-19 verläuft in sozial schwachen, ungerechten*
> *Gesellschaften deutlich schwerer*

Auch Umwelteinflüsse könnten eine gewisse Rolle spielen, so wird beispielsweise vermutet, dass die Belastung durch Abgase, Ozon und Feinstaub zu schwereren COVID-19-Verläufen beitragen könnten (mehr dazu auf Seite 150).

Ein interessanter Einfluss auf die Schwere der Krankheitsverläufe ergibt sich möglicherweise auch aus der Art, *wie* sich Menschen anstecken. Wie schwer eine Ansteckung verläuft, hängt nämlich wahrscheinlich auch von der Virenmenge ab, die bei der Ansteckung übertragen wird. Tatsächlich scheint es so, wie wenn Menschen, die sich an ausgehusteten Tröpfchen anstecken („Gruß aus der Lunge") schwerer erkranken als wenn sie sich mit weniger Virenmaterial, etwa per Schmierinfektion, anstecken. Gleichzeitig haben schwer Erkrankte *längere Krankheitsverläufe,* scheiden das Virus länger aus und neigen nun ihrerseits dazu, das Virus per Husten – also sehr effektiv – zu verbreiten (insofern lässt sich spekulieren, ob Kinder nicht eher eine bremsende Rolle in der Infektionskette spielen könnten, da sie nur selten Husten entwickeln, selten schwer erkranken und selten längere Krankheitsverläufe haben).[55]

Tatsächlich ist die Sterberate an COVID-19 nach Abklingen der „ersten Welle" in praktisch allen Ländern deutlich gesunken. In manchen Krankenhäusern liegt sie heute nur noch bei einem Bruchteil der während der ersten Welle berichteten Zahlen. In Großbritannien etwa sank die Krankenhaussterblichkeit von 6 auf 1,5 %.[56] Das könnte damit zusammenhängen, dass die besonders vulnerable Gruppe der Alten heute besser geschützt wird und dass unter den Neuinfektionen inzwischen eher die Jüngeren dominieren. Der Trend dürfte aber auch mit der Lernkurve der Kliniker zu tun haben, die heute COVID-19 besser behandeln als zu Beginn der Epidemie (etwa weil sie gelernt haben, dass bei COVID-19 andere Beatmungstechniken zu bevorzugen sind als bei „normalen" Lungenerkrankungen).[57]

Warum also könnte bei diesem Trend zu milderen COVID-19-Verläufen auch die *Art der Ansteckung* eine Rolle spielen? Die Ansteckungen fanden am Anfang der Epidemie vor allem im öffentlichen Raum statt – hier steckten sich die Menschen dann meist bei *super spreader events* an erkrankten, hustenden Menschen an, die oft eine sehr hohe Virenlast übertrugen. Inzwischen sorgen Quarantänemaßnahmen dafür, dass ein großer Teil der manifest Erkrankten deutlich seltener als Überträger fungieren. Seit der von Kontaktbeschränkungen geprägten zweiten Phase der Pandemie passieren Ansteckungen aber auch eher in den Haushalten, also dort, wo Menschen regelmäßig und intensiv miteinander Kontakt haben – und damit Ansteckungen oft schon in einer frühen Phase der Infektion stattfinden, in einer Phase also, in der die übertragene Virenlast noch vergleichsweise gering ist. Tatsächlich lässt sich zeigen, dass COVID-19 Erkrankungen bei Menschen milder verlaufen, die sich im Haushalt an Familienanghörigen anstecken.[58] Auch dies könnte erklären, warum die Pandemie etwa in den Entwicklungsländern ganz anders verlief als erwartet (das wird gleich noch Thema sein).
Nach neueren Erkenntnissen könnten aber auch die Hygienemaßnahmen (insbesondere Mundschutz und Abstandsregeln) dafür sorgen, dass viele COVID-19-Erkrankungen heute milder oder sogar asymptomatisch verlaufen. Bei den Ansteckungen, die dabei nämlich noch passieren, scheint weniger Virenmaterial übertragen zu werden, so dass die ausgelösten Infektionen vom Immunsystem besser eingegrenzt werden können.[59]

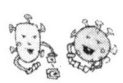

Weiss man schon, welche Gesellschaften es besonders schlimm treffen wird?

Nimmt man die genannten Einflüsse, so lässt sich kaum vorhersagen, wie schlimm die Epidemie in einer Gesellschaft wütet. Immerhin gibt es ein paar Anhaltspunkte: besonders schlimm verläuft die Epidemie

- *In Gesellschaften mit sehr ungleichen Lebensstandards und einer entsprechend sozial und gesundheitlich vorgeschädigten Bevölkerung*

- *In „alten" Gesellschaften (insbesondere dann, wenn dort ein hohes Maß an regelmäßigem Alltagskontakt zu den älteren Mitbürgern üblich ist)*

- *In Gesellschaften mit einem hohen Risiko für Übergewicht und Diabetes (hier könnten auch ethnische und damit populationsgenetische Einflüsse eine Rolle spielen)*

- *Und natürlich solchen mit einer schwachen politischen Führerschaft, die zu Beginn der Epidemie dann eher Sprüche verbreitet als effektiv handelt.*

Dass gerade die USA, Großbritannien und Brasilien so stark leiden, ist also gewiss kein Zufall: Ausgehöhlt vom neoliberalen Egoismus und zudem einer blinden Führerschaft ausgeliefert, werden diese Länder einen schweren Preis zu zahlen haben.

Passt die Antwort New Yorks auch für Ruanda?

Interessant wird sein, wie die SARS-CoV-2 Pandemie etwa in den afrikanischen Ländern weiter gehen wird. Hier wurden zu Beginn der Pandemie oft regelrechte Horror-Szenarien an die Wand geworfen. Allerdings gibt es auch gute Gründe, warum die Auswirkungen der Epidemie dort viel milder sein dürften – schließlich sind in Afrika 60 % der Bevölkerung unter 25 Jahre alt, und nur 2 % der Menschen 65 Jahre oder älter. Zudem leiden deutlich weniger Menschen an den bei COVID-19 gefürchteten Vorerkrankungen wie Übergewicht, Diabetes oder Herz-Kreislauferkrankungen.

Tatsächlich ist inzwischen klar, dass die COVID-19-Epidemie in den Entwicklungsländern nach einem völlig anderen Muster verläuft als projeziert. Anders als etwa bei der Influenza scheinen gerade die armen Länder von der Pandemie am wenigsten betroffen zu sein. Statt an der Pandemie leiden sie vor allem an den Pandemieplänen. Nehmen wir Afrika: die Sterblichkeit an COVID-19 ist von wenigen urbanen Hotspots in Südafrika abgesehen sehr überschaubar.[60] Auch wenn die Sterbedaten für Afrika bestimmt nicht verlässlich sind, so kann inzwischen sicher gesagt werden, dass in fast allen afrikanischen Ländern der vorhergesagte Gesundheitsnotstand ausgeblieben ist. [61]

Sicher ist inzwischen auch, dass dies nicht etwa daran liegt, dass die COVID-Welle noch nicht in Afrika angekommen ist. In Niger etwa ist insgesamt ein Viertel der Bevölkerung antikörper-positiv, hat eine SARS-CoV-2 Infektion also bereits durchgemacht.[62] Sicher kann man auch sagen, dass die gute Lage in Afrika eher wenig mit den dort oft frühzeitig ergriffenen Maßnahmen zu tun hat. Tatsächlich wurden in vielen afrikanischen Ländern Lockdowns durchgeführt. Allerdings war deren Effektivität eher bescheiden, weil nur ein kleiner Teil der Bevölkerung überhaupt die Möglichkeit hatte mehrere Tage ohne Einkommen und soziale Aktivität auszukommen. Zudem leben die Menschen nirgendwo dichter gedrängt als in Afrika, und nirgendwo haben die Generationen engeren Kontakt als auf diesem Kontinent.

Damit stellt sich für diesen Teil der Welt tatsächlich die Frage, ob dort die in den hoch entwickelten „alten" Industrieländer praktizierten Strategien zur Bekämpfung der Pandemie überhaupt Sinn machen. Es ist nach den jetzt vorliegenden Daten zum Infektionsgeschehen in Afrika (aber auch auf dem indischen Subkontinent und Teilen von Lateinamerika) kaum vorstellbar, dass sich in diesen Ländern nicht in absehbarer Zeit eine Populationsimmunität („Herdenimmunität", siehe Seite 30) einstellt (ich begründe diese Aussage ausführlich in folgendem Blog-Beitrag: *t1p.de/kv-kata*). Gleichzeitig sind in diesen Ländern die medizinischen Möglichkeiten zur Heilung schwerer Fälle sehr begrenzt und Maßnahmen zur zielgerichteten Eindämmung der Epidemie kaum durchführbar, weil sie teilweise unmittelbar lebensbedrohliche Folgen für einen großen Teil der Bevölkerung haben. Hier könnte sich ein aus der Not geborener „gelassener" Umgang mit der Epidemie also als der einzig praktikable und verantwortliche Weg erweisen.

Weil in jeder Gesellschaft ganz eigene Bedingungen für die Ausbreitung und die Schwere einer COVID-19-Epidemie herrschen, sollte jede Gesellschaft ihre eigenen Wege finden,

wie sie am besten und gleichzeitig schonendsten mit dieser Epidemie umgeht. Mit Blick auf die Verbreitungsdynamik von SARS-CoV-2 jedenfalls kann nur eines mit Sicherheit gesagt werden: einen für alle Länder gültigen Pandemie-Plan *kann* es nicht geben.

Wie gefährlich ist COVID-19?

Dass es die Frage in sich hat, zeigen schon die Antworten – sie schwanken zwischen „eher eine Männergrippe" und „jeder 20. stirbt daran". Tatsächlich ist die Antwort gar nicht so einfach, weil sie von Randbedingungen abhängig ist: Die Sterblichkeit etwa schwankt von Land zu Land stark (das war Thema auf Seite 23). Auch war die Sterblichkeit am Anfang der Pandemie höher als sie inzwischen ist (das war Thema auf Seite 25). Zudem treten Todesfälle umso seltener auf, je mehr ein Land getan hat um die Ausbreitung der Epidemie zu verhindern. Wer in einem solchen Land lebt, kann zurecht (wenn auch etwas kurzsichtig) darauf verweisen: An COVID-19 stirbt doch kaum jemand! Mir erscheint das allerdings, wie wenn in einem Landkreis eine schlimme Unfallstrecke endlich begradigt und abgesichert wird – und dann der Kommentar kommt: Wozu der Aufwand, es stirbt doch niemand im Straßenverkehr!

Und hinzu kommt noch die Frage, was die „Gefährlichkeit" einer Krankheit eigentlich ausmacht: Etwa, wie viele Menschen daran sterben? Oder wie viele schwer krank werden? Oder wie viele auf längere Sicht krank bleiben?

Nehmen wir gleich die Frage nach der Sterblichkeit: Welcher Prozentsatz von denen, die sich mit SARS-CoV-2 anstecken, stirbt daran? Diese so genannte infektionsbezogene Sterblichkeitsrate (auf englisch *infection fatality rate,* IFR) kann als Maß für die Gefährlichkeit des Erregers gelten. Nur: sie ist schwer zu berechnen, weil dazu ja die Zahl der in einem bestimmten Land mit SARS-CoV-2 insgesamt Infizierten bekannt sein muss. Diese Zahl war aber lange Zeit nur vage bekannt, weil viele Infizierte ja gar nicht getestet wurden und deshalb auch nicht erfasst wurden. Inzwischen lassen sich anhand von Antikörper-Reihenuntersuchungen *(Seroprävalenzstudien)* einigermaßen verlässliche Schätzungen vornehmen.[63] Danach dürfte die auf einen Infektionsfall bezogene Sterblichkeit in den „alten" Ländern dieser Erde in etwa zwischen 0,5 und 1 % liegen.[64] Für die USA und für Großbritannien etwa lässt sich für die ersten 4 Monate der Pandemie aufgrund der gemessenen Durchseuchung eine infektionsbezogene Sterblichkeit von 0,8 bis 0,9 % berechnen (bei den Männern wären das in etwa 1,3 %, bei den Frauen 0,6 %). In den „jungen" und eher gesunden Bevölkerungen dieser Erde

liegt die Sterblichkeit dagegen bis zu 10 mal niedriger.

Bei Lichte betrachtet zeigt dies ein großes Zerstörungspotenzial an. Dies unterstreichen die inzwischen verfügbaren Analysen zum bisherigen Pandemieverlauf.[65] Zwischen 1. März 2020 und 1. August 2020 starben in den USA 20% mehr Menschen als im langjährigen Durchschnitt. In dem am stärksten von COVID-19 betroffenen Buundesstaat New York lag die Übersterblichkeit bei 65%. Bei etwa zwei Drittel der mehr als in anderen Jahren Verstorbenen ist die Diagnose COVID-19 gesichert, hinter dem anderen Drittel könnten sich unerkannte COVID-Fälle verbergen (also an COVID-19 Verstorbene, die nicht auf SARS-CoV-2 getestet wurden), oder Menschen, die an anderen, von der Pandemie indirekt ausgelösten Krankheiten gestorben sind (etwa zu spät behandelte Herzinfarkte). Denkt man diese Zahlen zuende, so bedeuten sie das: Bekäme auch nur ein Drittel der amerikanischen Bevölkerung das Virus ab – wäre bei dieser Sterblichkeit mit etwa einer Million Toten zu rechnen. Kein Wunder hat selbst ein Corona-Leugner wie Donald Trump schliesslich harte Maßnahmen gegen die weitere Ausbreitung des Virus ergriffen.

Nun lässt sich einwenden, so schlimm wäre es nicht gekommen, weil zum Beispiel die Sterblichkeit im Verlauf der Pandemie noch weiter absinken würde (das zeichnet sich tatsächlich ab, auch in den USA, Donald Trump brüstet sich derzeit damit). Es lässt sich auch einwenden, dass die Sterblichkeit in anderen modernen Ländern nicht so hoch wäre. Vielleicht wäre sie sogar nur halb oder nur ein Viertel so hoch? Auch das ist plausibel, insbesondere in Bezug auf Länder, in denen die Hochrisikogruppe, also die alte Bevölkerung, bisher eher verschont geblieben ist. Ja, es lässt sich auch einwenden, dass pro Jahr in den USA sowieso 2,8 Millionen Menschen sterben, davon wären dann die COVID-19-Toten nur ein kleinerer Teil… Nur führen solche Spekulationen eindeutig in ein Niemandsland: An Verkehrsunfällen sterben in den USA – als Bruchteil ausgedrückt – „nur" 1,3 % der jährlich zu beklagenden Toten. Und doch würde jede(r) zustimmen, dass gegen diese Todesfälle etwas unternommen werden sollte.

In Europa ist es ähnlich. Hier sind bisher über 200 000 Menschen an COVID-19 gestorben, dabei haben insgesamt noch nicht einmal 5 % der Bevölkerung eine Infektion durchgemacht (und unter den mit dem höchsten Sterberisiko behafteten alten Menschen vielleicht nicht einmal 3 %). Kurz: Dass COVID-19 weiterhin ein großes Desasterpotenzial hat, ist eindeutig.

Was es manchen Menschen überraschend schwer macht, die Sterblichkeit als „schlimm" zu bewerten, ist die Tatsache, dass an COVID-19 hauptsächlich alte Menschen und kranke Menschen sterben – tatsächlich steigt die Sterblichkeit an COVID-19 erst ab etwa 60 Jahren deutlich an. Nun muss jede(r) diese Tatsache für sich selber bewerten, ich vertrete meinen Standpunkt dazu auf Seite 192. Zudem muss darauf hingewiesen werden, dass der relative Schutz der mittelalten Bevölkerung vielleicht nur für manche Länder und für die Anfangszeit der Pandemie gilt. Während in Italien das mittlere Alter der an COVID-19 Erkrankten bei 63 Jahren liegt, liegt es in den USA inzwischen bei 48. Tatsächlich sind in den USA inzwischen nur weniger als die Hälfte der Verstorbenen über 80 Jahre alt, fast 25 % der Todesopfer sind dort unter 65 Jahren.

Allerdings führt der Blick auf die Sterblichkeit vielleicht an der Realität dieser Pandemie auch teilweise vorbei. Inzwischen liegen nämlich die Auswertungen zu vielen Millionen Fällen vor, und dabei zeigt sich eines: Auf jeden Todesfall kommen viele schwerste oder schwere Verläufe, die mit teilweise langen Krankenhausaufenthalten, persönlichen Krisen und nicht selten bleibenden Einbußen an Lebenskraft und Wohlbefinden verbunden sind. Kurz: der relativ kleinen Gruppe der Gestorbenen steht eine große Gruppe an schwer Erkrankten gegenüber. Zudem häufen sich die Berichte, nach denen auch jüngere, nur mild Erkrankte mit schweren, monatelang anhaltenden und vielleicht sogar chronischen Beschwerden wie Fatigue und mangelnder Belastbarkeit zu kämpfen haben.

Eindeutig, diese Pandemie hat es in sich.

Was ist über den natürlichen Verlauf dieser Pandemie bekannt? Ein Wort zur „Herdenimmunität"

Wenn hoch ansteckende Viruserkrankungen neu auftreten und keine Gegenmaßnahmen ergriffen werden, dann verbreiten sie sich in einer Art Schneeballeffekt in der Bevölkerung. Dennoch erreicht der Erreger bei seinem ersten Durchlauf nie die ganze Bevölkerung. Denn je mehr Menschen bereits einen Schutz haben, desto stärker nimmt die Übertragungsrate ab – die Infektionskette wird ja nun immer häufiger durch bereits abwehrbereite Menschen unterbrochen, die Übertragung also immer schleppender. Schließlich sind so viele Menschen schon geschützt, dass

der Erreger auch die noch verbleibenden Ungeschützten nicht mehr erreicht, weil zu große Lücken in der Übertragungskette klaffen.

Damit ist eine so genannte „Herdenimmunität" erreicht. Am Beispiel der Influenza erstellte Modelle zeigen, dass der natürliche Scheitelpunkt der Übertragungen in etwa erreicht ist, wenn zwei Drittel der Bevölkerung durch eine durchgemachte Infektion geschützt sind. Die Übertragungen werden ab dieser so genannten Herdenimmunitätsschwelle immer seltener und hören schließlich ganz auf. Damit kommt die Epidemie also allmählich von selbst zum Halten.

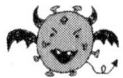

Inzwischen hat die Wissenschaft vieles zu diesem Konzept der Herdenimmunität hinzugelernt.[66] Dabei hat sie eine gute und eine schlechte Nachricht entdeckt.

Die gute Nachricht: Womöglich liegt die Schwelle zur Herdenimmunität bei SARS-CoV-2 deutlich niedriger als bei der Influenza. Tatsächlich folgt die Übertragungsdynamik bei SARS-CoV-2 eher nicht dem Schneeballprinzip, bei dem jede getroffene Person ihre Bälle wieder gleichmäßig an andere verteilt. Vielmehr geben bei SARS-CoV-2 manche sehr viele Schneebälle ab, andere dagegen nehmen an dem Spiel kaum teil (diese Tendenz zur „Klumpenbildung" war Thema auf Seite 18). Dies bedeutet, dass bei SARS-CoV-2 die Übertragung in der Population schon früher gebremst wird als bei der eher „demokratisch" verlaufenden Grippe , weil zum Beispiel die sozial hoch mobilen Bürger, von denen oft sehr viele Ansteckungen ausgehen, sich eher schon in der Frühphase der SARS-CoV-2-Pandemie anstecken und damit „aus dem Spiel" sind. Zuletzt wurde berechnet, dass die SARS-CoV-2-Epidemie vielleicht schon ab einer Durchseuchung von 45 % von selbst zum Halten kommen könnte (man spricht dann von einer Populationsimmunität, landläufig auch von einer „Herden"-Immunität). Noch optimistischere – allerdings unter Wissenschaftlern hoch umstrittene und inzwischen auch durch Beobachtungen an stark betroffenen Gebieten in Frage gestellte – Modelle sehen eine Populationsimmunität sogar schon bei einer Durchseuchungsrate von 20 Prozent erreicht.[67]

Und genau hier kommt eine weitere positive Nachricht gut gelegen: Es scheint, als ob die bisherigen Schätzungen der bereits bestehenden Durchseuchung in der Bevölkerung

eher zu niedrig angesetzt sind. Wie viele Menschen die SARS-CoV-2-Infektion nämlich schon durchgemacht haben, wird in den meisten Studien anhand der im Blut gemessenen Antikörper abgeschätzt. Allerdings lässt sich inzwischen nachweisen, dass sich bei manchen Menschen die gebildeten Antikörper schon abgebaut haben, aber das Immunsystem trotzdem eine gute Erinnerung an die durchgemachte Infektion hat (so genannte T-Zell-Immunität). Nach Auskunft mancher Forscher könnten vielleicht sogar doppelt so viele Menschen bereits einen Schutz vor COVID-19 haben als in den Antikörper-Studien geschätzt.[68] Allerdings ist diese Frage noch nicht abschliessend geklärt.

Und die schlechte Nachricht? Die schlechte Nachricht ist, dass das in der Tierepidemiologie entwickelte Konzept gar nicht so einfach auf die menschliche Population zu übertragen ist. Tatsächlich wird das Konzept der Herdenimmunität ja oft dahingehend interpretiert, dass nach Erreichen einer „Herdenimmunität" die ganze Population tatsächlich geschützt ist. Oder gar, dass das Virus dann verschwinde. Dass die Pandemie-Probleme vorbei sind und keine weiteren Maßnahmen ergriffen werden müssen. Das ist nicht richtig. Denn das für abgeschlossene „Herden" geltende Konzept lässt sich auf „offene" Populationen, wie der Mensch sie unterhält, gar nicht eins zu eins übertragen: Weder stirbt das Virus aus, noch ist der nicht-immune Teil der Bevölkerung vor einer weiteren Infektion wirklich geschützt.

Nehmen wir ein Beispiel. In Bergamo, einer norditalienischen Stadt mit 1,1 Millionen Einwohner, haben fast 60% der Bevölkerung das Virus durchgemacht (die damit verbundene humanitäre Katastrophe wird den Bürgern von Bergamo für immer in Erinnerung bleiben – im März 2020 starben dort, wo in einem gewöhnlichen März etwa 900 Bürger sterben, über 6000 Menschen). Sind die anderen 40 % nun geschützt? Die zumindest in den optimistischen Modellen für SARS-CoV-2 errechnete Herdenimmunitätsschwelle ist dort ja tatsächlich überschritten. Natürlich ist das Unsinn. Ein bisher nicht infizierter Bürger von Bergamo braucht nur zum Einkaufen nach Mailand zu fahren und kann sich dort anstecken. Er oder sie kann das Virus dann auch in Bergamo an andere bisher nicht infizierte Bürger weiter geben. Oder er kann sich auf einer Geschäftsreise nach Frankfurt anstecken. Die „Herden" der Menschen durchmischen sich nun einmal. Es

gibt keine „Herdenimmunität" in vernetzten menschlichen Gesellschaften.

Dazu kommt etwas weiteres. Herdenimmunität stellt sich nur ein, wenn sich bei den einzelnen Herdenmitgliedern tatsächlich eine verlässliche und dauerhafte Immunität ausbildet. Das aber ist für SARS-CoV-2 nicht gesichert. Es ist nach den bisherigen Beobachtungen derzeit durchaus denkbar, dass die erworbene Immunität nicht dauerhaft vor einer Wiederinfektion schützt (SARS-CoV-2 würde sich dann ähnlich verhalten wie die saisonalen Coronaviren, für die wir Menschen spätestens nach ein oder zwei Jahren wieder empfänglich sind). Ausserdem ist es theoretisch möglich, dass sich das Virus langsam verändert und so den aufgebauten Immunschutz unterläuft. Diese Möglichkeit erscheint vielen Wissenschaftlern plausibel. Dann könnte SARS-CoV-2 eventuell in jährlichen oder mehrjährlichen Wellen immer wieder auftreten. Das Pandemie-Spiel ginge dann – ähnlich wie bei der Influenza – immer wieder in kleineren Wellen weiter.

Leider hat sich auch eine weitere Hoffnung als möglicherweise verfrüht herausgestellt: Die Hoffnung nämlich, dass viele Menschen bereits durch die schon lange zirkulierenden normalen (saisonalen) Coronaviren vor SARS-CoV-2 geschützt werden. Eine solche „Kreuzimmunität" wurde ins Spiel gebracht, nachdem Forscher in Labortests entdeckt hatten, dass bestimmte Immunreaktionen gegen SARS-CoV-2 auch bei solchen Menschen „anspringen", die das neue Coronavirus ganz sicher noch nicht durchgemacht haben – bei denen sich dafür aber Antikörper gegen normale Erkältungs-Coronaviren im Blut fanden. Allerdings zeigte sich bald der Haken: Wenn Forscher mit sehr genauen Methoden nach dieser „Kreuzreaktivität" suchen, so finden sie diese – bei praktisch 100% der untersuchten Proben. Wenn die gemessene Kreuzreaktivität tatsächlich schützen wirken würde, hätte die jetzige Pandemie also gar nicht erst starten können.

Inzwischen sind viele Wissenschaftler viel skeptischer. Zwar ist ein Schutz durch vorherige Corona-Infektionen weiterhin nicht ausgeschlossen[69], aber es könnte auch ganz anders sein: In mehreren Studien verleihen nämlich vorherige Coronaviren-Infektionen nicht nur keinen sicheren Schutz vor SARS-CoV-2 – sie sind bei manchen, insbesondere alten, Menschen möglicherweise sogar für besonders schwere Verläufe verantwortlich, weil das Immunsystem dann gegen das neue und viel gefährlichere SARS-CoV-2 Virus gar nicht richtig „loslegt" sondern sich stattdessen auf seinen bereits vorhandenen Schutz verlässt.[70]

Das „Herdenimmunitäts"-Konzept muss also realistisch gesehen werden. Tatsächlich schwächt sich die Ausbreitung einer Epidemie dort ab, wo eine bestimmte Schwelle an Infektionen überschritten ist. Immerhin. Nur ist sie dann eben noch nicht an ihrem Ende angekommen.

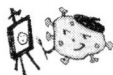

Wie lange ein solcher Weg in eine „natürliche" Abschwächung der Epidemie dauert, hängt von den Umständen ab. Einzelne Gegenden in manchen armen Ländern dürften innerhalb von wenigen Monaten bereits eine „Herden"-Immunität erreicht haben, etwa manche Landstriche Ecuadors und manche Slum-Gebiete in Brasilien und Indien.[71] Insbesondere die reichen, „alten" Länder versuchen dagegen (aus gutem Grund) die Ausbreitung des Virus so gut es geht zu behindern, hier wird sich auf viele Jahre und Jahrzehnte keine natürliche Immunität entwickeln. Zumindest wenn die Wachsamkeit so hoch gehalten werden kann, dass die Ausbreitung des neuen Virus immer wieder im Keim erstickt werden kann bis eine Impfung für eine „künstliche" Herdenimmunität sorgt (auch diese wird, wie gesagt, in den vernetzten menschlichen „Herden" allenfalls lückenhaft sein).

Können Länder allerdings die Infektionsaktivität nicht auf ein niedriges, immer wieder durch gezielte Maßnahmen „einzufangendes" Maß begrenzen – derzeit zu besichtigen in den USA, Europa folgt allerdings in der Spur -, so bleiben nur zwei Optionen: Entweder ein Impfstoff sorgt relativ rasch für einen Immunitätsschub, oder aber die Gesellschaften müssen sich mit immer wieder verschärften Pandemiemaßnahmen gegen eine allzu rasche Ausbreitung des Virus zu stemmen. Welcher Anteil der Bevölkerung dann am Ende von COVID-19 betroffen sein wird, ist eine offene Frage, die sich derzeit viele Menschen stellen.

Warum sich die Länder derzeit mit ungeheuren Finanzmitteln in die Impfstoffentwicklung einkaufen, hat tatsächlich verständliche Gründe. (Mehr zu dem möglichen zukünftigen Verlauf der Pandemie auf Seite 181).

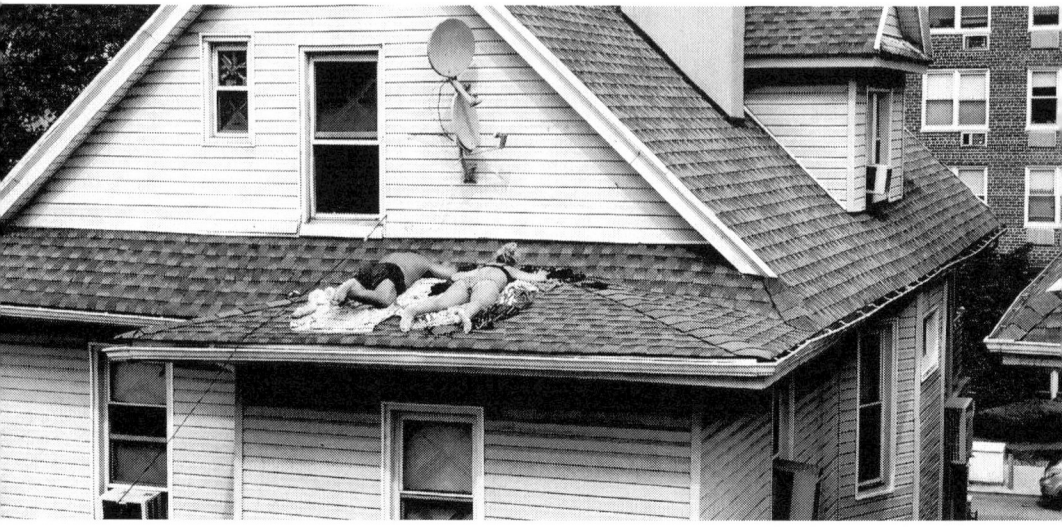

Ein plausibles Szenario ist also, dass der Erreger sich selbst nach Erreichen der Herden-immunitätsschwelle immer noch irgendwo halten wird – sei es in anderen „Herden" (die man etwa im Urlaub besucht), sei es bei einem Zwischenwirt im Tierreich oder auch in manchen Menschen, die das Virus vielleicht längere Zeit in sich tragen, ohne dass ihr Immunsystem „anspringt". Mit immer wieder neuen – hoffentlich eher kleineren oder lokal begrenzten – Infektionswellen ist also zu rechnen. Die anderen hoch ansteckenden Coronaviren haben es ja vorgemacht: Sie verursachen jedes Jahr saisonale Streifzüge „von Menschenrachen zu Menschenrachen" rund um den Globus; das MERS-Coronavirus hält sich in den Dromedaren der arabischen Halbinsel und befällt von dort immer wieder Menschen. Nur das wenig ansteckende SARS-1 hat sich aus der Geschichte verabschie-det – allerdings nicht durch Erreichen von „Herdenimmunität", sondern durch starke „künstliche" Begrenzungsmaßnahmen. Überhaupt gibt es nur sehr wenige Viren, die sich durch eine vollständige Populationsimmunität von den Menschen verabschiedet haben, etwa die Pocken. Die dafür nötige länder- und „herden"übergreifende Immuni-tät wurde per Impfung erreicht. Hoffnung auf einen ähnlichen Erfolg besteht auch für das Poliovirus. Für die Masern war eine solche Eradikation per Impfung auch in Sicht – sie scheitert aber derzeit nicht an dem Virus, sondern an „Herden"-Mitgliedern, die Impfungen kritisch sehen.

Welches der beschriebenen Szenarien aber genau eintreten wird, ist derzeit – wie so vieles rund um den Verlauf dieser Pandemie – völlig unbekannt. Sicher ist nur, dass dieses Virus hier unter den Menschen ist – um dort zu bleiben.

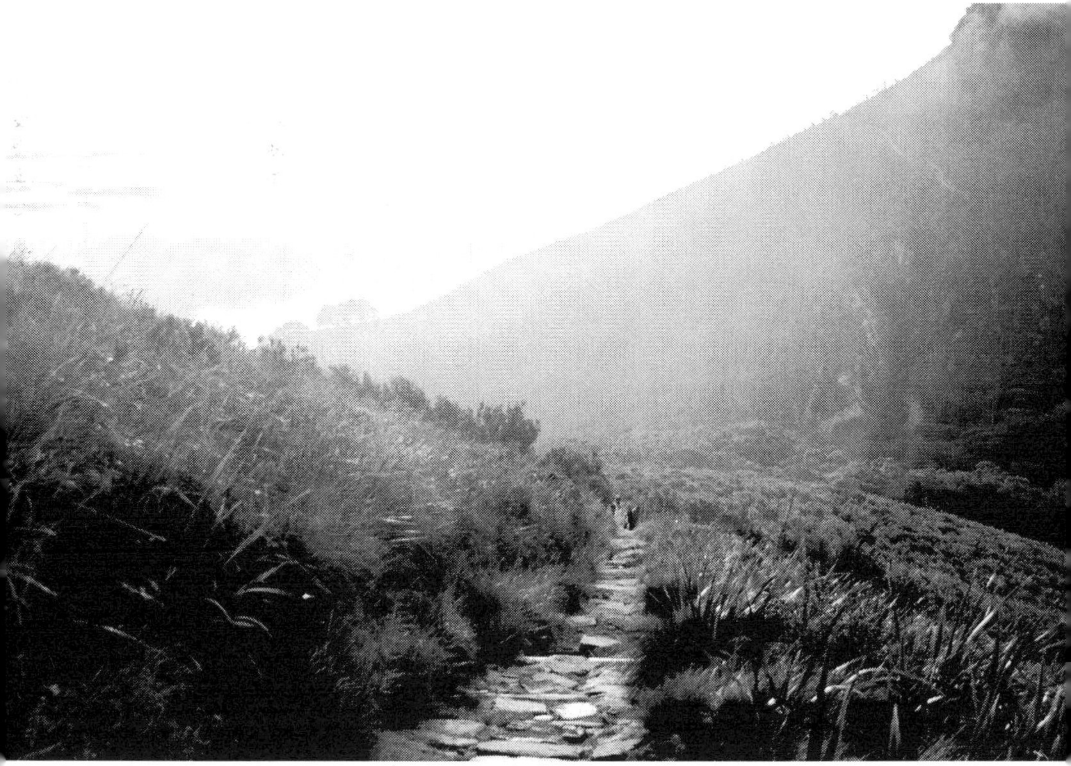

Anmerkungen zu Kapitel 1

1   Gute, aktuelle Quellen:
auf Deutsch: **t1p.de/rki-ncov**
auf Englisch: **t1p.de/utd**

2   Coronaviren (Lateinisch: Coronaviridae) gehören zu einer Virusfamilie mit vielen, sehr unterschiedlichen Mitgliedern. Die allermeisten tummeln sich nur im Tierreich, einige wenige auch beim Menschen. Immer einmal wieder schafft es eines der im Tierreich grassierenden Mitglieder der Coronavirenfamilie, sich so zu verändern, dass es auch Menschen anstecken und krank machen kann. Das ist zuletzt irgendwann im November 2019 in Wuhan/China passiert. Schauen wir uns die den Menschen befallenden (humanpathogenen) Coronaviren einmal genauer an: Vier der sieben für den Menschen gefährlichen Mitglieder verursachen nur normale Erkältungskrankheiten (das machen auch hunderte von Viren aus anderen Familien, wie etwa die sehr kinderreiche Familie der Rhinoviren); sie heißen Coronavirus 229E, NL63, OC43 und HKU1. Drei humane Coronaviren allerdings können schwerwiegende Krankheiten auslösen:

Das MERS-Coronavirus (MERS-CoV) kann das Middle East Respiratory Syndrome (MERS) auslösen, das im Jahr 2012 zum ersten Mal als erkannte Epidemie auftrat und für schwere Infektionen der Atemwege, Lungenentzündungen und Nierenversagen verantwortlich ist, aber glücklicherweise von Mensch zu Mensch eher schlecht übertragbar ist. Bis heute treten immer wieder kleinere MERS-Ausbrüche auf, etwa auf der arabischen Halbinsel (das Virus benutzt Dromedare als Zwischenwirt).

Das SARS-Coronavirus (SARS-CoV) löst das Severe Acute Respiratory Syndrome (SARS) aus, dieses Virus sorgte in den Jahren 2002 und 2003 für eine schwer wiegende Epidemie von Lungenentzündungen mit hoher Sterblichkeit, vor allem in Asien. Dieser Erreger ist seit dem Jahr 2004 nicht mehr aufgetreten, vielleicht ist er ausgerottet oder hat sich wieder ins Tierreich „verflüchtigt". Hoffen wir einmal, dass das so bleibt.

Und der letzte Neuzugang ist das SARS-Coronavirus-2 (SARS-CoV-2), das die Coronavirus Disease 2019 (COVID-19) auslösen kann, eine Krankheit, die glücklicherweise deutlich weniger tödlich verläuft als MERS und SARS, aber leider durch eine hohe Ansteckungsfähigkeit hat.

Es wird vermutet, dass es auch in Zukunft zu Übergängen von Coronaviren auf Menschen kommen könnte (mitsamt der Gefahr, dass sich daraus eine Pandemie entwickelt), weil wir Menschen immer weiter in die Wildnis vordringen, und so die mit dem Menschen eng lebenden Nutztiere auch immer häufiger Kontakt mit Wildtieren bekommen.

3   Allerdings gibt es auch Studien, die von einer deutlich höheren

Basisreproduktionszahl von Sars-CoV-2 ausgehen:
M. Kochanczyk, F. Grabowski, und T. Lipniacki, "Super-spreading events initiated the exponential growth phase of COVID-19 with R0 higher than initially estimated", Royal Society Open Science, doi: **10.1098/rsos.200786.**
Grob kann man auf jeden Fall sagen, dass SARS-CoV-2 mindestens ein etwa doppelt so hohes Ansteckungspotenzial hat wie die normale saisonale Grippe. Die Reproduktionszahl R ändert sich im Verlauf der Epidemie, weil immer mehr Menschen immun werden und weil Maßnahmen gegen die freie Vermehrung des Virus getroffen werden (oder schließlich eine Impfung entdeckt wird). Man spricht dann nicht mehr von R Null (R0), sondern von der "effektiven Reproduktionszahl" bzw. Rt – also der Vermehrungsrate zu einem bestimmten Zeitpunkt (dafür steht das „t"). Sinkt Rt unter 1, so steckt ein Infizierter weniger als einen weiteren Menschen an, dadurch sinkt die Zahl der Infizierten in der Bevölkerung allmählich ab.

4 In Deutschland z.B. ist die Grundvermehrungsrate in Folge der Maßnahmen zur Eindämmung von SARS-CoV-2 auf 1 gesunken (wobei unklar bleibt, welche Maßnahmen genau hier die wichtigste Rolle gespielt haben). Dieses R von 1 bedeutet, dass zu diesem Zeitpunkt in Deutschland ein Infizierter nur einen weiteren Menschen ansteckte. Das ist einerseits erfreulich, weil das bedeutet, dass dadurch die gerade vom Gesundheitssystem zu "versorgende" Krankheitslast in etwa konstant bleibt (es wird angenommen, dass dann zum Beispiel die etwa 10 000 Intensivbetten in Deutschland ausreichen, um die COVID-19-Patienten zu versorgen, ohne die Versorgung der an anderen Krankheiten Erkrankten zu gefährden). Diese Zahl freut also das Fachpersonal in den Kliniken und auch den Gesundheitsminister.
Andere sehen die Zahl eher mit Skepsis. Denn sie bedeutet bei der jetzigen Zahl an Infizierten, dass innerhalb eines Jahres nur ein sehr kleiner Teil der Bevölkerung den Erreger "durchgemacht" hätte, also immun wäre. Nimmt man die jetzige Zahl an Infizierten, so wären das nur ganz wenige Prozent. Die "Zielgröße" für das Erreichen einer Herdenimmunität, bei der der Erreger dann nicht mehr in größerem Stil aufflackern könnte, liegt für Deutschland bei etwa bei 35 bis 55 Millionen (mehr zur Herdenimmunität auf Seite 30)

5 *A. Fears u. a., "Persistence of Severe Acute Respiratory Syndrome Coronavirus 2 in Aerosol Suspensions", Emerging Infectious Disease journal, Juni 2020, doi:* **10.3201/eid2609.201806.**

6 Das SARS-CoV-2 trocknet relativ rasch aus, dennoch kann sich das Virus in Tröpfchen bis zu 3 Stunden am Leben halten – allerdings gilt dies für experimentell erzeugte, extrem kleine Aerosole, die bei einem Husten ausgestoßenen Tröpfchen dürften weitaus rascher entweder zu Boden sinken oder austrocknen. Nur: auch Bioaerosole können das Virus übertragen, und anders als Tröpfchen verteilen sie sich deutlich weiter in die Breite, als dass eine 2-Meter-Abstandsregel viel zur Vorbeugung ausrichten könnte. Andererseits wird aber von manchen Forschern vermutet, dass die Ansteckung über Bioaerosole vielleicht zu leichter verlaufenden Krankheitsfällen führen könnte, weil die Zahl der "ansteckenden" Viren in den Aerosolen eher gering ist. Dafür könnten sich Bioaerosole möglicherweise auch an Rauchpartikel

anlagern und dadurch weiter getragen werden... (*t1p.de/tg-ap*)
Was Oberflächen angeht, so lässt sich ebenfalls in Experimenten zeigen, dass sich vermehrungsfähige SARS-CoV-2-Viren auf manchen Oberflächen wie Edelstahl und Kunststoff immerhin 2 bis 3 Tage halten können (auf Karton nur einen Tag).

7   *W. Zeng u. a., „Association of Daily Wear of Eyeglasses With Susceptibility to Coronavirus Disease 2019 Infection", JAMA Ophthalmology, Sep. 2020, doi: **10.1001/ jamaophthalmol.2020.3906.***

8   *T. Jefferson, E. Spencer, J. Brassey, und C. Heneghan, „SARS-CoV-2 and the Role of Orofecal Transmission: Evidence Brief". Zugegriffen: Aug. 21, 2020. Verfügbar unter: t1p.de/cebm.*

9   t1p.de/s-nerz

10   Es wurde ursprünglich angenommen, dass die Erkrankung bei etwa der Hälfte der infizierten Erwachsenen beschwerdefrei verläuft, wahrscheinlich ist der Anteil aber deutlich geringer.

11   *A. M. B. Menezes u. a., „High prevalence of symptoms among Brazilian subjects with antibodies against SARS-CoV-2: a nationwide household survey", medRxiv, Jan. 2020, doi: **10.1101/2020.08.10.20171942.***

12   *A. E. Livanos u. a., „Gastrointestinal involvement attenuates COVID-19 severity and mortality", medRxiv, Jan. 2020, doi: **10.1101/2020.09.07.20187666.***

13   *X. He u. a., „Temporal dynamics in viral shedding and transmissibility of COVID-19", Nature Medicine, Mai 2020, doi: 10.1038/s41591-020-0869-5.*

14   *G. Han und Y.-H. Zhou, „Possibly critical role of wearing masks in general population in controlling COVID-19", Journal of Medical Virology, Apr. 2020, doi: 10.1002/jmv.25886.
N. H. L. Leung u. a., „Respiratory virus shedding in exhaled breath and efficacy of face masks", Nature Medicine, Bd. 26, Nr. 5, Art. Nr. 5, Mai 2020, doi: 10.1038/ s41591-020-0843-2.*

15   *W. Li u. a., „Characteristics of Household Transmission of COVID-19", Clinical Infectious Diseases, Apr. 2020, doi: 10.1093/cid/ciaa450.*

16   *W. C. Koh u. a., „What do we know about SARS-CoV-2 transmission? A systematic review and meta-analysis of the secondary attack rate, serial interval, and asymptomatic infection", Preprint in medRxiv, Mai 2020, doi: 10.1101/2020.05.21.20108746.*

17   *Y. Wang u. a., „Asymptomatic cases with SARS-CoV-2 infection", Journal of Medical Virology, Mai 2020, doi: 10.1002/jmv.25990.
M. Gao u. a., „A study on infectivity of asymptomatic SARS-CoV-2 carriers", Respir Med, Aug. 2020, doi: 10.1016/j.rmed.2020.106026.*

18   So verlaufen zum Beispiel Ansteckungen, die in Gruppen passieren, die Mundschutz

tragen und Abstandsregeln einhalten häufiger asymptomatisch. (*M. Bielecki u. a.,* *„Social distancing alters the clinical course of COVID-19 in young adults: A comparative cohort study", Clin Infect Dis, Juni 2020, doi:* **10.1093/cid/ciaa889.**)

19   Diese Zahlen sind immer noch mit Vorsicht zu geniessen, sie ergeben sich z.B aus diesen Übersichtsarbeiten: *W. Guan u. a., „Clinical Characteristics of Coronavirus Disease 2019 in China", New England Journal of Medicine, Apr. 2020, doi:* **10.1056/NEJMoa2002032.**
C. M. Petrilli u. a., „Factors associated with hospital admission and critical illness among 5279 people with coronavirus disease 2019 in New York City: prospective cohort study", BMJ, Mai 2020, doi: **10.1136/bmj.m1966.**
(Die Rate der Krankenhauseinweisungen bei einer SARS-CoV-2-Infektion in diesem Artikel liegt zwar bei 7 %, ist aber deshalb eher niedriger anzusetzen, weil viele nur leicht Betroffene gar nicht als COVID-Patienten diagnostiziert werden

20   Hier spielen zwei Entwicklungen eine wichtige Rolle:
Zum einen hat sich beim bisherigen Verlauf der Pandemie gezeigt, dass die allermeisten Betroffenen sehr alt und zum Teil auch gebrechlich sind. Je nach Patientenverfügung und anzunehmendem Willen der Betroffenen ist hier aus medizinischer Sicht eine palliative (also auf die Linderung und Erleichterung der Symptome gerichtete) medizinische Versorgung die richtige Wahl, weil die intensivmedizinische Versorgung und künstliche Beatmung in den meisten Fällen vergeblich ist und bei den Überlebenden zu mehr Leid und Krankheit führt.
Zum zweiten lernt derzeit die Intensivmedizin rapide dazu, welche Strategien bei COVID-19 zum besten Ergebnis führen. Ursprünglich gingen die Ärzte davon aus, dass auch bei COVID-19 die Beatmung nach den auf Intensivstationen für andere Erkrankungen üblichen Kriterien einzuleiten sei, etwa bei einem stärkeren Abfall der Sauerstoffsättigung im Blut. Bei COVID-19 könnten andere Strategien vielleicht überlegen sein. So wird derzeit diskutiert, ob nicht vor einer maschinellen Beatmung zuerst verschiedene Lagerungstechniken (z.B. „proning") versucht werden sollen, da sich gezeigt hat, dass die maschinelle Beatmung ihrerseits leicht zu schädigenden Entzündungsprozessen führen kann. Manche Krankenhäuser sind inzwischen mit der Beatmung sehr zurückhaltend, oder setzen dabei vor allem auf möglichst schonende Beatmungs- und Lagerungstechniken (Hier eine Reportage dazu: *t1p.de/nyt-covid19*)

21   Die auf einen Erkrankungsfall bezogene Sterblichkeit (case fatality rate, CFR) oder die auf einen Infektionsfall bezogene Sterblichkeit (infection fatality rate) ist in einer laufenden Epidemie extrem schwer anzugeben, weil sie sich beständig ändert. (*S. Mallapaty, „How deadly is the coronavirus? Scientists are close to an answer", Nature, Juni 2020, doi:* **10.1038/d41586-020-01738-2**) Das liegt daran, dass zunächst die milden oder asymptomatischen Verläufe oft gar nicht auffallen, auch ist die Gesamtzahl der Infektionen mangels Testmöglichkeiten zunächst oft unbekannt oder nur schwer abschätzbar. Auch vergehen zwischen Infektion und Todesfall oft 6 bis 10 Wochen, was die Zuordnung oft schwer macht, zumal nicht für jeden Todesfall ein Virustest vorliegt oder auch Todesfälle außerhalb von

Institutionen verspätet registriert werden. Zudem geht die Sterblichkeit im Lauf einer Epidemie oft stark zurück (siehe Seite 25). Die wohl beste Studie aus der „ersten Welle" der Epidemie stammt aus der Auswertung von Seroprävalenzdaten (Antikörper-Tests) in Genf. Sie schätzt für diesen Zeitraum eine IFR von 0,6 % der Gesamtpopulation und von 5,6% für die über 65-Jährigen (*F. J. Perez-Saez u. a., „Serology-informed estimates of SARS-COV-2 infection fatality risk in Geneva, Switzerland", Preprint in osf, Juni 2020, doi:* **10.31219/osf.io/wdbpe**.)
A. T. Levin, G. Meyerowitz-Katz, N. Owusu-Boaitey, K. B. Cochran, und S. P. Walsh, „ASSESSING THE AGE SPECIFICITY OF INFECTION FATALITY RATES FOR COVID-19: SYSTEMATIC REVIEW, META-ANALYSIS, AND PUBLIC POLICY IMPLICATIONS", medRxiv, Jan. 2020, doi: **10.1101/2020.07.23.20160895**.

22   *A. T. Levin, W. P. Hanage, N. Owusu-Boaitey, K. B. Cochran, S. P. Walsh, und G. Meyerowitz-Katz, „Assessing the Age Specificity of Infection Fatality Rates for COVID-19: Meta-Analysis & Public Policy Implications", National Bureau of Economic Research, Working Paper 27597, Juli 2020. doi:* **10.3386/w27597**.
J. W. Cunningham u. a., „Clinical Outcomes in Young US Adults Hospitalized With COVID-19", JAMA Internal Medicine, Sep. 2020, doi: **10.1001/jamainternmed.2020.5313**.

23   Es könnte etwas damit zu tun haben, dass bei Männern ein Enzym häufiger vorkommt (das Angiotensin-converting enzyme 2, ACE-2), das SARS-CoV-2 zum Einstieg in den Zellen verwendet

24   *J. F. Shelton u. a., „Trans-ethnic analysis reveals genetic and non-genetic associations with COVID-19 susceptibility and severity", medRxiv, Jan. 2020, doi:* **10.1101/2020.09.04.20188318**.

25   *C. A. Latz u. a., „Blood type and outcomes in patients with COVID-19", Ann Hematol, Juli 2020, doi:* **10.1007/s00277-020-04169-1**.

26   *F. Gallais u. a., „Intrafamilial Exposure to SARS-CoV-2 Induces Cellular Immune Response without Seroconversion", Preprint in medRxiv, Juni 2020, doi:* **10.1101/2020.06.21.20132449**.

27   *T. Sekine u. a., „Robust T cell immunity in convalescent individuals with asymptomatic or mild COVID-19", Preprint in bioRxiv, Juni 2020, doi:* **10.1101/2020.06.29.174888**.

28   Das hängt auch davon ab, wie stabil das Virus sein wird. Jedes Virus unterliegt wegen der trillionenfachen Vermehrung im Lauf der Zeit genetischen Veränderungen. Bisher scheint SARS-CoV-2 vergleichsweise „stabil" zu sein, zuletzt aber wurden auch Mutationen an einem für die Verankerung an Zellen wichtigen Eiweißmolekül beobachtet. Ob das Virus dadurch schwächer wird, ist unbekannt. Für die Impfstoffentwicklung sind solche Beobachtungen jedoch teilweise bedeutsam.

29   *M. Slaoui, S. E. Greene, und J. Woodcock, „Bridging the Gap at Warp Speed – Delivering Options for Preventing and Treating Covid-19", N Engl J Med, Sep. 2020, doi:*

10.1056/NEJMp2028535.

30   *L. Liu u. a., „Potent neutralizing antibodies directed to multiple epitopes on SARS-CoV-2 spike", Nature, Juli 2020, doi:* **10.1038/s41586-020-2571-7**.

31   *D. Sutton u. a., „Universal Screening for SARS-CoV-2 in Women Admitted for Delivery", New England Journal of Medicine, Mai 2020, doi:* **10.1056/NEJMc2009316**.

32   *D. D. Flannery u. a., „Transplacental Transfer of SARS-CoV-2 Antibodies", medRxiv, Jan. 2020, doi:* **10.1101/2020.10.07.20207480**.

33   Diese Aussage stützt sich darauf, dass bisher nur ein einziger Fall einer möglichen Übertragung durch Muttermilch beschrieben wurde: *R. Groß u. a., „Detection of SARS-CoV-2 in human breastmilk", The Lancet, Juni 2020, doi:* **10.1016/S0140-6736(20)31181-8**.
K. A. Lackey u. a., „SARS-CoV-2 and human milk: What is the evidence?", Maternal & Child Nutrition, Mai 2020, doi: **10.1111/mcn.13032**.

34   *R. W. Alberca, N. Z. Pereira, L. M. D. S. Oliveira, S. C. Gozzi-Silva, und M. N. Sato, „Pregnancy, Viral Infection, and COVID-19", Frontiers in Immunology, 2020, doi:* **10.3389/fimmu.2020.01672**.
P. Egerup u. a., „Impact of SARS-CoV-2 antibodies at delivery in women, partners and newborns", medRxiv, Jan. 2020, doi: **10.1101/2020.09.14.20191106**.

35   *O. Martinez Perez u. a., „The association between COVID-19 and preterm delivery: A cohort study with a multivariate analysis", medRxiv, Jan. 2020, doi:* **10.1101/2020.09.05.20188458**.

36   Zur Ansteckung von Kindern in Haushalten gibt es unterschiedliche Angaben, die meisten Studien gehen aber von einer geringeren Ansteckungsrate bei Kindern aus – mehr dazu hier: ***t1p.de/kv-drosten***

37   *W. Li u. a., „Characteristics of Household Transmission of COVID-19", Clinical Infectious Diseases, Apr. 2020, doi:* **10.1093/cid/ciaa450**.

38   *W. Li u. a., „Characteristics of Household Transmission of COVID-19", Clinical Infectious Diseases, Apr. 2020, doi:* **10.1093/cid/ciaa450**.

39   t1p.de/sm-superspreader

40   *N. J. Lennon u. a., „Comparison of viral levels in individuals with or without symptoms at time of COVID-19 testing among 32,480 residents and staff of nursing homes and assisted living facilities in Massachusetts.", Public and Global Health, preprint, Juli 2020. doi:* **10.1101/2020.07.20.20157792**.

41   *D. A. Edwards u. a., „Exhaled aerosol increases with COVID-19 infection, and risk factors of disease symptom severity", medRxiv, Jan. 2020, doi:* **10.1101/2020.09.30.20199828**.

42   t1p.de/ages

43   *D. C. Adam u. a., „Clustering and superspreading potential of SARS-CoV-2 infections in Hong Kong", Nature Medicine, Sep. 2020, doi:* **10.1038/s41591-020-1092-0.**

44   Es ist anzunehmen, dass diese Übertragungsmuster nicht fix sind sondern sich im Lauf der Pandemie verändern. Die Bedeutung des *super spreadings* etwa dürfte am Anfang der Pandemie hoch sein, dann aber in dem Maße zurückgehen, in dem sich – entweder die Infektionszahlen erhöhen (und sich die Ansteckungen in die Haushalte verlagern), oder aber Maßnahmen zur Eindämmung des *super spreadings* ergriffen werden. Die Epidemie wird dann beides Mal wieder „demokratischer". (Zudem dürften super spreader auch deshalb am Anfang das Geschehen einer Pandemie dominieren, weil sie als hoch mobiler Teil der Bevölkerung früher infiziert werden, dann aber im weiteren Verlauf wegen ihrer Immunität als Überträger ausfallen).

45   *T. B. Endailalu und F. W. Hadgu, „Trends of SARS-CoV-2 infection worldwide: Role of population density, age structure, and climate on transmission and case fatality", Preprint in medRxiv, Mai 2020, doi:* 10.1101/2020.05.20.20104257.

46   t1p.de/nyt-hot

47   *C. Arias-Reyes u. a., „Decreased incidence, virus transmission capacity, and severity of COVID-19 at altitude on the American continent", medRxiv, Jan. 2020, doi:* **10.1101/2020.07.22.20160168.**

48   *M. P. Ward, S. Xiao, und Z. Zhang, „Humidity is a consistent climatic factor contributing to SARS-CoV-2 transmission", Transboundary and Emerging Diseases, doi:* **10.1111/tbed.13766.**

49   Es könnte tatsächlich sein, dass bis zu 40 oder gar 60% der Menschen aufgrund früher durchgemachter Coronaviren-Erkrankungen einen gewissen Schutz gegenüber SARS-CoV-2 besitzen (*J. Braun u. a., „Presence of SARS-CoV-2 reactive T cells in COVID-19 patients and healthy donors", medRxiv, Jan. 2020, doi:* 10.1101/2020.04.17.20061440.). Ähnliche unspezifische Schutzeffekte wurden für die Masernimpfung, die BCG-Impfung sowie für Wurmerkrankungen beschrieben, wie sie gerade in Afrika recht häufig vorkommen.
M. Miyara u. a., „Pre-COVID-19 humoral immunity to common coronaviruses does not confer cross-protection against SARS-CoV-2", medRxiv, Jan. 2020, doi: 10.1101/2020.08.14.20173393.

50   Die Ansteckungsfähigkeit von SARS-CoV-2 steigt mit der Schwere der Erkrankungsverläufe an, weil die Betroffenen dann eine höhere Virenlast aufweisen, länger ansteckend sind und zudem häufiger Husten haben.

51   In der Schweiz etwa ist bisher (Stand Mitte 2020) die Gruppe der über 65-Jährigen nur halb so oft von Infektionen betroffen als die anderen Altersgruppen (*S.*

Stringhini u. a., „Seroprevalence of anti-SARS-CoV-2 IgG antibodies in Geneva, Switzerland (SEROCoV-POP): a population-based study", The Lancet, Juni 2020, doi: **10.1016/S0140-6736(20)31304-0.**); ähnliches dürfte für Deutschland gelten.

52 *J. B. Dowd u. a., „Demographic science aids in understanding the spread and fatality rates of COVID-19", Proc Natl Acad Sci USA, Mai 2020, doi:* **10.1073/pnas.2004911117.**

53 *E. M. Abrams und S. J. Szefler, „COVID-19 and the impact of social determinants of health", The Lancet Respiratory Medicine, Mai 2020, doi:* **10.1016/S2213-2600(20)30234-4**

54 Genetische Einflüsse könnten in zweierlei Hinsicht eine Rolle spielen. Erstens scheint es innerhalb von Populationen Menschen mit einer unterschiedlichen Empfänglichkeit für eine Infektion mit SARS-CoV-2 zu geben: *E. Benetti u. a., „ACE2 gene variants may underlie interindividual variability and susceptibility to COVID-19 in the Italian population", Preprint in medRxiv, Apr. 2020, doi:* **10.1101/2020.04.03.20047977.**
Zweitens ist insbesondere Übergewicht und die damit oft verbundene diabetische Stoffwechsellage nicht nur in den sozial gestressten Schichten sondern auch in bestimmten ethnischen Gruppen viel häufiger – etwa bei der indigenen Bevölkerung und deren Nachkommen, etwa im pazifischen Inselraum, Mittelamerika und Südamerika, aber auch bei den ursprünglichen Einwohnern Nordamerikas. (Das hat etwas mit evolutionsbiologischen Faktoren zu tun: Die Anfälligkeit einer Population für Übergewicht und Diabetes hängt u.a. davon ab, wie lange sie sich an den – kohlenhydratreichen – Lebensstil der Ackerbauer hat anpassen können. Populationen, die relativ rasch, also ohne eine längere Phase des Ackerbaus, aus Jäger- und Sammlerkulturen in die Moderne übergegangen sind, sind genetisch stärker auf Fettspeicherung gepolt.) Ein solcher populationsbezogener genetischer Einfluss könnte vielleicht mit erklären, warum Mittel- und Südamerika trotz seiner relativ jungen Bevölkerung so überraschend schwer von COVID-19 betroffen ist.

55 *Renz-Polster, H., Fischer, J., & De Bock, F. (2020, July 13). Dyke wardens or Drivers? Why children may play an attenuating role in the spread of SARS-CoV-2. doi:* **10.31219/osf.io/5n8da**

56 *t1p.de/bbc-health*

57 Wie wichtig die ärztliche Erfahrung im Umgang mit COVID-19 ist, zeigen Daten, nach denen das Risiko an COVID-19 zu versterben in kleinen Krankenhäusern noch immer drei mal höher ist als an großen Krankenhäusern. *S. Gupta u. a., „Factors Associated With Death in Critically Ill Patients With Coronavirus Disease 2019 in the US", JAMA Internal Medicine, Juli 2020, doi:* **10.1001/jamainternmed.2020.3596.**

58 *H. Kawasuji u. a., „Viral load dynamics in transmissible symptomatic patients with COVID-19", medRxiv, Jan. 2020, doi:* **10.1101/2020.06.02.20120014.**

59 *M. Bielecki u. a., „Social distancing alters the clinical course of COVID-19 in young adults: A comparative cohort study", Clin Infect Dis, Juni 2020, doi:* **10.1093/cid/ ciaa889**.

60 *t1p.de/africa-news*

61 *M. Mbow u. a., „COVID-19 in Africa: Dampening the storm?", Science, Aug. 2020, doi:* **10.1126/science.abd3902**.

62 *H. Majiya u. a., „Seroprevalence of COVID-19 in Niger State", medRxiv, Jan. 2020, doi:* **10.1101/2020.08.04.20168112**.

63 Eine Übersicht über die weltweiten Seroprävalenzdaten stellt die von Wissenschaftlern unterhaltene Webseite www.serotracker.com zur Verfügung. Eine gute Übersichtsarbeit zur infektionsbezogenen Sterblichkeit in unterschiedlichen Ländern bei *M. O'Driscoll, et al. : Age-specific mortality and immunity patterns of SARS-CoV-2 infection in 45 countries; medRxiv 2020.08.24.20180851; doi: 10.1101/2020.08.24.20180851*

64 *S. Mallapaty, „The coronavirus is most deadly if you are older and male — new data reveal the risks", Nature, Aug. 2020, doi:* **10.1038/d41586-020-02483-2**.
M. O'Driscoll u. a., „Age-specific mortality and immunity patterns of SARS-CoV-2 infection in 45 countries", medRxiv, Jan. 2020, doi: **10.1101/2020.08.24.20180851**.

65 *S. H. Woolf, D. A. Chapman, R. T. Sabo, D. M. Weinberger, L. Hill, und D. D. H. Taylor, „Excess Deaths From COVID-19 and Other Causes, March-July 2020", JAMA, Okt. 2020, doi:* **10.1001/jama.2020.19545**.

66 *A. Fontanet und S. Cauchemez, „COVID-19 herd immunity: where are we?", Nature Reviews Immunology, Okt. 2020, doi:* **10.1038/s41577-020-00451-5**.

67 *T. Britton, F. Ball, und P. Trapman, „A mathematical model reveals the influence of population heterogeneity on herd immunity to SARS-CoV-2", Science, Juni 2020, doi:* **10.1126/science.abc6810**.

68 *T. Sekine u. a., „Robust T Cell Immunity in Convalescent Individuals with Asymptomatic or Mild COVID-19", Cell, Okt. 2020, doi:* **10.1016/j.cell.2020.08.017**.

69 *M. Dugas u. a., „Less severe course of COVID-19 is associated with elevated levels of antibodies against seasonal human coronaviruses OC43 and HKU1 (HCoV OC43, HCoV HKU1)", medRxiv, Jan. 2020, doi:* **10.1101/2020.10.12.20211599**.

70 *P. Bacher u. a., „Pre-existing T cell memory as a risk factor for severe 1 COVID-19 in the elderly", medRxiv, Jan. 2020, doi:* **10.1101/2020.09.15.20188896**.
M. Miyara u. a., „Pre-COVID-19 humoral immunity to common coronaviruses does not confer cross-protection against SARS-CoV-2", medRxiv, Jan. 2020, doi: **10.1101/2020.08.14.20173393**.
D. Poston u. a., „Absence of SARS-CoV-2 neutralizing activity in pre-pandemic sera

from individuals with recent seasonal coronavirus infection", medRxiv, Jan. 2020, doi: **10.1101/2020.10.08.20209650.**
B. M. Westerhuis u. a., „Severe COVID-19 patients display a back boost of seasonal coronavirus-specific antibodies", medRxiv, Jan. 2020, doi: **10.1101/2020.10.10.20210070.**

71   *O. H. Del Brutto, A. F. Costa, R. M. Mera, B. Y. Recalde, J. A. Bustos, und H. H. Gar- cía, „SARS-CoV-2-related mortality in a rural Latin American population", Internatio- nal Journal of Infectious Diseases, doi:* **10.1016/j.ijid.2020.08.003.** Sowie: *P. Hingorani, Anu Acharya, Anup Malani, Manoj Mohanan, und Sofia Imad, „Press Release: SARS-CoV2 Sero-prevalence study in Mumbai: NITI-Aayog-BMC-TIFR study", IDFC Institute.* **t1p.de/idfc**

72   **t1p.de/sm-superspreader**

73   **t1p.de/sm-superspreader**

74   **t1p.de/ndr-208**

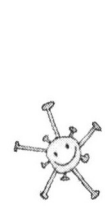
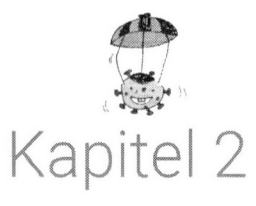

COVID-19 – Wie Du vorbeugen kannst

U nter Vorbeugung wird oft als erstes das verstanden, was wir tun, um dem Erreger aus dem Weg zu gehen. Damit verbunden sind dann Themen wie Hände waschen, Mund-Nasen-Schutz tragen, in die Ellenbeuge husten, von Infektionsquellen fernbleiben und so weiter.

Und diese **Hygienemaßnahmen** sind allesamt wichtige Schritte – nicht nur für den einzelnen, sondern auch für die Gesellschaft, schließlich lässt sich dadurch die Ausbreitung des Virus abbremsen (warum das so wichtig ist, beschreibe ich auf Seite 48).

Die zweite Ebene der Vorbeugung

Vorbeugung hat aber auch eine zweite, tiefere Ebene. Vorbeugend wirken auch die Maßnahmen, die Du ergreifst, um besser für den Fall des Falles gewappnet zu sein – für den Fall nämlich, dass Du Dich doch ansteckst. Dieser Fall ist nicht aus der Luft gegriffen – schließlich ist davon auszugehen, dass dieses Virus noch eine ganze Weile zirkuliert...

Und diese Ebene geht über die einfachen „technischen" bzw. allein auf die Hygiene

gerichteten Maßnahmen weit hinaus – hier geht es darum, wie Du Deine Eigenkräfte so stärken kannst, damit Du die Krankheit möglichst unbeschadet überstehst!

Alle dazu wichtigen Schritte findest Du in Kapitel 5 (ab Seite 115).

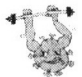

Vorbeugung hat auch einen gesellschaftlichen Aspekt: Warum die Bremsung der COVID-19-Epidemie wichtig ist

Bei dieser Frage stoßen wir als erstes auf einen Widerspruch (der leider manche(n) aus der Kurve trägt). Der Erreger von COVID-19 ist nämlich keineswegs ein „Killer-Virus" wie etwa Ebola oder wie die Erreger der beiden anderen durch Coronaviren ausgelösten Epidemien SARS und MERS. SARS-CoV-2 ist eher ein Virus mit mittlerem Tödlichkeitspotenzial (das aber immerhin noch um den Faktor 5 über dem der saisonalen Grippe liegt).[1] Tatsächlich dürfte das Tödlichkeitspotenzial von SARS-CoV-2 etwa in dem Bereich liegen, der schwere Grippewellen kennzeichnet, wie sie vielleicht alle 20 oder 25 Jahre um den Globus ziehen (wie etwa die „Asiatische Grippe" in den Jahren 1957 und 1958 oder die „Hongkong-Grippe" in den Jahren 1968 bis 1970). Und auch das hat das Virus mit der Grippe gemein: Betroffen sind vor allem ältere Menschen und solche mit Vorerkrankungen.

Warum ergreift die Gesellschaft dann bei COVID-19 solche drastische Maßnahmen? Warum hören wir dann aus so vielen Ländern von völlig überlasteten Krankenhäusern? Ja, von regelrechten Katastrophen in Städten wie Bergamo, Madrid oder New York (viele weitere werden folgen)?

Das hat etwas mit den anderen Eigenschaften dieses Erregers zu tun:

- **Mit seinem Ansteckungspotenzial:** SARS-CoV-2 ist deutlich ansteckender als die jährlich durchs Land ziehende „saisonale" Grippe. Das heißt: COVID-19 kann sich sehr schnell ausbreiten.[2]

- **Mit der Zahl der maximal Betroffenen:** während die saisonale Grippe nur 5 bis 15 Prozent der Bevölkerung krank macht (viele sind ja zumindest teilweise durch bereits in den Vorjahren durchgemachte Influ-

enza-Infekte oder durch die Grippeimpfung geschützt), kann COVID-19 einen viel größeren Teil der Bevölkerung betreffen – das Reservoir ist also deutlich größer.

- **Mit der Schwere der Erkrankung:** auch an der saisonalen Grippe können Menschen schwer erkranken, aber bei COVID-19 *kommen schwere, bedrohliche Verläufe deutlich häufiger vor*. Kurz: der auf das gesundheitliche Versorgungssystem gerichtete „Krankheitsdruck" ist bei CO-VID-19 sehr stark – und er baut sich ohne Bremsungsmaßnahmen in einem kurzen Zeitfenster auf.

- **Mit der Art der Komplikationen:** Auch die Grippe kann zu Lungenentzündungen führen – der Erreger von COVID-19 führt aber sehr viel häufiger zu Lungenentzündungen. Und nicht nur das: Oft kommt es auch zu schweren Entzündungen, die den ganzen Körper betreffen. Dadurch ist COVID-19 *oft nur mit immensem medizinischem Einsatz heilbar*. Inzwischen ist zudem eine weitere tückische Eigenschaft von SARS-CoV-2 bekannt: Selbst nach relativ milden Verläufen kann es zu lange Zeit anhaltenden, in manchen Fällen auch chronischen Gesundheitsproblemen kommen (mehr dazu in Kapitel 7)

All diese zuletzt genannten Punkte erklären, warum eine COVID-19-Epidemie *viel rascher* auflodern kann als eine Grippe-Epidemie: Läuft die COVID-19-Epidemie „wild", also ungebremst, so können *sehr viele* Menschen *gleichzeitig* krank werden. Und viele von ihnen sind dann auch noch *schwer krank*. Kein Wunder ist inzwischen wissenschaftlich eindeutig dokumentiert, wie stark dieses Virus dort wütet, wo Gegenmaßnahmen zu spät getroffen werden. In den USA lag die Sterblichkeit der Bevölkerung in den Monaten März bis 1. August 2020 insgesamt um 20 % über den langjährigen Vergleichswerten – dabei waren dort bis Anfang August insgesamt vielleicht gerade einmal 5% der Gesamtbevölkerung mit SARS-CoV-2 infiziert. Im stark betroffenen Bundesstaat New York war die Sterblichkeit um 65 % erhöht.[3] In schwerst betroffenen Regionen wie etwa Bergamo stiegen die Todesraten teilweise um über 800 % des langjährigen Durchschnitts an.[4] Zum Vergleich: bei der saisonalen Grippe steigt die Sterblichkeit in der Bevölkerung in den Wintermonaten vielleicht um 3 %, in schwereren Jahren auch einmal bis 8 % an.[5]

Anders ausgedrückt: Die Krankheitslast, die dieser Erreger auslösen kann, staut sich in einer sehr hohen Welle an, die in einem sehr kurzen Zeitraum anflutet – und das kann auch ein unvorbereitetes Gesundheitssystem unter sich begraben. Können die Patienten aber nicht ausreichend medizinisch versorgt werden, so entsteht ein Teufelskreis: die an sich gar nicht so dramatische Sterblichkeit steigt steil an – einfach weil die zu einem bestimmten Zeitpunkt Erkrankten medizinisch nicht mehr gut versorgt werden können (und die etwa jetzt an einem Blinddarm-Durchbruch Erkrankten auch nicht).

Ein gut vorbereitetes Medizinsystem ist also der Schlüssel zur Bewältigung dieser Epidemie. Oft wird diese Vorbereitung auf die Schaffung von „Beatmungsplätzen" verkürzt. Das ist falsch. Denn viele der besonders schlimm Betroffenen sind alt und gebrechlich. Weil die intensivmedizinische Behandlung bei ihnen nur selten zu einer Heilung führt, profitieren sie nur teilweise von einer intensivmedizinischen Behandlung.[6] Eine wirklich *ärztliche* Behandlung erfordert für diese Menschen oft einen lindernden, begleitenden (palliativen) Ansatz. Andernfalls kommt nämlich nicht das intensivmedizinische Versorgungssystem, sondern auch die Menschlichkeit an ihre Grenzen. Ich halte es für eine unserer wichtigsten Aufgaben, in dieser Pandemie die Würde des Sterbens zu achten und eine menschliche Begleitung der Sterbenden zu ermöglichen. Dieser Auftrag wurde bisher teilweise grob verletzt.

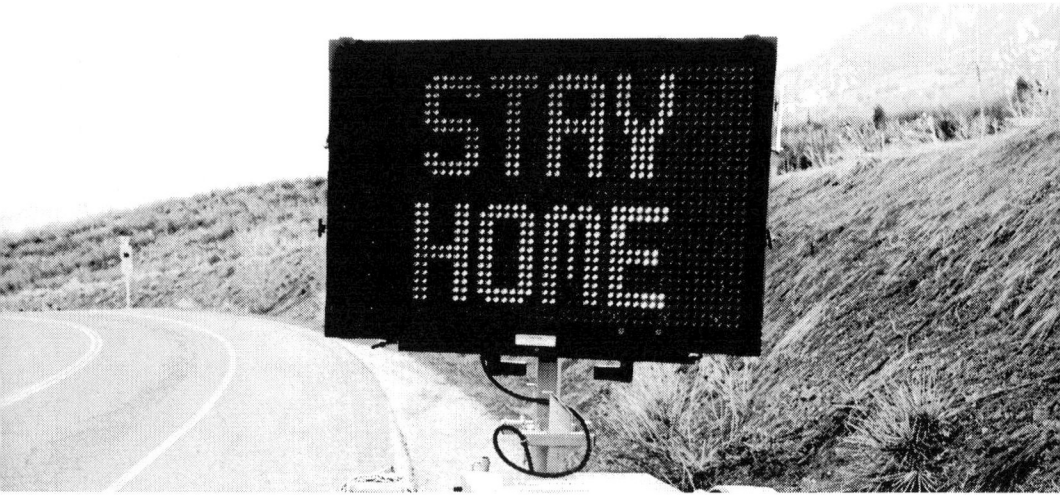

Die wichtigsten Regeln zur Vorbeugung

Bei der Vermeidung von Ansteckung setzt Du zum einen auf ein kluges Verhalten, um Abstand zu anderen Menschen einzuhalten, zum anderen auf bestimmte Hygiene- maßnahmen. Ich habe mir lange überlegt, ob ich hierzu einen eigenen Text erstellen soll, finde aber, dass diese Themen so gut und ausführlich von der Bundeszentrale für gesundheitliche Aufklärung beschrieben werden, dass ich den Platz hier einsparen kann.

Auf der Webseite **www.infektionsschutz.de/coronavirus** findest Du

- Anleitungen und Videos zu klugem, eine Ansteckung vermeidendem Verhalten.

- Anleitungen und Videos zu den wichtigen Hygienemaßnahmen.

- Anleitungen und Videos zum richtigen Händewaschen. Oft wird hier übrigens die richtige Dauer von 20–30 Sekunden unterschätzt; sie ist wichtig, weil die Seife sonst nicht wirken kann (der Fettmantel des Virus mag die Seife nicht) .

- Anleitungen und Videos zur richtigen Desinfizierung von Oberflächen im Haushalt oder Arbeitsplatz.

Ein Wort zum „Mundschutz"

In diesem eBook taucht das Wort „Mundschutz" immer wieder auf, deshalb ein Wort dazu. Gemeint ist hier natürlich immer ein Mund-Nasen-Schutz, also eine Bedeckung aller Deiner „Atmungsöffnungen". Dass diese Bedeckung – so lästig sie gerade im Sommer sein kann – effektiv Ansteckungen verhindern kann, ist inzwischen zweifelsfrei belegt, und rückblickend bleibt es unverständlich, warum die WHO und auch das Robert Koch Institut so lange gezögert haben, den Gebrauch offiziell zu empfehlen.[7] Belegt ist auch, dass selbst genähte Masken gut mit Profimasken mithalten können, sofern sie gut sitzen (nur um das Gesicht gewickelte Halstücher sind allerdings weniger effektiv).[8]

Allerdings taugt auch das Thema Mundschutz – typisch Corona – wenig zu pauschalen

Aussagen („wirkt – wirkt nicht"). Wie gut er schützt, und wo die Balance zwischen Wirkung und Lästigkeit liegt, hängt von den *Umständen* ab. Ist vor Ort mit sehr wenigen Infektionen zu rechnen, wie etwa derzeit in Island oder Norwegen, so müssten – das haben Wissenschaftler errechnet – 200 000 Menschen regelmäßig in der Öffentlichkeit eine Maske tragen um eine einzige Infektion pro Woche zu verhindern. Umgekehrt können Masken bei hohem Infektionsdruck (etwa in einem Krankenhaus) bis zur Hälfte möglicher Infektionen verhindern.[9] Auch kommt es auf die anderen Hygienemaßnahmen an, die gerade ergriffen werden. Dort wo etwa Abstandsregeln eingehalten werden können oder Menschen draußen sind, haben Masken nur eine geringe zusätzliche Effektivität. Wo dagegen Abstandsregeln nicht eingehalten werden können, wie etwa in der U-Bahn, gewinnen sie an relativer Wirkungskraft.

Aber selbst das ist nicht alles. Es gilt immer auch die Vorteile gegenüber den Nachteilen abzuwägen. In Schulen etwa kann das ganztägige Tragen von Gesichtmasken für manche Schüler den Geschäftszweck der Schule zunichte machen (das Lernen). Die Nachteile der Masken wiegen dann also schwer – was wiederum andere Wege zur Verhinderung von Übertragungen attraktiver machen sollte (etwa Gesichtsvisiere, vor allem aber: Unterricht draußen – mehr dazu in meinem Blogbeitrag: t1p.de/kv-schulen).

Ob Masken bei kleinen Kindern gesundheitlich unbedenklich sind, ist umstritten. Nach meiner Auffassung sind schädliche Wirkungen durchaus plausibel. Ich begründe dies ausführlich hier: t1p.de/kv-masken.

Derzeit gibt es verschiedene „Masken"-Typen mit unterschiedlichen Eigenschaften, nämlich

- ... die Do-It-Yourself Maske (DIY-Maske, „Community-Maske"): also das, was im Eigenbau an Mund-Nasenmasken produziert wird. Dieser Typ wird auch Behelfs-Mund-Nasen-Maske genannt, weil er für diesen Gebrauch nicht geprüft und zertifiziert ist. Wie gut eine solche Maske schützt, hängt von vielen Einflüssen ab – vor allem wie gut sie sitzt. Aber auch vom Material: eine Lage grob gewebter Baumwolle hält weniger Tröpfchen ab als doppellagige Masken, insbesondere wenn diese aus zwei Materialien gefertigt sind (etwa Baumwolle und Seide, Chiffon oder Flanell – es wird angenommen, dass sich zwischen den Lagen eine elektrostatische Aufladung passiert, welche die Partikel zusätzlich

bindet). Aber auch doppellagiger T-Shirt-Stoff schneidet in Tests gut ab. Im Prinzip lässt sich zu DIY-Masken sagen: sie bieten einen guten Schutz, weil sie den Hustenstoß abbremsen und teilweise filtern, so dass andere weniger gefährdet sind. Sie verleihen zudem einen gewissen Eigenschutz, weil die von anderen losgelassenen Tröpfchen an dem Gewebe hängen bleiben. Für den Schutz im privaten Bereich ist dieser Typ eine gute Alternative, wenn OP-Masken nicht verfügbar sind (nach neueren Studien sind gute DIY-Masken sogar ähnlich effektiv wie OP-Masken).

Tipps zum sicheren Umgang mit DIY-Masken

- Achte beim Anziehen darauf, dass Du die Innenseite nicht kontaminierst. Deshalb wäschst Du vorher die Hände gründlich mit Seife.

- Die Maske sollte an den Rändern möglichst eng anliegen, damit möglichst wenig Luft an den Seiten her eindringen kann.

- Am Besten machst Du zuerst einen Test, ob die Maske ausreichend Luft durchlässt, dass Du überhaupt atmen kannst (vielleicht hat eine gute Seele die Maske aus einem Jeansstoff genäht, um ganz sicher zu sein ;-)

- Ist der Stoff durchfeuchtet schützt sie nicht mehr – Du nimmst sie ab und tauscht sie aus.

- Nimm immer an, dass sich auf der Außenseite der gebrauchten Maske Erreger befinden – berühre die Maske also nicht mit den Händen, sonst gibst Du die Erreger über die Hände weiter.

- Immer wenn Du die Maske abnimmst: Hände gründlich waschen (mindestens 20–30 Sekunden mit Seife).

- Verstehst Du spätestens jetzt, warum ein Mundschutz in Kitas und Schulen eine umstrittene Idee ist?

- Wohin damit? Sicher nicht einfach auf den Küchentisch, sondern: entweder sofort waschen (mindestens 60 Grad, dann gleich vollständig trocknen) oder die Maske in einem Beutel luftdicht verschließen (mit dem Waschen nicht zu lange warten, da sich Schimmel bilden kann).

- Sowohl Stoff- als auch OP- Masken können alternativ zur Wiederverwendung aufbereitet werden, indem Du sie bei mindestens 70 Grad in den Backofen legst, bis sie trocken sind.[10]

- Masken sollten nicht lange feucht sein, da sich dann Bakterien und Pilze vermehren. Diese sind zwar für die meisten von uns harmlos, für manche z.B. gegen Schimmelpilze allergische Menschen (etwa manche Asthmatiker) aber nachteilig.

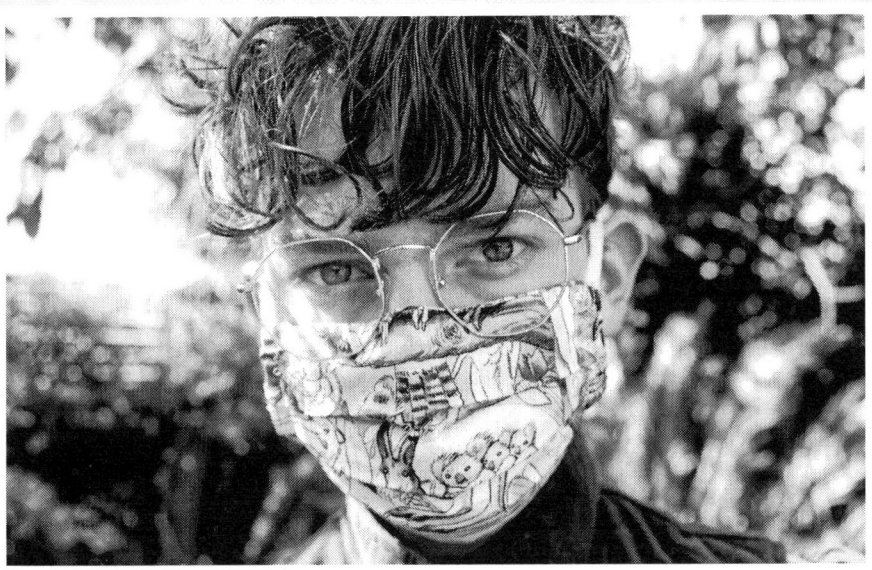

- **Medizinischer Mund-Nasen-Schutz** bzw. MNS- oder OP-Masken: Das sind die von den Arztserien bekannten, meist hellblauen oder -grünen, über Mund und Nase gebundenen mehrlagigen Profi-Masken. Sie sind in ihrer Wirkung geprüft und schützen zuverlässig vor dem Tröpfchenausstoß *des Trägers* – sie dienen also offiziell nur dem *Fremdschutz* (natürlich verleihen sie dem Träger aber auch einen gewissen Eigenschutz, weil Mund und Nase bedeckt sind). Es handelt sich eigentlich um Einmalprodukte, wegen der derzeitigen Knappheit wurden sie allerdings vom Krisenstab der Bundesregierung für den Fall von Lieferengpässen zur Wiederverwendung freigegeben. Dabei gilt es allerdings einiges zu beachten, weil die Masken sonst ihre Funktion verlieren (Details

unter **t1p.de/rki-masken...**). Wichtig ist bei diesen Masken dass sie stramm befestigt sind, also nicht einfach vor Mund und Nase „hängen".

- Die anderen Maskentypen sind Masken für den Arbeitsplatz oder besondere Situationen im Gesundheitswesen, die so genannten FFP-2 oder FFP-3-Masken bzw. filtrierende Halbmasken. Sie dienen dem *Eigenschutz bei der Arbeit.* Manche sind mit einem Ausatmungsventil versehen (dass diese Masken dann andere nicht schützen können, also keinen Fremdschutz vermitteln, versteht sich von selber).

Muss ich nicht auch meine Augen schützen?

Dies empfiehlt sich im Gesundheitswesen, wo Menschen viel mit hoch ansteckenden Patienten zu tun haben. Wie wichtig dieser Extra-Schutz im normalen Leben ist, ist umstritten. Manche Experten halten die Ansteckungsfähigkeit über die Augen-Bindehaut für gering, andererseits gibt es Studien, nach denen Brillenträger seltener an COVID-19 erkranken. Das letzte Wort steht also – wieder einmal – noch aus.

Gesichtsvisiere?

Neuerdings sind auch Gesichtsvisiere aus Plexiglas auf dem Markt, und natürlich die dazu gehörende Werbung: Da kommt kein Virus durch!

Während diese „face shields" sehr gut gegenüber Tröpfchen des Gegenübers schützen und auch sonst einige Vorteile haben (Brille beschlägt nicht, das Gesicht bleibt sichtbar, die Sprache ist besser hörbar, die Teile sind abwaschbar, die Augen sind mit geschützt), haben sie auch ein paar theoretische Nachteile: Weil sie nach unten offen sind können Tröpfchen liegende oder kleinere Menschen wie etwa Kinder doch erreichen. Auch wirken die Visiere gegen Aerosole nicht so gut, sie können seitlich teilweise eintreten. Deshalb sind die Visiere bisher nicht als Mund-Nasen-Schutz im öffentlichen Raum zugelassen. Die Studien zu Gesichtsvisieren sind widersprüchlich. Während manche Experten aufgrund von Experimenten Gesichtsvisiere durchaus als Alternativen zumindest zum DIY-Mundschutz betrachten, sind andere Forscher anderer Meinung.[11] Leider sind Vergleiche im echten Leben (wo die DIY-Maske womöglich feucht von den

Lippen hängt) bisher nicht gemacht worden. Dies ist schon deshalb eine schmerzliche Lücke, weil gerade an Schulen Visiere deutliche Vorteile gegenüber Masken hätten. Dass Gesichtsvisiere als *Ergänzung* im professionellen Bereich extrem hilfreich sind, ist inzwischen unbestritten. So hat sich zum Beispiel gezeigt, dass Gesichtvisiere, zusätzlich zum Mundschutz getragen, selbst unter Extrembedingungen Infektionen mit SARS-CoV-2 zuverlässig verhindern.[12]

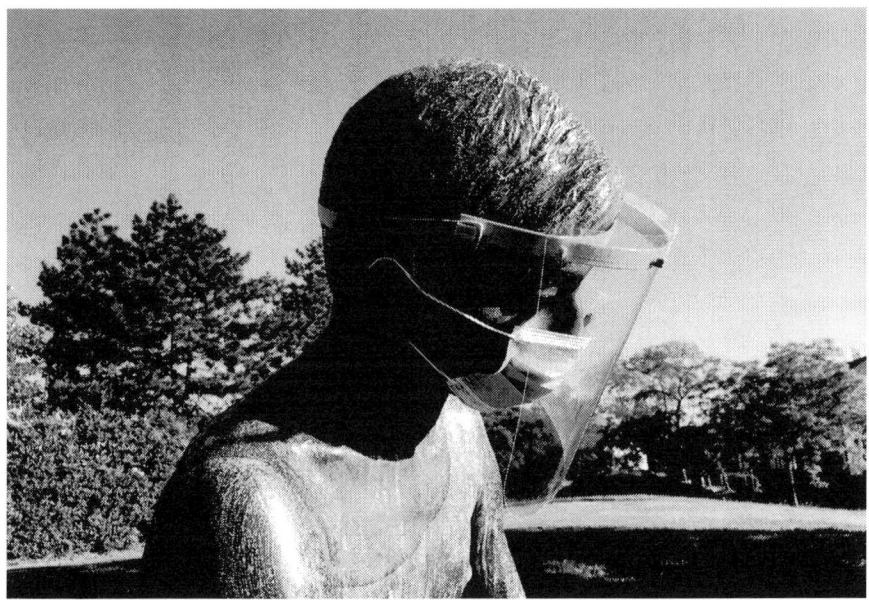

Luftfilter

Neuerdings stehen auch sehr effektive und zuverlässige Raumluftfilter zur Vorbeugung von Übertragungen zur Verfügung. Insbesondere dort, wo eine reguläre Lüftung nicht möglich ist, können solche Geräte die Aerosolübertragung stark behindern (was aber Übertragungen nicht sicher ausschliesst, da ja auch weiterhin Tröpfchen- und Schmierinfektionen eine Rolle spielen können). Leider sind gute und leise Geräte nicht billig (für einen Schulraum würde ein Gerät ca €3000.– kosten).

Anmerkungen zu Kapitel 2

1   *V. Nersesjan, M. Amiri, H. K. Christensen, M. E. Benros, und D. Kondziella, „30-day mortality and morbidity in COVID-19 versus influenza: A populationbased study",* medRxiv, Jan. 2020, doi: **10.1101/2020.07.25.20162156.**

2   Dazu kommt, dass SARS-CoV-2 schon in der Inkubationszeit zu Ansteckungen führen kann, so dass sich mögliche Krankheitsfälle in einem nur kurzen Zeitinter- vall von durchschnittlich 4 Tagen folgen (zum Vergleich: Masern 7 Tage). Dieses so genannte serielle Intervall kann aber auch manchmal bei nur 2 Tagen liegen, so dass kaum Zeit bleibt, um mögliche angesteckte Kontaktpersonen ausfindig zu machen bevor diese das Virus wieder weiter geben.

3   *H. Bauchner und P. B. Fontanarosa, „Excess Deaths and the Great Pandemic of 2020", JAMA, Okt. 2020, doi:* **10.1001/jama.2020.20016.**

4   Ein Beispiel: In Bergamo starben in den Jahren 2015-2019 im März jeweils gemit- telt 897 Personen. Im März 2020 aber 6059 Personen: https://www.istat.it/en/ archivio/240106. Noch krasser in Nembro: *M. Piccininni, J. L. Rohmann, L. Foresti, C. Lurani, und T. Kurth, „Use of all cause mortality to quantify the consequences of covid-19 in Nembro, Lombardy: descriptive study", BMJ, Mai 2020, doi:* **10.1136/ bmj.m1835.**

5   *A. Rosano u. a., „Investigating the impact of influenza on excess mortality in all ages in Italy during recent seasons (2013/14–2016/17 seasons)", International Journal of Infectious Diseases, Nov. 2019, doi:* **10.1016/j.ijid.2019.08.003.**

6   In den ersten Verlaufsstudien in China zeigte sich, dass bis zu 97 % der mechanisch beatmeten COVID-19-Patienten an der Beatmungsmaschine verstarben. Weitere Fallübersichten aus Europa zeigen allerdings, dass das Bild nicht ganz so schwarz ist. Nach einer aktuellen britischen Auswertung (**t1p.de/icnarc**) gelangen immer- hin 32% der Patienten nach mechanischer Beatmung zur Entlassung aus dem Krankenhaus

7   *T. Mitze, R. Kosfeld, J. Rode, und K. Wälde, „Face Masks Considerably Reduce Covid- 19 Cases in Germany", medRxiv, Jan. 2020, doi:* **10.1101/2020.06.21.20128181.** sowie *W. Lyu und G. L. Wehby, „Community Use Of Face Masks And COVID-19: Evidence From A Natural Experiment Of State Mandates In The US", Health Affairs, Juni 2020, doi:* **10.1377/hlthaff.2020.00818.**

8   *S. Verma, M. Dhanak, und J. Frankenfield, „Visualizing the effectiveness of face masks in obstructing respiratory jets", Physics of Fluids, Juni 2020, doi:* **10.1063/5.0016018.**

9   *H. J. Schünemann u. a., „Use of facemasks during the COVID-19 pandemic", The Lancet Respiratory Medicine, doi:* **10.1016/S2213-2600(20)30352-0.**

10 Es gibt Hinweise, dass diese Empfehlung nicht ausreicht: **ht1p.de/daz-masken**

11   *A. Ronen u. a., „Examining the protection efficacy of face shields against cough aerosol droplets using water sensitive papers", medRxiv, Jan. 2020, doi: 10.1101/2020.07.06.20147090.* Sowie
t1p.de/ls-face .

12   *M. E. Bhaskar und S. Arun, „SARS-CoV-2 Infection Among Community Health Workers in India Before and After Use of Face Shields", JAMA, Aug. 2020, doi: 10.1001/jama.2020.15586.*

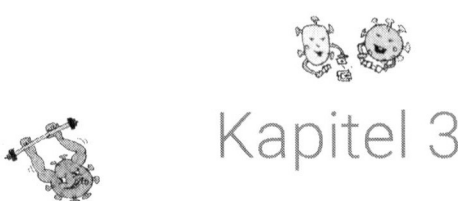

Kapitel 3

Angesteckt – jetzt aktiv werden!

Je nach Naturell und Voreinstellung unseres „Angst-Thermostats" jagt Dir der Gedanke, dass Du Dich vielleicht mit dem neuen Coronavirus angesteckt hast, einen Heidenschrecken ein – oder eben auch nur ein: so what?

Für beide Gruppen gilt das Gleiche:

- Erstens: Du solltest Dir jetzt Klarheit verschaffen, ob es überhaupt stimmt, dass Du „Corona hast", also Dich tatsächlich angesteckt hast. Siehe dazu weiter unten („Habe ich Corona").

- Zweitens: Du kannst viel, oft sogar Entscheidendes tun, damit Dein Körper jetzt möglichst gut funktioniert. Du kannst mit dazu beitragen, dass die Infektion bei Dir **einen möglichst günstigen Verlauf nimmt.** Siehe weiter ab Seite 127.

Letzteres ist eine gute Botschaft, wenn man bedenkt, dass viele von uns sich irgendwann in den nächsten Monaten und Jahren mit SARS-CoV-2 infizieren könnten (sofern nicht bald eine effektive Impfung entwickelt wird).

Für Optimismus gibt es aber auch einen zweiten Grund: Wir haben es mit einem Virus zu tun, das von seinem natürlichen Potenzial her so gefährlich eigentlich gar nicht

ist. „Stark und gefährlich" wird dieses Virus in der Regel erst, wenn unser Körper entweder schon angeschlagen oder alt ist – oder wenn das Gesundheitssystem so stark überlastet ist, dass Komplikationen nur noch dürftig behandelt werden können. Wenn es uns gelingt, diese Überlastung zu vermeiden, können selbst viele schwer Erkrankte gut behandelt werden.

Und es gibt noch einen dritten Grund für Optimismus: Diejenigen, um die wir uns ja meist dann doch am meisten Sorgen machen, unsere Kinder, sind vor schlimmen Verläufen fast zu 100 % geschützt! (Mehr dazu ab Seite 80)

Habe ich „Corona" oder nicht?

Alles beginnt bei der Frage: Habe ich nun die COVID-19-Erkrankung (vulgo „Corona") oder nicht?

Um sie zu beantworten, sind drei weitere Fragen fällig – wie bei jeder anderen Infektionskrankheit auch:

- Erstens: Passen meine Beschwerden denn zu „Corona"?

- Zweitens: Habe ich Corona vielleicht schon gehabt? (Dann wären die jetzigen Beschwerden vielleicht eher durch einen anderen Erreger bedingt, schließlich wird derzeit angenommen, dass man sich nicht mehrere Male neu anstecken kann).

- Drittens: Was könnte dafür sprechen, dass ich mich ausgerechnet mit „Corona" angesteckt habe? Macht vielleicht jemand von denen, mit denen ich in den letzten 2 Wochen Kontakt hatte, gerade eine Corona-Erkrankung durch? (Dies würde die jetzigen Beschwerden ein Stück weit näher an eine „Corona-Diagnose" rücken).

Leider ergeben sich aus allen drei Fragen keine eindeutigen Antworten. Diese Uneindeutigkeit kann als geradezu typisch für COVID-19 angesehen werden!

Ob jemand zum Beispiel „Corona" schon durchgemacht hat, lässt sich nie ganz sicher sagen. Zwar gibt es entsprechende Nachweistests, welche die bei einer Infektion

gebildeten Antikörper nachweisen können. Das Testergebnis ist allerdings erst ab der dritten Woche nach Ansteckung einigermaßen verlässlich, zudem bilden einige wenige Menschen trotz Ansteckung keine messbaren Antikörper aus (das war Thema auf „Immunität" auf Seite 10).

Auch ob es sich bei der im Freundeskreis gerade „herumgehenden" Infektionskrankheit tatsächlich um COVID-19 oder vielleicht um eine Sommer- oder Wintergrippe handelt, lässt sich nur dann klar sagen, wenn bei einem der Betroffenen ein Abstrich gemacht worden wäre und dabei SARS-CoV-2 nachgewiesen worden wäre – an den Symptomen allein lässt sich COVID-19 nämlich nicht sicher genug erkennen. (Die Smartphone-App zur Rückverfolgung und Benachrichtigung bei eventuellen Kontakten mit SARS-CoV-2 positiven Menschen kann nach bisheriger Erfahrung leider nur in Einzelfällen eine gewisse Hilfe sein).

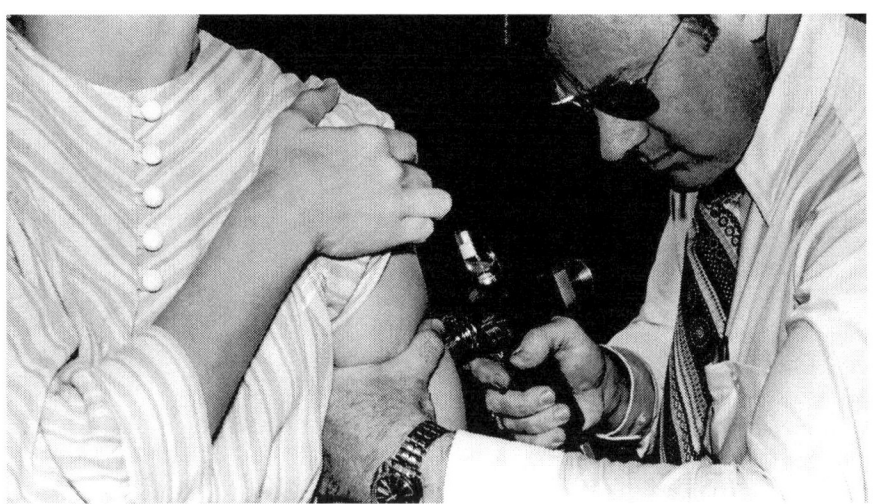

Passen die Beschwerden?

Und genau deshalb ist auch die wichtigste aller Fragen nicht eindeutig zu beantworten: Passen meine Beschwerden überhaupt zu COVID-19?

Schauen wir uns die bei COVID-19 auftretenden Symptome dazu als erstes einmal an (siehe die Übersicht auf Seite 63): Alle aufgeführten Symptome – von Husten bis Halsweh – kommen Dir bekannt vor, oder? Genau – sie sind nämlich auch die Begleiter anderer, sehr häufig vorkommender Infektionskrankheiten.

Und etwas Zweites fällt – leider – auf: Auf der Liste steht kein einziger **wirklich typischer Befund** (wie etwa ein einzigartiger Hautausschlag, an dem man sofort die Krankheit erkennen könnte, wie das etwa bei den Masern der Fall ist). Fakt ist also: die Symptome und Beschwerden bei COVID-19 überschneiden sich munter mit denen bei banalen Erkältungskrankheiten und der Grippe – und das dummerweise gerade im Anfangsstadium, wo man ja ungeduldig wissen will, was man nun wirklich „hat"!

Immerhin lässt sich so viel sagen:

- Im späteren Stadium der Erkrankung lässt sich zumindest bei schwereren Verläufen schon eher sagen, wohin der Hase läuft – hier kann dann zum Beispiel die Kombination aus trockenem Husten, Fieber und Atemnot auf eine durch SARS-CoV-2 ausgelöste Lungenentzündung hinweisen (eine ähnliche Kombination kann allerdings auch bei einer Grippe als Komplikation auftreten).

- Bei normalen Erkältungen tritt Fieber eher später im Verlauf auf, bei der Grippe oft schon früh. Bei COVID-19 ist beides möglich, oft ist der Fieberbeginn – anders als bei der Grippe – allerdings eher schleichend (bei der Grippe beginnt das Fieber meist schlagartig). Und während die Grippe innerhalb weniger Tage ihr Zenith erreicht, braucht COVID-19 oft eine Aufwärmphase und legt erst in der zweite oder sogar dritten Woche richtig los. In Jahreszeiten, in denen die Grippe selten ist – etwa im Sommer – sind diese Unterscheidungsmerkmale recht aussagekräftig.

- Und auch das lässt sich sagen: eine *schwerere* COVID-19 Erkrankungen ist *fast immer* von Fieber begleitet.

- Zudem ist der (meist frühe) Verlust des Geruchsinns für COVID-19 so typisch, dass zumindest bei dem kombinierten Vorliegen von ausgefallenem Geruchsinn, Fieber und Gliederschmerzen die Diagnose eines COVID-19 etwa 20 mal wahrscheinlicher wird.[1]

Die folgende Grafik gibt eine recht gute Übersicht über die typischen Verläufe bei Infektionskrankheiten, deren Symptomatik sich mit COVID-19 überschneiden.

Aber auch diese Grafik bestätigt im Grunde ja nur das: Die Selbstdiagnose ist wegen vielfältiger Überlappungen und individuell sehr unterschiedlicher Verläufe **unzuverlässig.** Es gibt einfach keine sichere Schablone an Beschwerden, in die alle COVID-19-Fälle passen.

	Erkältung	**Influenza**	**COVID-19**
Inkubationszeit	1–3 Tage	1–4 Tage	2–14 Tage
Symptomentwicklung	Allmählich	Schlagartig	Allmählich
Typische Krankheitsdauer	7–10 Tage	3–7 Tage	Unklar
Symptome			
Halsschmerzen	**Häufig**	Manchmal	Selten
Niesen	**Häufig**	Manchmal	Selten
Verstopfte, laufende Nase	**Häufig**	Manchmal	Selten
Husten, Brustbeschwerden	Manchmal	**Häufig**	**Häufig**
Müdigkeit, Schwächegefühl	Manchmal	**Häufig**	Selten
Fieber	Selten	**Häufig**	**Häufig**
Gliederschmerzen	Selten	**Häufig**	Manchmal
Schüttelfrost	Selten	**Häufig**	Manchmal
Kopfschmerzen	Selten	**Häufig**	Selten
Kurzatmigkeit	Selten	Selten	**Häufig**
Schwindel/Übelkeit	Selten	Selten	Selten
Erbrechen	Selten	Selten	Selten
Durchfall	Selten	Selten	Selten
Bauchschmerzen	Selten	Selten	Selten
Verlust des Geruchs- Und Geschmacksempfindens	Manchmal	Selten	**Häufig**

Selbsttests – mit Vorsicht zu genießen

An dem Problem, dass es den einen, typischen COVID-19-Verlauf eben nicht gibt, scheitern übrigens auch die jetzt rasch auf den Markt geworfenen Selbstdiagnose-Apps – sie haben allenfalls eine bescheidene Vorhersagekraft.

> *Ein Anrufer meint, in der App stehe, er sei krank. Dabei gehe es ihm eigentlich super (das berichtet eine Münchner Corona-Hotline)*[5]

Das gilt auch für die vielen im Internet kursierenden Diagnose-Bots wie etwa die Corona-Auskunft von **DOCYET**. Und das gilt natürlich erst recht für die Laien-Selbsttests. Wie etwa: die Luft 10 Sekunden anhalten – wenn Du das kannst, bist Du nicht

an COVID-19 erkrankt? Solche Pseudo-Tests sind Unsinn. Ja, der Luftanhalte-Test zeigt an, dass Deine Lunge ganz schön etwas leisten kann – aber ob Du eine Infektion hast, die das vielleicht morgen schon ändern kann, darüber sagt der Test rein gar nichts aus.

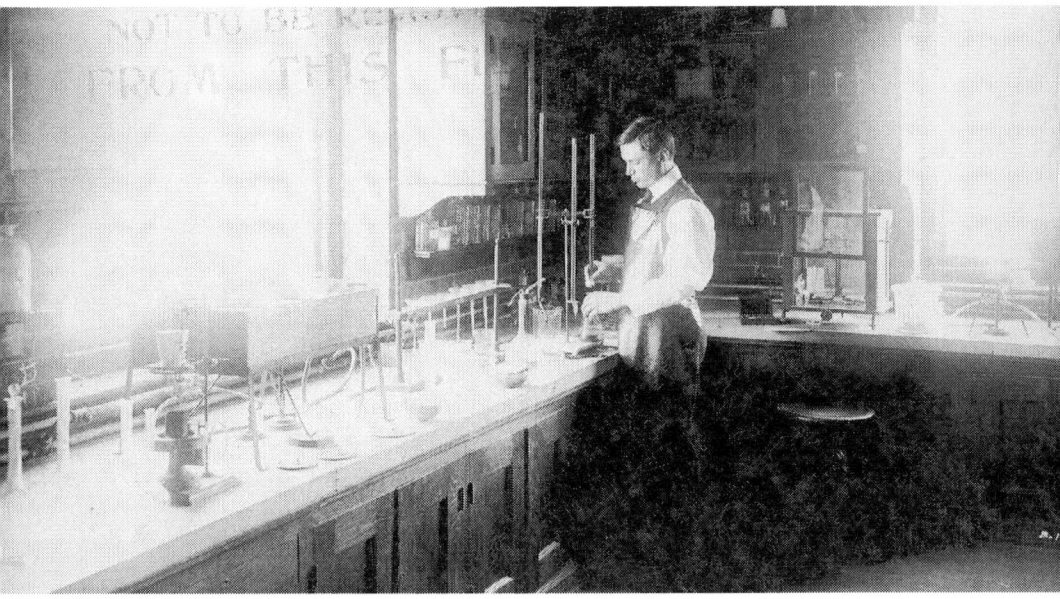

Wenig Hilfe durch technische Untersuchungen

Zu der Unsicherheit des eigenen Blicks (und dessen Deines Arztes) kommt noch eine weitere Unsicherheit dazu: Es gibt auch keine **Blutuntersuchung,** die Ruckzuck für Gewissheit sorgen könnte (hier sieht es für die Abstrichtests inzwischen schon besser aus, dazu gleich mehr). Zwar können bei Blutuntersuchungen auch bei COVID-19 oft Auffälligkeiten gemessen werden, wie etwa eine verminderte Zahl an Lymphozyten, eine erhöhte Laktatdehydrogenase (LDH), erhöhte Leberwerte oder erhöhte Entzündungswerte (wie etwa CRP oder Ferritin) – aber ähnliche Befunde zeigen sich auch bei anderen Infektionskrankheiten. Zudem fallen die Werte von Patient zu Patient unterschiedlich aus.

Schon eindeutiger sind die Ergebnisse bei den bei schwereren Fällen durchgeführten **bildgebenden Verfahren,** insbesondere Röntgen, Computertomografie oder Magnetresonanztomografie der Lunge: Hier lassen sich oft schon früh im Krankheitsverlauf

milchglasartige Verschattungen erkennen. Allerdings: diese können auch bei anderen Infektionen der Luftwege auftreten, wie etwa bei der Grippe (wenn auch deutlich seltener und oft nur bei komplizierten Verläufen).

Der Goldstandard: Nachweis des Erregers

Gesichert werden kann eine COVID-19-Diagnose bisher nur durch einen Abstrich aus dem Mund-, Nasen und/oder Rachenraum. Bei diesem Test wird Erbmaterial des SARS-19-Co-2-Virus nachgewiesen. Diese Tests gelten als sehr genau, insbesondere ist die Rate der fälschlicherweise als positiv gewerteten Ergebnisse inzwischen extrem gering, auch deshalb, weil bei jedem Verdachtsfall heute „doppelt" getestet wird.

Aber auch dieser Test hat seine Tücken. Zum einen muss der Abstrich technisch korrekt durchgeführt werden (die Schleimhaut zum Beispiel nicht nur abgetupft, sondern regelrecht „abgeerntet" werden, und das entweder weit hinten im Rachen, oder, noch besser, tief oben in der Nase). Zum zweiten wird der Test erst 3 Tage nach Ansteckung verlässlich positiv, so dass die Ergebnisse bei Menschen, die (noch) keine Symptome haben, mit Vorsicht zu genießen sind (und deshalb für diesen Zeitraum von Deinem Arzt oder dem Gesundheitsamt oft gar nicht angeboten wird bzw. manchmal auch zu einer Wiederholung geraten wird). Ähnliches gilt bei schon länger bestehender Infektion: Oft sind schon nach wenigen Krankheitstagen im Nasen- und Rachenraum keine Viren mehr zu finden. Wegen all dieser Einschränkungen muss davon ausgegangen werden, dass in der freien Wildbahn etwa 20 bis 30 Prozent der infizierten Personen bei einem Abstrichtest ein negatives Ergebnis erhalten – und das obwohl die Tests selbst sehr genau sind. Bedenkt man die Einschränkungen, so kann also selbst bei einem negativen Sars-CoV-2-Test keine komplette Entwarnung gegeben werden. Bei weiter bestehendem Verdacht muss daher manchmal im Krankenhaus Sputum aus der Lunge entnommen werden. Ein weiterer Nachteil: Bis das Ergebnis eines Abstrichs vorliegt, vergehen derzeit etwa 24 bis 48 Stunden.

Neuere Alternativen, die ebenfalls Erbmaterial des Virus nachweisen, sind Speicheltests. Sie sind einfacher zu gewinnen, billiger und schneller, allerdings (noch) nicht ganz so genau. Grosse Hoffnung versprechen neue Erbmaterial-Tests auf CRISPR-Basis. Hier

liegt das Ergebnis schon nach 5 Minuten vor, die Tests müssen zudem nicht ins Labor geschickt werden. Ihr Einsatz wird in Kürze erwartet.

Neue Erregertests

Derzeit werden ganz neue Methoden zum Erregernachweis entwickelt, die nicht das Erbgut sondern lediglich bestimmte Eiweißschnipsel (Antigene) des Erregers untersuchen. Diese Antigen-Tests sind bisher noch nicht ganz so genau wie die Abstrichtests auf Basis von Genmaterial, sie können dafür wegen ihrer deutlich geringeren Kosten und raschen Durchführbarkeit direkt vor Ort, also etwa an Schulen, in Altenheimen oder an Arbeitsplätzen zum Einsatz kommen. Damit könnten die Antigen-Tests ein wichtiger Bestandteil zur Kontrolle der Pandemie werden. Allerdings sind auch diese Tests in ihrer Alltagstauglichkeit bisher begrenzt, da sie immerhin einen (tiefen) Rachenabstrich erfordern (in Deutschland darf diesen nur geschultes medizinisches Personal durchführen). Möglicherweise werden aber in absehbarer Zeit Gurgeltests marktreif sein.

Antikörpertests

Den Ärzten stehen Tests zur Verfügung, mit denen die bei einer SARS-CoV-2-Infektion gebildeten *Antikörper* im Blut nachgewiesen werden können. Hierfür ist eine Blutentnahme und Analyse in einem Labor erforderlich. Inzwischen werden diese Tests aber auch als Selbsttests („Schnelltests") für Zuhause angeboten, die dann wie ein Schwangerschaftstest durch einen Farbumschlag das Ergebnis anzeigen. Allerdings musst Du dazu Folgendes wissen:

- Die Antikörper-Tests weisen nicht den Erreger nach, sondern die durch ihn ausgelöste *Reaktion des Immunsystems*. Diese setzt allerdings erst allmählich im Lauf von Tagen nach dem Erkrankungsbeginn ein, zuerst schwach und dann stärker und nachhaltiger. Diese Tests sind deshalb in den ersten 1 bis 2 Wochen nach Erkrankungsbeginn noch unzuverlässig. Erst nach 3 Wochen bekommst Du ein verlässliches Ergebnis. Diese Tests sind also für eine Diagnose in der Anfangszeit *ungeeignet*.

- Wegen der zeitlichen Verzögerung bei der Antikörperbildung besteht die Gefahr, dass Du Dich bei einem negativen Schnelltest vielleicht zu Unrecht in Sicherheit wiegst: Du glaubst dann, wegen des negativen Ergebnisses nicht infiziert zu sein, in Wirklichkeit bist Du aber ansteckend. Umgekehrt reagieren manche Schnelltests auch zu „scharf" – sie zeigen dann etwa an, dass Du Dich vielleicht im letzten Winter mit anderen Coronaviren auseinander gesetzt, aber eben nicht mit SARS-CoV-2. Dann denkst Du, Du bist immun, bist es aber nicht (das ist auch einer der Gründe, warum inzwischen „Immunitätsausweise" eher kritisch diskutiert werden).

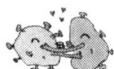

- Dazu kommt, dass die Antikörper nach ein paar Monaten bei vielen Menschen allmählich aus dem Blut verschwinden, einige wenige Infizierte bilden auch gleich so wenige Antiköper aus, dass sie von vornherein nicht nachweisbar sind. Trotzdem sind diese Menschen wahrscheinlich zumindest teilweise geschützt (das war Thema auf Seite 10. Auch ein negativer Test hat also nur eine begrenzte Aussagekraft. Dies ist der Grund, warum es selbst mit Anti-körpertests gar nicht so einfach ist, zum Beispiel die „Durchseuchung" der Bevölkerung zu messen.

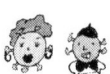

- Leider schwankt die Qualität der Schnelltests sehr stark, die Produkte mancher Anbieter sind nicht verlässlich. Das liegt auch daran, dass diese Produkte behördlich bisher nicht geprüft werden (das ist der Grund, weshalb die Tests derzeit nicht über die Apotheken sondern nur im Internet aus dem Ausland gekauft werden können). Zu hoffen wäre, dass verlässliche und mit einem offiziellen Gütesiegel ausgezeichnete Angebote für den häuslichen Gebrauch demnächst verfügbar werden (zu hoffen wäre dann allerdings auch dass jede(r) das oben zusammengefasste Kleingedruckte liest).

Leitgedanken solange Du nicht sicher weißt, ob Du COVID-19 hast oder nicht

Auch wenn Du mangels einer sicheren Testung noch im Unklaren bist – etwa am Anfang einer möglichen Infektion – lässt sich immerhin das sagen:

- **Erstens.** Die Wahrscheinlichkeit, dass Deine momentanen Erkältungs- oder Grippesymptome durch eine COVID-19-Erkrankung bedingt sind, ist insgesamt eher gering. Das ergibt sich aus der Erfahrung mit den durchgeführten Abstrichen. Dort nämlich, wo Menschen wegen Erkältungs- und Grippesymptomen auf Corona getestet werden, wird bisher nur bei einer Minderheit SARS-CoV-2 nachgewiesen (die Rate schwankte bisher in Deutschland zwischen 6 und unter 1 %). Das liegt daran, dass dort draußen so viele andere Erreger zirkulieren, die ähnliche Symptome machen (die Symptome der meisten „Abgestrichenen" waren also von solchen anderen Erregern ausgelöst).[2]

- **Zweitens.** Je schwerer erkrankt Du bist, desto „typischer" werden Deine Symptome im Verlauf der Erkrankung. Das heißt: Selbst wenn Du Dir jetzt noch unsicher bist oder Deine Symptome jetzt vielleicht noch nicht einmal die derzeit gültigen „Abstrichkriterien" erfüllen, werden vielleicht die nächsten Tage mehr Klarheit verschaffen. Dann lässt sich die Diagnose immer noch sichern – oder aber widerlegen.

- **Drittens.** Die in diesem eBook gegebenen Ratschläge gelten glücklicherweise nicht nur für COVD-19, sondern auch für andere Infektionskrankheiten. Fang einfach mit einem vorbeugenden Lebensstil an, egal welcher Erreger Dich krank gemacht hat!

Und immer ist es gut, sich an Folgendes zu erinnern: die meisten Fälle von COVID-19 verlaufen mild und gehen von alleine wieder weg.

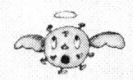

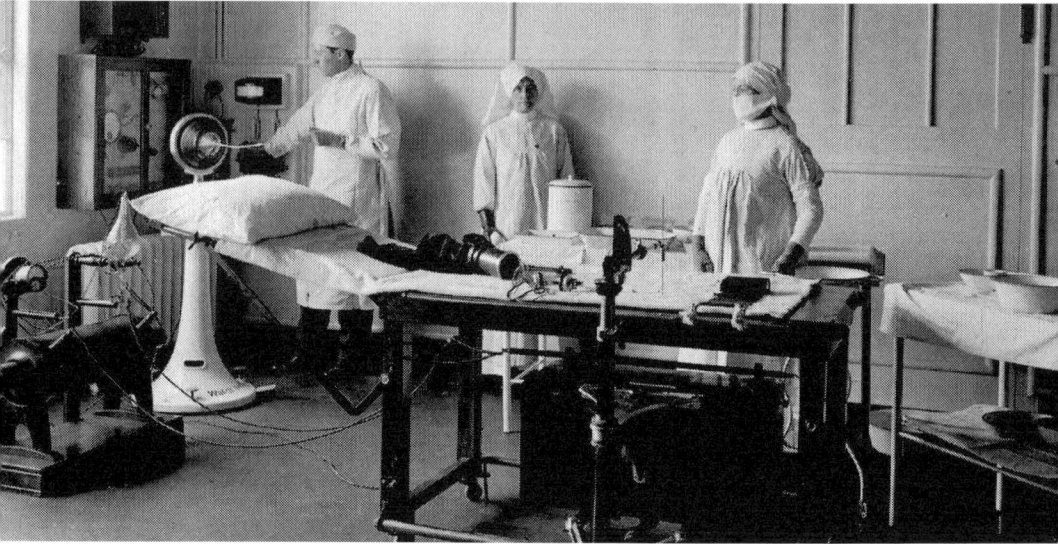

Wann muss ich zum Arzt?

Weil viele Praxen jetzt alles versuchen, um Ansteckungen zu vermeiden und ihren Betrieb deshalb teilweise auf Telefon oder Telemedizin umgestellt haben, müsste diese Frage eher so lauten: Wann soll ich zu Telefon oder Smartphone greifen, um mit meinem Arzt oder mit der ärztlichen Notvertretung (in Deutschland: Tel 116 117) zu sprechen?

Hier gelten bei COVID-19 keine anderen Kriterien als bei anderen Erkrankungen: Milde Symptome brauchen nicht mehr als Selbsthilfe. Bei mittelschweren und schweren Symptomen empfiehlt sich eine ärztliche Konsultation. Bei bedrohlichen Symptomen heißt es: ab ins Krankenhaus bzw. den Notarzt rufen. Also:

- Hast Du keine Atemnot, kannst klar denken und Dich normal unterhalten, hast aber Beschwerden wie Husten, Fieber usw. UND bist Dir nicht sicher, was jetzt zu tun ist: kontaktiere Deine Ärztin, oder, z.B. außerhalb der Sprechzeiten, den hausärztlichen Notdienst. Der Arzt kann Dir eine telefonische Ersteinschätzung geben, ob Du möglicherweise an COVID-19 erkrankt bist und an wen Du Dich jetzt am besten wendest. Auch wenn telefonisch keine Diagnose möglich ist sondern lediglich eine Einschätzung der Dringlichkeit, so kann die Ärztin Dir doch aus der Ferne mehr Klarheit geben oder bei Bedarf einen persönlichen Termin empfehlen oder vermitteln.

- Bei folgenden Beschwerden oder Anzeichen gehörst Du rasch in ärztliche Hand, und zwar in ein *Krankenhaus:*

  - Du hast Atemnot oder andauernde Schmerzen oder Druck in der Brust

  - Du hast das Gefühl „dämmrig" zu werden

  - Du bist verwirrt oder kannst nicht mehr klar und ohne Luftnot sprechen

  - Du hast blaue Lippen

  Du rufst dann den Notarzt (112).

Bei einem Verdacht auf „Corona" kommen allerdings noch ein paar weitere Überlegungen hinzu:

- Je nach aktuellen Empfehlungen stellt sich die Frage, ob Du eine Testung (Abstrich) brauchst. Diese Frage beantwortet Dein Arzt, der hausärztliche Notdienst (116 117), das Gesundheitsamt oder das Internet: **t1p.de/rki-covid19....** (Derzeit – Stand September 2020 – werden die Tests nicht nur für Menschen mit Krankeitssymptomen empfohlen sondern auch wenn Du Dich gesund fühlst, aber mehr als 15 Minuten im Gespräch mit einem Infizierten warst oder mit ihm engen Körperkontakt hattest bzw. angehustet wurdest. In Bayern kann sich inzwischen jeder umsonst beim Hausarzt testen lassen).

- Bevor Du zur Hausärztin oder ins Krankenhaus gehst, weil du vermutest, dass Du möglicherweise mit „Corona" infiziert bist: Du solltest unbedingt vorher Bescheid geben, damit sich das Personal darauf einstellen kann oder einen Hausbesuch durch einen ärztlichen Fahrdienst organisieren kann. Dein Arzt wird wissen wollen, welche Symptome Du hast und nach möglichen Ansteckungsquellen fragen. Oft werden für mögliche „Corona-Fälle" auch bestimmte Sprechzeiten reserviert, an die Du Dich dann halten musst, weil sonst die Hygiene-Logistik der Praxis ins Schleudern gerät (Patienten mit Corona-Verdacht sollten zum Beispiel auch nicht im regulären Wartezimmer warten, sondern in einem mit den erforderlichen Abstandsregeln kompatiblen Raum).

- Auch die Frage wo und wann Du einen eventuell jetzt erforderlichen Abstrich machen lassen sollst, klärst Du am Besten mit Deiner Hausärztin oder dem

Gesundheitsamt (die Gepflogenheiten unterscheiden sich von Region zu Region, manche Praxen führen selbst Abstriche durch, Andernorts macht dies ein eigener ärztlicher Fahrdienst bzw. das Gesundheitsamt).

- Machen Ärzte jetzt Hausbesuche? Auch das hängt sehr von den örtlichen Gegebenheiten ab. Besteht bei Dir ein Verdacht auf COVID-19, so machen nur sehr wenige Hausärzte derzeit einen Hausbesuch, weil der Schutzaufwand erheblich ist und oft die entsprechende Schutzausrüstung (noch) gar nicht zur Verfügung steht. Ob Hausärzte weiterhin wegen anderen Erkrankungen einen Hausbesuch machen, klärst Du mit der Praxis.

- Es ist keine gute Idee, einfach in die Notaufnahme eines Krankenhauses zu fahren, wie das vielleicht sonst manchmal gemacht wird. Krankenhäuser sind derzeit aus Kapazitäts- und Hygienegründen darauf nicht vorbereitet. Besser ist es vorher mit der Leitstelle (112) zu klären, wie der Transport vonstatten gehen soll.

- Je nachdem, wie angespannt die Lage in den Krankenhäusern ist, tust Du gut daran, Dich **nur dann auf den Weg zu machen, wenn Du wirklich Hilfe brauchst.** Denn: Wenn die MedizinerInnen dort überlastet sind, werden sie sich nur um die schweren Fälle kümmern können und Dich warten lassen müssen. Das bedeutet aber auch das: Einfach „weil ich mir Sorgen mache" ist jetzt kein ausreichend guter Grund, um die Krankenhausmedizin in Anspruch zu nehmen. Denn: Dort wird man Dir keine Antwort darauf geben können, ob Deine Sorgen berechtigt sind. Stattdessen wirst Du nach einer ganz kurzen Einschätzung durch einen Pfleger oder eine Schwester dort einfach warten, warten und warten. (Wie der Kleine Tag – kennst Du diese Geschichte? Wenn nicht besorge Dir das Hörspiel – ideal für diese beängstigenden Zeiten!). Und selbst wenn Du dann irgendwann an der Reihe bist werden die ÄrztInnen, die Dich dann untersuchen, wenig Zeit haben, um Fragen zu beantworten.

Die ersten Schritte

Wenn Du weißt, dass Du Dich angesteckt hast, so kann es immer noch eine ganze Weile dauern, bis Du erste Krankheitszeichen entwickelst (zwischen Ansteckung und den ersten Symptomen vergehen zwischen einem und 14 Tage, im Schnitt kannst Du mit 5 Tagen rechnen). Und es wird jetzt eine Weile dauern, bis Du wieder in die freie Wildbahn darfst (siehe Seite 178).

Du kannst jetzt also in Ruhe Vorbereitungen treffen, dieses eBook lesen, mit Deinen Lieben reden und mit ihnen über Deine Versorgung bzw. Pflege reden. Kurz, Du machst jetzt einen **Plan.**

- Wenn Du annehmen musst, dass Du Dich angesteckt hast, steht dabei natürlich Deine Versorgung ganz vorne auf der Liste. Das besprichst Du am Besten mit denen, die jetzt für Dich sorgen können: Wie kriegen wir die Einkäufe und das sonst wie täglich Notwendige gebacken? Wer sorgt für unsere Kinder oder zu pflegenden Angehörigen?

- Was ist in medizinischer Hinsicht zu tun? Hier wird oft an Medikamente gedacht, die aber bei COVID-19 eher mit Blick auf ihren Schaden als auf ihren Nutzen zu betrachten sind (ich erkläre das ab Seite 178). Wichtiger – falls noch nicht geschehen – ist die Rücksprache mit Deinem Hausarzt bzw. Gesundheitsamt, um den evtl. nun empfohlenen Abstrich und die dafür wichtigen Informationen zu organisieren. Dort erfährst Du auch, welche sonstigen Maßnahmen empfohlen werden (etwa Hygienemaßnahmen), und welche Kontaktstellen Dir weiteren Rat und Anleitung geben können.

- Nicht vergessen solltest Du jetzt auch das Einmaleins der Selbsthilfe, wie Du es von jedem Infekt her kennst: vernünftig essen, vernünftig trinken, vernünftige Hausmittel anwenden.

- Für Deinen eigenen Seelenfrieden noch entscheidender ist ein *Plan,* was Du oder Ihr im Falle eines Falles machen könnt – falls zum Beispiel eine Verschlimmerung eintritt: An wen wende ich mich? Wer würde dafür sorgen, dass ich dann in eine Klinik komme – und wie? Bei solchen Plänen solltest Du immer davon ausgehen, dass „all shit happens at night". Also, dass es im Fall des Falles 2 Uhr nachts ist, die Hausärztin nicht erreichbar ist, usw.

- Du solltest Dir auch Gedanken machen, wie Du andere (zum Beispiel die Dich Versorgenden) vor Ansteckung schützt. (Natürlich kann es auch sein, dass Du Deine Haushaltsmitbewohner schon angesteckt hast, schließlich beginnt die Ansteckungsphase manchmal schon 1 bis 3 Tage bevor sich die Krankheit zeigt – da dies aber ungewiss ist, sollten Schutzmaßnahmen Teil Deines Planes sein).

Letzterer Punkt ist gleich ein gutes Beispiel, wie Theorie und Praxis manchmal auseinander klaffen können. Ja, die offiziellen Empfehlungen sind geradlinig. Danach sollte der Patient oder die Patientin keinen Kontakt zu anderen Menschen und Tieren im Haushalt haben (mindestens 2 Meter Abstand), eine Gesichtsmaske tragen, wenn er oder sie im Raum mit anderen ist, häufig angefasste Gegenstände sollten regelmäßig desinfiziert werden. (Genaueres unter: **t1p.de/rki-reinigung...**) Nur: dann beginnt das echte Leben – Gedanken dazu im folgenden Kasten.

Wie schützen wir uns im Haushalt, wenn eine(r) von uns erkrankt ist?

- Das echte Leben lässt sich manchmal schwer mit den Richtlinien vereinbaren. Es wundert mich deshalb nicht, dass sich die Selbsthilfe-Kolumnen rund um die Erde nun mit tröstenden Worten füllen – an diejenigen gerichtet, die Abkürzungen nehmen, nur einen Teil umsetzen können oder sich ihren eigenen Hygieneplan für das häusliche Umfeld stricken. Ich will sie denen weitergeben, die deshalb vielleicht ein schlechtes Gewissen haben:

„Wie es nun einmal ist", schreibt zum Beispiel die Palliativmedizinerin in ihrer Corona-Kolumne auf dem Nachrichtenportal *The Guardian*, „ist das echte Leben komplizierter als die Theorie. Wie, zum Beispiel, willst du denn einen sicheren 2-Meter-Abstand zu deinem fiebernden, klammernden 2-Jährigen halten? Wie kriegst du Dein Bedürfnis, Deinen infizierten Partner zu trösten, mit der Vorgabe 2 Meter zu ihm zu halten unter einen Hut? Klar werden die Regeln gebrochen. Nagle Dich dafür nicht an die Wand. Mach es so gut du kannst."[3]

Ich schließe mich dieser Haltung an – und bin wirklich schockiert, dass deutsche Behörden allen Ernstes Schreiben an Eltern verschickt haben, in denen sie die Inobhutah-

me von Kindern angedroht haben, falls deren häusliche Isolation – in einem eigenen Zimmer – nicht gewährleistet werden könne.[4] Sollten solche Maßnahmen umgesetzt werden, werde ich zum ersten Mal in meinem Leben vor dem Deutschen Bundestag sitzen. Jede(r) lebt in einer anderen Situation und muss für sich (am Besten zusammen mit seinen Lebensgefährten) die Frage beantworten: Wie kann die Gratwanderung zwischen einer möglichst guten Pflege und einem möglichst guten Schutz der zu Pflegenden am Besten gelingen?

Denn die offiziellen Quarantäneregeln bedeuten eine ziemlich einschneidende Distanz. Manche können gut damit umgehen, andere verlieren dadurch den Boden unter den Füßen. Ja, man kann sich auch Küsschen zuwinken und Briefchen austauschen (vorher vielleicht kurz desinfizieren) und aus der Ferne Beistand geben. Aber manchen Erkrankten (und/oder ihren PartnerInnen) reicht das eben nicht aus, um gut durch diese Zeit zu kommen. Für manche Betroffene ist der direkte, porentiefe, auch körperwarme Beistand für den Heilungsverlauf vielleicht sogar entscheidend – ob es sich um Erwachsene handelt oder um Kinder. Schließlich sind Nähe und Umsorgung, Körperkontakt und „Gehalten-Werden" als starke Helfer des Immunsystems bekannt (mehr dazu auf Seite 127).

Ich halte es deshalb für eine zu rechtfertigende, ebenfalls verantwortliche und sinnvolle Entscheidung, wenn Dein Pflegepartner(in) und Du entscheidet, in welcher räumlicher Nähe Ihr die Krankheit durchstehen wollt. Natürlich heißt das für die Pflegenden, dass sie sich dadurch leichter anstecken können, als wenn sie die Quarantäneregeln voll und ganz beherzigen (das SARS-CoV-2-Virus ist hier ziemlich eindeutig). Und es heißt möglicherweise auch, dass sie als Folge einer „eingefangenen" Infektion dann selbst eine häusliche Quarantäne antreten müssen.

Dennoch: ein gewisser Schutz muss sein

Ich würde aber auch bei einer solchen Entscheidung davon abraten, gleich auf alle Hygienemaßnahmen zu verzichten. Und zwar deshalb, weil es sich immer mehr herausstellt, dass COVID-19 schwerer verlaufen kann, wenn sich jemand *durch massive Virenattacken* ansteckt (etwa wenn er oder sie einen kräftigen Husten direkt ins Gesicht bekommt). Das heißt, Ihr solltet dann vielleicht doch

- auf den Austausch von Körpersekreten wie Speichel verzichten (wie etwa beim Küssen), und

- der Patient oder Patientin zumindest dann einen Mundschutz tragen, wenn er oder sie Symptome wie Niesen, Husten oder Schnupfen hat.

- auch regelmäßiges Händewaschen ist kein großer Aufwand und sollte beibehalten werden.

In manchen Fällen bleibt die räumliche Trennung die einzige Wahl

Wie gesagt, das ist keine Empfehlung für alle, es ist eine Möglichkeit. Ob sie die richtige Entscheidung oder überhaupt gangbar ist, hängt auch von anderen Dingen ab: Etwa, ob die pflegende Person zu einer besonderen Risikogruppe gehört (dann ist eine eher lockere Hygiene eher keine so gute Idee), ob die Haushaltslogistik überhaupt funktionieren kann, wenn zwei Haushaltsmitglieder gleichzeitig in Quarantäne sind (wer macht die Besorgungen?), und so weiter.

Warum soll ich Kontakte zu Haustieren vermeiden?

Dies ist tatsächlich die offizielle Empfehlung. Nur: wie so manches rund um COVID-19 steht sie auf wackeligen Beinen. Denn dass Haustiere durch das neue Coronavirus krank werden, ist bisher nicht beobachtet worden (bei Zootieren aber sehr wohl). Allerdings kann es sein, dass zumindest Katzen sich mit SARS-CoV-2 anstecken können, ohne daran krank zu werden; bei Hunden scheint das eher nicht zu passieren. Eine Übertragung des SARS-CoV-2 vom Haustier zum Menschen ist bisher nicht beobachtet worden. Es handelt sich also um eine reine Vorsichtsmaßnahme. Wer sie nicht einhält, kommt auch in den Himmel. Inzwischen gilt eine Meldepflicht für SARS-CoV-2 positive Haustiere (die gilt für den Tierarzt), empfohlen wird zudem, mit den angesteckten Haustieren zwei Wochen lang nicht zu knuddeln.

Anmerkungen zu Kapitel 3

1 *A. M. B. Menezes u. a., „High prevalence of symptoms among Brazilian subjects with antibodies against SARS-CoV-2: a nationwide household survey", medRxiv, Jan. 2020, doi: **10.1101/2020.08.10.20171942**.*

2 Allerdings ändert sich der Anteil positiver Abstriche je nach Saison (im Winter ist das Hintergrundrauschen an anderen fieberhaften Infekten höher), nach dem Stand der Pandemie (bei hoher Aktivität steigt die Rate der positiven Abstriche an) und natürlich mit den Gründen, warum solche Tests angeordnet werden (werden nur Kranke getestet, so kommen dabei mehr positive Ergebnisse heraus als etwa bei Reihenuntersuchungen).

3 As ever though, the real world is infinitely more challenging than theoretical advice implies. How, for example, do you maintain a two-metre safe space between you and your febrile, yet fearsomely clingy two-year-old? How do you balance your natural desire to reach out and comfort your infected spouse with the necessity of keeping six feet from them? The rules will inevitably get broken. Don't beat yourself up. Do the best you can (Quelle: **t1p.de/tg-love**)

4 **t1p.de/ts-isoliert**

5 nach Süddeutsche Zeitung, 17.3.2020, Seite 3

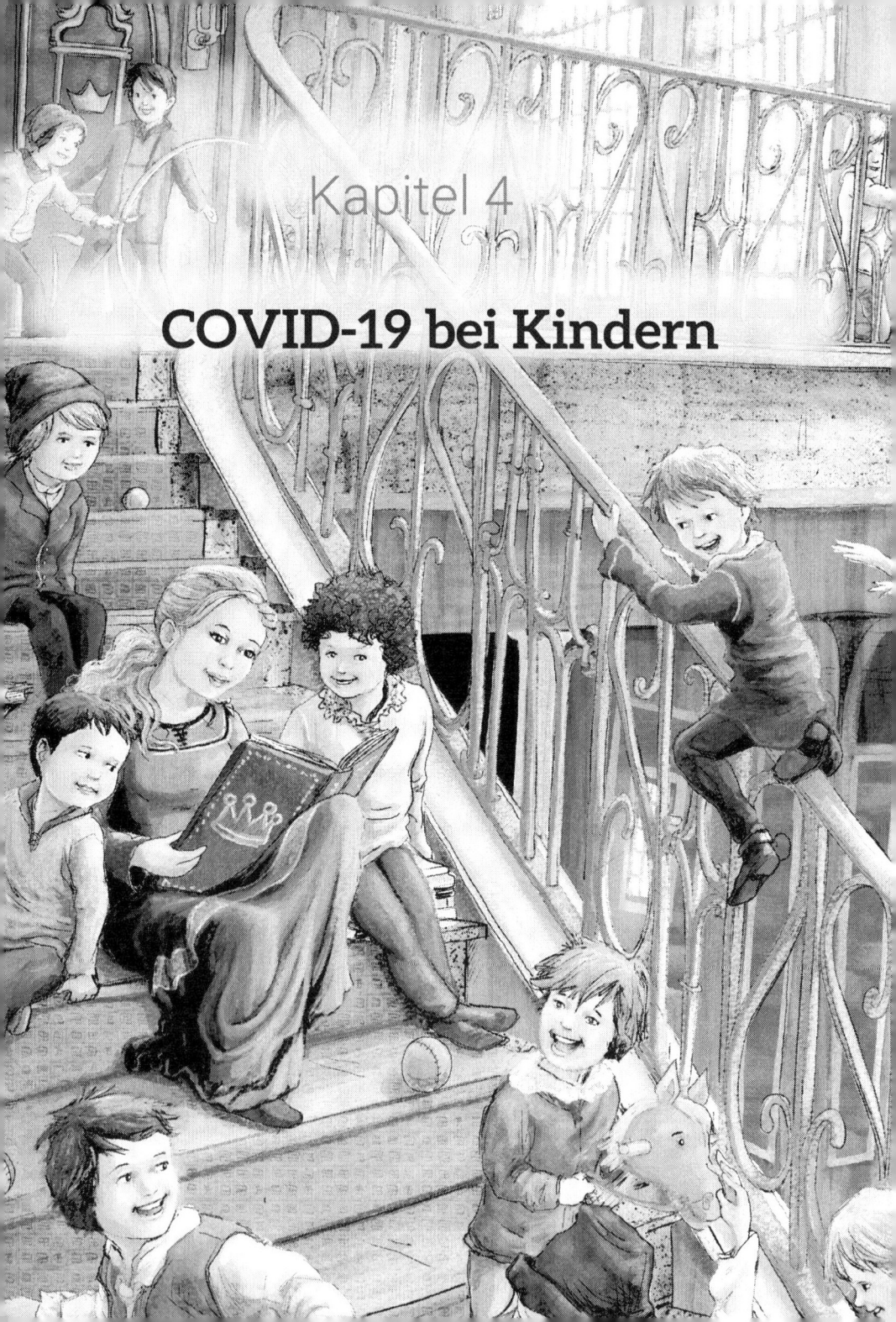

Kapitel 4

COVID-19 bei Kindern

COVID-19 meint es gut mit Kindern. Das deutete sich schon in einer der ersten Studien zu COVID-19 in China an. Da fassten Forscher den Verlauf von 72 000 an COVID-19 erkrankten Menschen in einer bestimmten Region zusammen. Unter den Erkrankten fanden sich nur 2 % Kinder oder Jugendliche.[1] Im Verlauf der Pandemie haben die Kinder zwar zumindest in den Hotspots allmählich aufgeholt, sie sind aber immer noch deutlich unterrepräsentiert: Unter den COVID-19-Fällen in den USA befinden sich derzeit nur 9 % Kinder und Jugendliche unter 18 Jahren (diese Gruppe macht aber immerhin 22 % der Bevölkerung aus).

Kinder erkranken aber nicht nur seltener an COVID-19. Wenn sie doch einmal krank werden, dann sind sie zudem von schweren Krankheitsverläufen eher verschont als Erwachsene. Sie müssen seltener ins Krankenhaus,[2] und noch viel seltener auf eine Intensivstation.[3] In Deutschland wurden bisher bei landesweite etwa 350 000 COVID-19-Fällen etwa 240 Kinder wegen COVID-19 stationär behandelt, davon 14 % auf einer Intensivstation (Stand Ende Oktober 2020).[4] Ja, selbst wenn Kinder einmal grippeähnlich erkranken und bei ihnen SARS-CoV-2 nachgewiesen wird, heißt das noch nicht einmal, dass das neue Coronavirus schuld an ihren Symptomen sein muss – in fast der Hälfte der Fälle lassen sich dann nämlich auch andere Viren nachweisen.[5]

Sehr geringe Sterblichkeit

Und die Sterblichkeit? Auch wenn Einzelfälle vorkommen, ist es noch immer einen speziellen Bericht in Fachzeitschriften wert, wenn ein Kind oder ein Jugendlicher durch COVID-19 zu Schaden kommt. Allerdings zeigt sich in Ländern mit einer hohen Infektionsrate, wie etwa den USA, dass dann auch die Todesfälle unter Kindern und Jugendlichen ansteigen. In den USA sind zwischen März und August 2020 insgesamt 90 Kinder und Jugendliche an COVID-19 verstorben, wobei die Jugendlichen unter den tragischen Verläufen bei weitem überwiegen und oft bestimmte Belastungen aufweisen (vor allem Rauchen und Übergewicht). Zum Vergleich: in der letzten Grippesaison verstarben in den USA 160 Kinder und Jugendliche an Influenza. In den europäischen Ländern mit geringer Infektionsrate, wie Deutschland und Österreich, sind Todesfälle unter Kindern extrem seltene Einzelfälle (in Deutschland verstarb bisher ein Kind an COVID-19, Stand Mitte Oktober 2020).

Seltene Gefahr: Kawasaki-ähnliche Erkrankung

Wenn Kinder Komplikationen entwickeln, dann spielt am ehesten eine Immunreaktion eine Rolle, die bei manchen Kindern eine Entzündung der Blutgefäße auslöst und dann zum Beispiel das Herz schädigen kann. Wahrscheinlich spielt dabei auch ein bestimmter erblicher Hintergrund eine Rolle. Diese Reaktion wird als *Pediatric Inflammatory Multisystem Syndrome* (PIMS) oder auch „entzündliches Multisystem-Syndrom" *(multisystem inflammatory syndrome in children, MIS-C)* bezeichnet. Der frühere Name „Kawasaki-ähnliches Syndrom" rührt daher, dass diese Komplikation dem *Kawasaki-Syndrom* ähnelt, an dem in Deutschland jedes Jahr etwa 500 Kinder erkranken, zumeist Kinder unter 5 Jahren. (Der Auslöser des Kawasaki-Syndroms ist bis heute unbekannt, vermutlich wird es durch verschiedene Viren ausgelöst).[6] Inzwischen ist klar, dass es sich bei PIMS um eine dem Kawasaki-Syndrom zwar ähnliche, aber doch eigenständige Erkrankung handelt. Sie entsteht zumeist, aber womöglich nicht immer als Folge einer COVID-19 Erkrankung (in über der Hälfte der Fälle bleibt die Ursache unklar). Betroffen sind nicht nur jüngere Kinder, sondern auch Schulkinder und Jugendliche. In Deutschland sind bisher etwa 70 Kinder von PIMS betroffen (Stand Ende Oktober 2020). Genaueres zu PIMS siehe Seite 82.

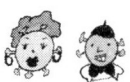

Warum sind Kinder relativ geschützt?

Warum Kinder so selten und so wenig schwer an COVID-19 erkranken, darüber streiten sich die Experten. Zum einen sind schwer wiegende Begleiterkrankungen bei Kindern seltener, auch ist die Innenauskleidung ihrer Blutgefäße, die von SARS-CoV-2 oft angegriffen wird, fast immer gesund. Vielleicht besitzen Kinder an ihren Zellen in den tiefen Atemwegen aber auch seltener die für den „Einstieg" des Virus in die Zelle erforderlichen Haftstrukturen. Nach einer Theorie könnte auch die Masern- sowie die früher übliche orale Polio-Impfung den Kindern einen unspezifischen Schutz verleihen – zumindest ließ sich Ähnliches für das frühere SARS-Coronavirus vermuten (also für SARS-CoV-1, den Erreger des 2002 erstmals aufgetretenen SARS).[7] Auch könnten die banalen anderen

Infekte, die Kinder oft haben, paradoxerweise für mildere Verläufe bei SARS-CoV-2-Infektionen sorgen.[8] Vielleicht neigt das kindliche Immunsystem aber auch weniger zu der bei schweren COVID-19-Verläufen oft zu beobachtenden Überreaktion (wir werden diesen „Zytokinsturm" auf Seite 124 kennenlernen), so wie es generell besser auf bisher unbekannte Erreger eingestellt sein dürfte).[9] Dass das Immunsystem aber auch bei Kindern mit milden oder sogar unerkannten Verläufen reagiert (und dabei auch einen Schutz vor späteren Infektionen aufbaut), das glauben inzwischen die meisten Forscher – ob dies allerdings für alle Kinder zutrifft, ist bisher unbekannt.

Können Kinder andere Menschen infizieren?

Weil Kinder so selten krank werden, dachte man am Anfang, dass sie sich vielleicht einfach seltener anstecken. Das ist noch immer offen. Manche Forscher glauben, dass Kinder sich genauso anstecken können, dann aber einfach von dem Virus seltener krank werden als Erwachsene. Das könnte dann im Umkehrschluss bedeuten, dass Kinder heimliche „Treiber der Epidemie" sein könnten (wie sie es etwa bei der Verbreitung der Influenza sind) – schließlich können unerkannt infizierte Kinder das Virus lange Zeit verbreiten, während sie ihren ganz normalen Alltag abspielen – und dabei auch die Großeltern besuchen oder den kranken Onkel im Krankenhaus ...

Die meisten Forscher gehen inzwischen davon aus, dass sich insbesondere die Kinder unter 10 Jahren tatsächlich seltener mit dem neuen Virus anstecken. Das würde auch zu der Beobachtung passen, dass Kinder sich mit SARS-CoV-2 eher bei Erwachsenen anstecken als umgekehrt (bei vielen anderen Viruserkrankungen ist es anders herum). Auch sprechen Analysen von Infektionsketten, zum Beispiel aus Island, Holland oder Schweden, bisher gegen eine „treibende" Rolle der Kinder bei Ansteckungsverläufen.[10] Wir haben hierzu selber eine größere Übersichtsarbeit publiziert, die zu dem selben Schluss kommt.[11]

Zudem scheinen die Erfahrungen in den Ländern, die ihre Kitas nie geschlossen haben (wie etwa Schweden) positiv zu sein, und auch in den Ländern, die ihre Kitas und Grundschulen wieder aufgemacht haben, sind von den Einrichtungen ausgehende Infektionswellen bisher ausgeblieben. Allerdings zeigt sich an vereinzelten Ausbrüchen an Gymnasien, dass gute Hygienekonzepte wichtig sind, insbesondere wenn der

*Infektionsdruck im regionalen Umfeld hoch ist. (Details zu dieser Frage hier: www.
kinder-verstehen.de/...). Hoffnungsvoll stimmt auch die Tatsache, dass Kinder bisher
nie als Auslöser von größeren „super spreader events" in Erscheinung getreten sind.*

*In Anbetracht der Tatsache, dass Kinder „systemrelevant" sind, erscheint deshalb ein
praktischer Blick auf die Kita- und Schul-Frage angezeigt: Eine 100-prozentige Sicherheit gibt es nicht und kann es auch nicht geben. Jetzt geht es darum, Erfahrungen
zu sammeln, wie Kinder pädagogisch durch die Pandemiezeiten begleitet werden
können, ohne dass sie in ihrer Entwicklung Schaden nehmen (siehe auch Seite 106).*

Wie sieht die Krankheit bei Kindern aus?

Wenn Kinder und Jugendliche erkranken, dann haben sie in etwa die gleichen Symptome wie Erwachsene, oft allerdings nur in milderer Ausprägung.[12] Oft besteht nur
Müdigkeit und z.B. Kopfschmerzen. Aber immerhin etwas über die Hälfte der Kinder
haben entweder Fieber oder Husten (meist trocken, aber nicht immer). Kurzatmigkeit
ist seltener als bei Erwachsenen, kommt aber auch vor. Ein Viertel der Kinder klagt
über Halsweh. Manchmal – insgesamt häufiger als bei Erwachsenen – kommt auch
Erbrechen oder Durchfall vor (in aller Regel treten dann allerdings bald schon weitere
Krankheitszeichen wie Husten hinzu). Eine laufende Nase ist selten (ca 7 %). Ein eingeschränkte Geschmacks- und Geruchswahrnehmung, wie sie bei Erwachsenen typisch
ist, kommt bei Kindern unter 15 Jahren kaum vor. Schwerere Verläufe – wenn sie
vorkommen – erinnern an die Grippe. Selbst erfahrene Ärzte haben Mühe, die beiden
Krankheiten ohne einen Erregernachweis zu unterscheiden.

Während bei den Erwachsenen die Männer doppelt so oft von schweren Verläufen
betroffen sind, sind bei den Kindern die Jungs nur leicht im Nachteil: 56 % der Kinder
mit schwereren Verläufen sind Jungs.

Kinder aus allen Altersgruppen können an COVID-19 erkranken, mit einer Häufung im
frühen Grundschulalter. Manche Studien legen nahe, dass Säuglinge möglicherweise
stärkere Symptome entwickeln können. Allerdings ist dies noch nicht gesichert. Aber
auch bei Säuglingen sind bedrohliche Verläufe Raritäten.[13]

Seltene Komplikation: PIMS

Seit Anfang Mai 2020 berichten Fachzeitschriften von Häufungen schwerer Immun-reaktionen im Zusammenhang mit COVID-19 bei Kindern. Sie werden heute als *Pedia-tric Inflammatory Multisystem Syndrome* (PIMS) bezeichnet und sind glücklicherweise sehr selten – PIMS betrifft allenfalls eines von 500 mit SARS-CoV-2 infizierten Kindern und Jugendlichen. Ein Teil der Fälle könnte auch eigenständig entstehen, also nicht unbedingt durch SARS-CoV-2 ausgelöst sein.

Die Reaktionen erinnern an das den Kinderärzten schon lange bekannte Kawasaki-Syndrom, bei dem es – vor allem bei Kindern unter 5 Jahren – zu Entzündungen der kleinen und mittelgroßen Blutgefäße kommen kann (das Kawasaki Syndrom äußert sich durch ein über 5 Tage bestehendes Fieber sowie z.B. Hautausschlag, Bindehaut-entzündung, rote Lackzunge oder Lymphknotenschwellung am Hals).

Allerdings deckt sich das Krankheitsbild von PIMS nur teilweise mit dem Kawasaki-Syn-drom. Kinderärzte diagnostizieren ein PIMS, wenn ein Kind unter 19 Jahren mindes-tens 2 Tage lang Fieber und entsprechende Entzündungszeichen im Blut hat und dazu noch zum Beispiel eine beidseitige Bindehautentzündung, einen Ausschlag, Durchfall, Bauchweh und Erbrechen oder auch Anzeichen einer Kreislaufstörung, einer Herzbe-teiligung oder Gerinnungsstörung hat. Die betroffenen Kinder sind im Durchschnitt 8 Jahre alt, auch Jugendliche können erkranken. Überzufällig häufig betroffen sind bestimmte Ethnien (Schwarze und Hispanics), die Hälfte hat Vorerkrankungen (z.B. starkes Übergewicht). Die Kinder sind teilweise schwer krank.

PIMS kann intensivmedizinisch gut behandelt werden. Es verläuft zwar meist gut-artig, es können aber Komplikation wie etwa Aussackungen der Herzkranzgefäße, Entzündungen am Herzen und sehr selten auch ein Kreislauf-Zusammenbruch entste-hen. Anders als beim Kawasaki-Syndrom können auch langfristig Herzschädigungen verbleiben. Todesfälle durch einen Herz-Kreislauf-Zusammenbruch sind vereinzelt auf-getreten.

Dennoch gilt: schwere COVID-19 Verläufe (mitsamt möglichen Komplikationen, wie PIMS), sind bei Kindern sehr selten und bleibende Schädigungen eine Rarität. Trotz-dem gilt es wachsam zu sein:

- Wenn Dein Kind eine fieberhafte Erkrankung hat, die Du Dir nicht er-klären kannst, gehe zum Kinderarzt.

- Insbesondere, wenn das Fieber mit ansonsten seltenen Krankheitszeichen zusammenfällt: Hautausschlag, schwerem Bauchweh, Apathie, rote Zunge oder Kreislaufproblemen.

Also das Übliche, was Du auch vor den „Corona-Zeiten" gemacht hättest.

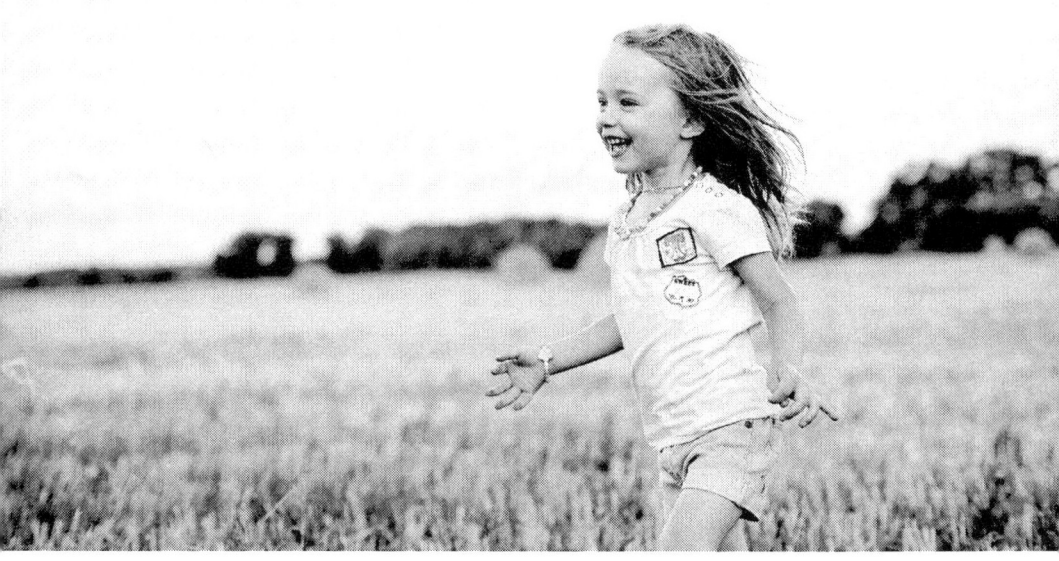

Hat sich mein Kind mit SARS-CoV-2 angesteckt?

Diese Frage ist bei Kindern noch schwerer zu beantworten als bei Erwachsenen, weil gerade Klein- und Kindergartenkinder sowieso häufig Infektionen durchmachen. Und viele von ihnen überschneiden sich in ihren Symptomen munter mit COVID-19 (die Grafik auf Seite 65 gibt eine Übersicht). Rechne also einfach einmal damit, dass Dein Kind auch in den nächsten Monaten krank werden wird – selbst wenn die warme Jahreszeit und die vielfach geschlossenen KiTas und Schulen für ein bisschen Frieden an der Infektionsfront sorgen. Dein Kind wird Durchfall bekommen, Schnupfen, Husten, Ausschläge, eben das ganze Was-blüht-denn-da.

Bestimmt wirst Du dann als erstes an COVID-19 denken, und das vielleicht auch bei einem Ausschlag. Denn könnte es sich bei dem nicht um ein noch nie beschriebenes, aber dafür umso ernsteres Zeichen einer COVID-19- Erkrankung handeln?

Die Sorge ist verständlich. Aber nüchtern betrachtet gilt eher das: Am ehesten handelt es sich um eine Feld-Wald-Wiesen-Erkrankung. Ob Du deshalb zum Kinderarzt musst, entscheidest Du, wie Du es vor der COVID-19-Welle getan hättest (mein Elternratgeber „Gesundheit für Kinder" gibt zu jeder Krankheit und zu jedem Symptom die entsprechenden Hinweise).

Eine weitere Diagnostik zur Feststellung des Erregers braucht Dein Kind nur (Stand Oktober 2020 – die Kriterien können sich jederzeit ändern),

- wenn der Kinderarzt dazu rät,

- wenn das Gesundheitsamt es von einer pädagogischen Einrichtung entsprechend verlangt,

- wenn Dein Kind Symptome hat, die in das geschilderte Raster der COVID-19-Erkrankung passen UND es Kontakt zu einem nachgewiesenermaßen SARS-CoV-2-positiven Patienten hatte (ob Erwachsener oder Kind).

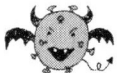

Leider ist das für COVID-19 typische „Raster" bei Kindern noch weniger aussagekräftig als bei Erwachsenen, so dass sich streiten lässt, welche Symptome denn genau einen „Anfangsverdacht" auf COVID-19 begründen. Die meisten Kinderärzte werten hierzu nur Fieber, Abgeschlagenheit und trockenen Husten. Wenn ein Kind lediglich Schnupfen oder lediglich Halsweh oder lediglich Durchfall hat, so raten die meisten KinderärztInnen gegen einen Test und stattdessen zur weiteren Beobachtung. Die Behandlung ist ja sowieso unabhängig von der Ursache. Tritt nach einem Schnupfen ein produktiver (also schleimiger) Husten auf, so ist dies typisch für eine normale Erkältungskrankheit und für sich allein auch kein Grund für einen Test. Kommt jedoch Fieber, Müdigkeit, Atemnot oder eine Verschlechterung des Allgemeinzustands hinzu, so kann ein Test sinnvoll sein.

Ist mein Kind ein „Risikokind"?

Bei den Erwachsenen war viel die Rede davon, dass der Krankheitsverlauf bei COVID-19 bei Menschen mit bestimmten Vorerkrankungen schwerer sein kann (siehe Seite 9). Dies könnte auch für Kinder gelten, wenn auch vielleicht nicht im selben Maße: Bisher hatten nur etwa 25% der wegen COVID-19 ins Krankenhaus aufgenommenen Kinder und 50% der intensivmedizinisch betreuten Kinder eine Grunderkrankung (das ist bei Jugendlichen anders: ähnlich wie die Erwachsenen spielen hier vorbestehende Risiken und Grunderkrankungen eine deutlichere Rolle).

Bevor Du aber jetzt die Liste an Erkrankungen Deines Kindes mit Schrecken vor Dein inneres Auge hältst ein paar grundsätzliche Informationen. Gefährdet bei den Erwachsenen sind Menschen mit einem geschwächten Immunsystem sowie solche mit Krankheiten, die den Körper stark schwächen. Die ihn *so stark schwächen,* dass er die zusätzliche Belastung durch den Abwehrkampf gegen das Virus nicht aufbringen kann. Etwa, weil die Lunge sowieso schon schlecht arbeitet. Oder weil das Herz sowieso schon schlecht pumpt. Oder weil die Blutgefäße sowieso schon verengt sind und durch den zusätzlichen Stress dann gar nicht mehr funktionieren.

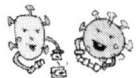

Das gilt auch für die Kinder. Allerdings zeigen die bisherigen Erfahrungen (etwa bei einem SARS-CoV-2 Ausbruch auf einer Kinder-Krebsstation, aber auch im Zusammenhang mit vielen anderen Krankheiten), dass manche chronischen Kinderkrankheiten unter den schwer betroffenen Kindern eher unterrepräsentiert sind.

Gegenüber schwereren Verläufen gefährdet *könnten* sein:

- Kinder mit einer Immunschwäche, ob sie nun angeboren oder durch eine Krankheit, wie etwa eine Leukämie, erworben ist. Oder ob sie durch die Behandlung einer Krankheit mit bestimmten Medikamenten bedingt ist. Allerdings zeigen bisherige Erfahrungen, dass die medikamentöse Immunsuppression für sich genommen wohl wenig problematisch ist.[14]

- Auch vorbestehende Krankheiten, welche die lebenswichtigen Funktionen des Körpers (also seine Vitalfunktionen) beeinträchtigen, könnten bei Kindern ein Risiko für schwerere Verläufe darstellen. Also

etwa schwere Herzfehler oder schwere Erkrankungen der Lunge, wie etwa Mukoviszidose oder bestimmte Formen von chronischen Lungenentzündungen – allesamt bei Kindern sehr seltene Erkrankungen.
... Genaueres zu Kindern mit Herzfehlern hier: **t1p.de/ukaachen**
... Genaueres zur Mukoviszidose hier: **t1p.de/mk-covid-19**

- Auch bei Kindern und vor allem Jugendlichen scheint *deutliches Übergewicht* als Risiko überraschend stark zu Buche zu schlagen. In manchen Fallsammlungen sind unter den Kindern und Jugendlichen mit schweren COVID-19-Verläufen bis zu 60% adipöse Kinder.[15]

- Kinder mit Typ-1-Diabetes scheinen nicht stärker gefährdet zu sein und dürfen in die Bildungseinrichtungen.[16]

- Inwieweit Frühgeborene besonders stark betroffen sein können, lässt sich bisher schlecht sagen. Allerdings scheint es, dass Neugeborene generell gut mit dem Virus zurecht kommen.[17]

Was die Frage von Schul- und Kita-Besuchen von chronisch kranken Kindern angeht, liegt eine Stellungnahme der Deutschen Gesellschaft für Kinder- und Jugendmedizin vor, die auch auf einzelne chronische Belastungen eingeht: **t1p.de/dgkj-risiko**

Risiken auch durch Asthma und Co?

Nun wirst Du Dich sicher fragen, ob nicht auch schwache Bronchien, Asthma, obstruktive Bronchitis, Pseudokrupp oder allergische Erkrankungen der Atemwege zu den Risikofaktoren gehören und Dein Kind zu einem „Risikokind" machen (Dir werden dann bestimmt noch ein paar weitere Erkrankungen einfallen, die vielleicht einmal festgestellt worden sind – von einem Herzgeräusch bis zu Fieberkrämpfen).

Die Antwort heißt eindeutig: NEIN. Denn all diese Erkrankungen beeinträchtigen nicht die Abwehrbereitschaft des Immunsystems gegenüber Infektionen. Auch Kinder mit Allergien haben eine normale Erregerabwehr (auch wenn ihr Immunsystem an anderer Stelle überreagiert). Inzwischen bestätigen auch Studien, dass Kinder mit Allergien nicht schwerer von COVD-10 betroffen sind als gesunde Kinder.[18]

Du wirst nun einwenden, dass Dein Kind zum Beispiel wegen einer verengenden (obstruktiven) Bronchitis oder wegen seines Asthmas schon einmal fast eine Lungenentzündung hatte. Oder sogar schon einmal wegen einer echten Lungenentzündung ins Krankenhaus musste und Sauerstoff gebraucht hat. Und tatsächlich: Dass die immer wiederkehrende Bronchitis oder das Asthma Deines Kinder auch durch dieses Virus verschlimmert werden kann, damit kannst Du rechnen (falls Dein Kind nicht zu den über 90 % der Kinder gehört, die dieses Virus unbemerkt durchmachen). Du musst damit genauso rechnen, wie wenn Dein Kind sich mit einem anderen Virus ansteckt. Auch dass Dein Kind dann behandelt werden muss, wie es sonst auch behandelt werden muss – also zum Beispiel mit bronchienerweiternden Sprays oder auch Kortisonpräparaten – auch damit musst Du rechnen. Aber das heißt nicht, dass Dein Kind deshalb gleich auf einen gefährlichen COVID-19-Krankheitsverlauf einschwenkt. Denn Kinder mit anfälligen Bronchien haben trotzdem NORMALE Lungen (Mediziner treffen hier eine klare Unterscheidung zwischen den luftleitenden Bronchien und dem die Luft „verarbeitenden" Lungengewebe). Natürlich ist es nicht ausgeschlossen, dass Kinder mit besonders anfälligen Bronchien dann mehr Unterstützung brauchen, wenn sie gleichzeitig von einem besonders schweren COVID-19-Verlauf betroffen sind, aber, wie gesagt, das gilt auch für die Influenza, bei der Du Dir ja auch keine besonders lästigen Sorgen machst.

Deshalb sehe ich auch keinen Grund, Kinder wegen ihrer obstruktiven Bronchitis oder ihres Infektasthmas nicht mehr in die Krippe oder KiTa (oder Schule) zu lassen. Nach allem, was wir über den Verlauf dieser Epidemie wissen, müsstest Du sie vielleicht über Jahre unter eine Glasglocke stellen. Das ist bei wirklich immunschwachen Kindern etwas anderes, hier muss gemeinsam mit der Kinderärztin überlegt werden, welche Schutzmaßnahmen sinnvoll sind.

Was soll ich tun, wenn mein Kind wegen seines Asthmas, seiner chronischen Bronchitis oder wegen Pseudokrupp ein Kortisonpräparat einnimmt?

Die Antwort heißt: Dein Kind soll seine Medikamente weiter einnehmen. Das gilt unbedingt auch, wenn es Kortison als Tabletten, Saft oder Zäpfchen einnimmt. Denn die Gefahr durch das Absetzen der Medikamente wäre viel größer als die theoretische

Gefahr, dass Dein Kind wegen der Medikamente schlechter mit COVID-19 zurecht-
kommt (zu einer Einschränkung der Abwehrkräfte kommt es sowieso erst, wenn die
Kortisonpräparate mehrere Tage hintereinander in hoher Dosis eingenommen werden).

Dasselbe gilt auch für die bei Kindern recht häufig verordneten Kortison-Sprays.
Hier wurde die Sorge geäußert, dass es den Viren bei einer Kortison-Behandlung der
Atemwege möglicherweise leichter fällt, auch die unteren Luftwege zu befallen und
so einer der möglichen Komplikationen wie etwa einer Lungenentzündung den Weg
zu bereiten. Allerdings konnte das bisher nicht nachgewiesen werden. Und Dein Kind
kommt auch mit einem durch SARS-CoV-2 ausgelösten Infekt besser klar, wenn seine
Bronchien nicht überreagieren.

Mit Kindern über „Corona" reden

Natürlich solltest Du mit Deinen Kindern über Corona reden! Sie sind ja nicht blöd
und merken, dass die Welt Kopf steht! Sie merken, dass die Erwachsenen statt zur
Arbeit zu gehen, jetzt zuhause sind, Falten auf der Stirn haben und das früher ein-
mal wichtigste Projekt des Tages: „Wie kriege ich nur DIESES Kind rechtzeitig in die
Kita?" auf einmal abgeblasen ist. Und dann soll man mit den Kinder nicht über diese
Pandemie reden?

Also: Kinder müssen wissen, was los ist. Sie dürfen dabei aber gleichzeitig ihre wichtigste Sicherheit nicht verlieren – nämlich das Gefühl, dass die Welt, wie sie sie kennen, weiterläuft.

Heißt das, dass Kinder nicht wissen sollen, dass diese Epidemie eine Gefahr darstellt?
Dass man ihnen also versichern sollte, dass Mama oder Papa nicht krank werden, oder
dass Großmama nicht sterben wird?

Ich halte das für falsch. Sobald Kinder merken, dass Du ihnen etwas vom Pferd er-
zählst, wird ihre Welt unsicher. Und Kinder verstehen schnell, dass Großmama in Gefahr ist – sonst dürften sie sie ja wie bisher knuddeln! Deshalb darfst Du die Kinder-
fragen nicht abtun. Warum dürfen wir Großmama nicht besuchen? Sage es Deinem
Kind, in Deinen Worten. Du weißt am besten, wie sie es verstehen können.

Denn was Dein Kind in Wirklichkeit sucht, ist *nicht eine Garantie, dass Du nicht krank wirst oder dass Großmama nicht sterben wird.* Damit können Kinder umgehen. Dein Kind sucht vielmehr nach einem Signal, dass es *in einer stimmigen Welt, einer stimmigen Geschichte lebt.* Wird Großmama sterben? Das ist möglich, denn manche ältere Menschen können an dieser Krankheit auch sterben, weil sie ja nicht mehr so stark sind. Aber Großmama ist ja ganz schön stark, und wir denken fest an sie, das macht ihr Mut.

Wirst Du sterben, Papa? Ja, so geht es dann weiter, das sind die Fragen der Kinder. Und Du beantwortest sie in der inneren Sprache Deines Kindes. Dass manchmal auch Mamas und Papas krank werden – ja, das kann sein, aber sie werden auch schnell wieder heile. Weil sie ja stark und kräftig sind. Und wissen was zu tun ist.

Also nicht: es besteht keine Gefahr. Sondern: Wir können etwas tun. Und Deine Welt, mein kleines Kind, wird weiter laufen. Und da gibt es auch Ärzte und Ärztinnen, die ein Mittel gegen diesen Erreger suchen. Die nach einer Medizin suchen, die hilft.

Wenn Du mit Deinem Kind über „Corona" redest, hilft Dir vielleicht das:

- Kinder unter 5 Jahren brauchen keine langen Informationen, sie brauchen vor allem eines: dass Du ihre Fragen immer wieder beantwortest. So kurz und direkt wie möglich.

- Kinder wollen helfen. Statt ihnen zu sagen: Du musst jetzt häufig die Hände waschen! Sag ihnen lieber: wir waschen jetzt alle öfter die Hände, daran gehen die Erreger kaputt.

- Ältere Kinder wollen verstehen, was gerade abläuft. Sie stoßen aber in Gesprächen mit anderen Kindern oder in den sozialen Medien beständig auf Informationen, die sie vielleicht überfordern. Rede mit ihnen, frage nach, was sie wissen, was sie bewegt und wie sie über das „Corona-Thema" denken. Sie brauchen Dich, um dieses Puzzle zusammenzusetzen!

- Ganz wichtig ist aber, dass Kinder nicht das Gefühl bekommen, sie müssten jetzt die Großeltern retten oder gar die Welt! Leider ist das bei manchen gut gemeinten Aufklärungsfilmchen vorprogrammiert („Wenn Du immer schön Deine Hände wäschst, bleibt Oma und Opa

gesund"). Kinder nehmen unglaublich schnell Verantwortung auf sich, und fühlen sich dann aber auch leicht schuldig, wenn andere dann doch krank werden. Also: Kinder sind keine kleinen Hygienepolizisten, und wir bekämpfen auch nicht „kleine Monster". Diesen Kampf verlieren wir nämlich immer, ob groß oder klein. Wir machen mit ihnen vielmehr ein paar vorsorgliche Rituale – wie beim Zähneputzen. Da retten wir ja auch nicht die Welt.

- Und das gilt insbesondere in den Einrichtungen. Nur allzu schnell werden die Kinder dort zu kleinen Gesundheitspolizisten: Wir waschen jetzt alle die Hände, damit die Kleinen in der Krippe oder Nestgruppe nicht krank werden! Kinder werden diese Verantwortung auf sich nehmen – nur sie können sie nicht tragen. Für Schutz zu sorgen ist die Aufgabe von Erwachsenen, Kinder sind damit überfordert. Sie machen Fehler, sie vergessen das Händewaschen, sie werden scheitern. Und sich dann vielleicht vor sich selber schämen. Seid deshalb vorsichtig mit den Begründungen, die Ihr den Kindern anbietet.

- Das gilt auch für die Erklärung des Notstandes, in den Kinder jetzt geraten, wo sie wieder in die Kita oder die Schule zurückkehren – und dort vielleicht wie kleine, möglicherweise todbringende Roboter behandelt werden: Abstand halten, nicht mit anderen Kindern spielen, kein Balgen, keinen flüsternden Austausch von Geheimnissen. Manche Hygienebürokraten haben sogar eine Mundschutzpflicht für Kita-Kinder vorgeschlagen. Dazu lässt sich nur eines sagen: das ist für Kinder eine *nicht zumutbare Behandlung* – weil ihre Seele beängstigt wird, ihr Selbstbild beschädigt wird und sie in eine Überwachungskultur geraten, in der sie auf Schritt und Tritt bewertet und korrigiert werden. Die Frage muss doch weiterhin die sein: Wie können die Kinder jetzt in den Einrichtungen das bekommen, was sie so dringend brauchen, nämlich Rückenwind für ihre Entwicklung? In den Kitas war einmal Sprachförderung ein Thema – jetzt sollen die Kleinen einen Mundschutz tragen? Die Erfahrung von Gemeinschaft war einmal Thema – das legt uns Erwachsenen einen behutsamen Umgang mit Trennungen von Freunden und Spielkameraden auf. Meine Sorge ist, dass wir durch ein zu weitgehen-

des Hygiene-Diktat eine Epidemie von Ängsten auslösen. Begleite Dein Kind bei dieser Tortur und unternehme alles, um ihm so viel Normalität zurückzugeben und zurückzuerobern wie möglich!

Was mache ich, wenn mein Kind sich mit SARS-CoV-2 angesteckt hat?

Hier gilt dasselbe wie bei Erwachsenen: Ist Dein Kind infiziert, so sorge dafür, dass sein Immunsystem jetzt möglichst gut arbeiten kann (das ist Thema in Kapitel 5 ab Seite 119). So lassen sich auch bei Kindern schwerere Verläufe am ehesten verhindern. Lass Dein Kind ruhen (da haben Kinder oft ein bessere Gespür als Erwachsene), auf Fiebersenkung wird auch bei Kindern am besten verzichtet (Genaueres dazu auf Seite 139). Arzneimittel werden nur nach ärztlicher Empfehlung eingenommen. Und wenn Du möglichst ruhig und entspannt bleiben kannst, umso besser für Dein Kind, und dazu gibt es bei diesem Virus allen Grund (siehe Seite 79). Nimmt Dein Kind Medikamente wegen einer anderen Krankheit, so gibst Du sie ihm weiter (das war ja gerade Thema).

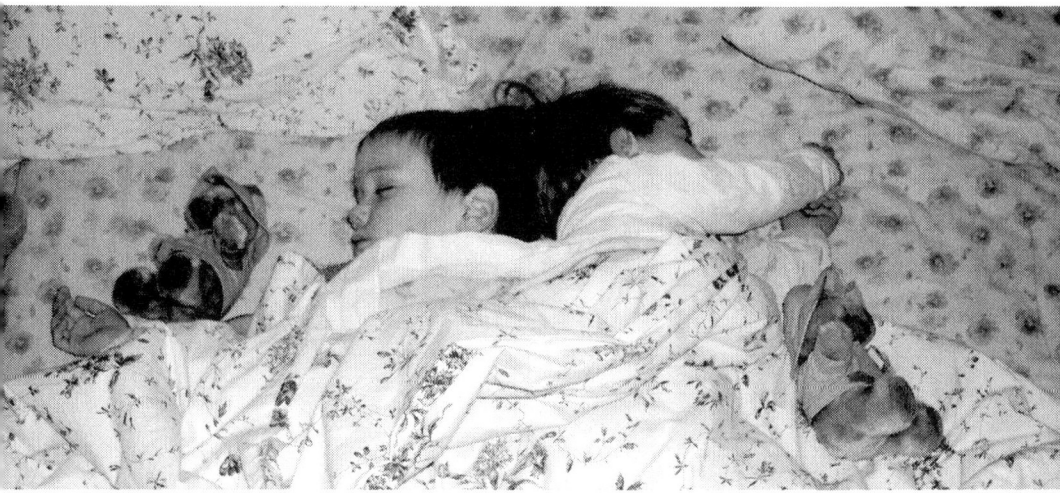

©Holly (flickr.com/photos/37586339@N00/7075468). Lizenz: **CC BY 2.0**

Welche Hygienemaßnahmen sollen wir zuhause einhalten?

Eine simple Frage – für mich hat sie trotzdem mehrere Antworten. Typisch COVID-19, oder?

Nehmen wir den Fall, Du arbeitest im Supermarkt oder im Krankenhaus. Du weißt, dass dort die Ansteckungsgefahr nicht gerade ohne ist. Und die Sorge, die Dich dann vielleicht

befällt, liegt auf der Hand: Habe ich mich vielleicht bei der Arbeit an angesteckt und bringe das Virus mit nach Hause zu meinen Lieben? Im Netz kursieren viele Berichte, etwa von Ärztinnen oder Ärzten, die deshalb gar nicht mehr nach Hause fahren, sondern ein Zimmer im Krankenhaus beziehen. Oder dann zuhause zu ihrem Kind räumlichen Abstand halten – denn: „Ich habe Angst meine Tochter anzustecken", so der Bericht einer italienischen Ärztin.[19] Nun ist diese Reaktion verständlich, schließlich arbeiten gerade Menschen aus Gesundheitsfachberufen im Auge des Sturms dieser Epidemie und sehen die schlimmsten Seiten dieses Virus.

Nur: rational ist diese Reaktion nicht. Zumindest nicht, wenn sie auf den Schutz eines ansonsten gesunden Kindes zielt. Denn man kann es drehen und wenden wie man will: Nach allem, was über COVID-19 bekannt ist, wird diesem Kind nichts passieren, selbst wenn es sich anstecken würde. Rational betrachtet wäre der Ärztin eher anzuraten, im kommenden Herbst eine häusliche Quarantäne einzuführen. Jetzt sind an ihrem Arbeitsplatz nämlich Influenzaviren unterwegs – die sind für Kinder gefährlicher. Dennoch ist ein gewisses Minimalprogramm an Hygienemaßnahmen auch für die weniger besorgten Eltern empfehlenswert (ich habe es schon auf Seite 75 erwähnt). Also zum Beispiel einen Mund-Nasenschutz tragen (insbesondere wenn Du Husten oder Schnupfen hast) und häufiger die Hände waschen. (Der Mund-Nasenschutz ist deshalb eine Überlegung wert, weil er verhindert, dass Deine Mitmenschen massiven Virenduschen ausgesetzt sind – wer sich durch solche „Frontalattacken" ansteckt, kann möglicherweise schwerer erkranken, gesichert ist der Zusammenhang allerdings nicht.)

Im Prinzip gilt das auch wenn Du zuhause einen Säugling hast. Natürlich ist es Deine oder Eure Entscheidung, wie stark Du Dich an die (mit einem Säugling noch schwerer einzuhaltenden) Hygieneregeln hältst. Aber ich finde es auch hier vertretbar, wenn Du als Mutter oder Vater jetzt genauso vorgehst, wie Du es sonst machst, wenn Du eine Infektionskrankheit durchmachst: weiter stillen und weiter für das Baby sorgen, so gut Du es eben von Deinem Gesundheitszustand her kannst. Für besonders verletzliche Kinder (z.B. kleine Frühgeborene oder abwehrgeschwächte Säuglinge) sieht das natürlich anders aus, hier ist das „volle Programm" unerlässlich.

Anders sähe die Frage aus, wenn es um den Schutz Deines Ehepartners ginge. Auch hier würde ich davon ausgehen, dass das Risiko bei einem ansonsten gesunden Partner überschaubar ist, aber hier muss jede(r) selbst entscheiden, wo für ihn oder sie die Balance zwischen Vor- und Nachteilen einer häuslichen Trennung liegt (dieses Dilemma ist uns ja schon einmal begegnet – siehe Seite 75). Manche, die in ihrem Beruf sowieso stark belastet sind, nehmen sich durch die häusliche Trennung ja vielleicht auch noch die letzte Möglichkeit, um sich zu entspannen, die Batterien aufzuladen und diese Zeit seelisch unbeschadet durchzustehen.

Und wie sieht es aus, wenn mein Kind an COVID-19 erkrankt ist? Auch hier musst Du als Vater oder Mutter selbst entscheiden, wie Du das häusliche Zusammenleben gestaltest. Eine 2 Meter Abstandsregel ist mit Säuglingen und Kleinkindern schwer durchzuführen, zumal kranke Kinder ja viel mehr Kuschelbedarf haben. Außerdem kann die künstliche Distanzierung zu einem Kind einen ganz schönen Stress bedeuten, sowohl für Dich als auch für das Kind – für den Heilungsverlauf nicht unbedingt eine günstige Zutat. Falls Du als Mutter oder Vater (oder generell Pflegende(r) eines Kindes) also nicht zu einer besonderen Risikogruppe gehörst, wirst Du Dich vielleicht mit einem praktikablen Minimum an Schutzmaßnahmen zufrieden geben (siehe oben).

Kleine Kinder und Masken

Wenn Du jetzt einen Mund-Nasenschutz trägst, könnte das für Dein Baby ein Problem darstellen. Denn Säuglinge haben ein unglaublich feines Gespür für Gesichter. Insbesondere für die Gesichter von denen, die für sie wichtig sind – Mama und Papa zum Beispiel. Sie lesen darin beständig: Wie sind meine Versorger und Beschützer drauf? Was steht an? Wie ist die Stimmung in der Bude? Bei diesem beständigen Erkundungszug lesen sie unsere emotionalen Spuren – und ziehen ihre Schlüsse daraus. Das könnte für sie schwieriger werden, wenn ihre Lieben eine Maske tragen. Nun gewöhnen sich kleine Kinder ja an vieles – allerdings solltest Du Dir bewusst sein, dass die Kommunikation dadurch vielleicht eine Weile ins Stottern kommt. Mehr dazu in diesem Beitrag:**t1p.de/kv-maske**

Rund um die Masken stellst Du Dir vielleicht auch die Frage, ob Masken für Kinder möglicherweise ungesund sind. Ich halte dies für eine wichtige Frage. Sie ist leider kaum erforscht. Ich habe dazu auf meinem Blog ausführlich Stellung bezogen: **t1p. de/kv-masken**

Wann zum Arzt?

Dass ein Kind wegen COVID-19 überhaupt zum Arzt muss, ist selten – das war Thema. Und wenn, dann gelten für die Entscheidung die gleichen Kriterien, die Du auch sonst anwendest, wenn Dein Kind krank ist. Ich fasse sie zusammen, indem ich Dir den entsprechenden Abschnitt aus meinem Elternratgeber „Gesundheit für Kinder" einkopiere (deshalb geht es jetzt weiter mit „Sie"...):

Regel 1: Säuglinge, die Ihnen irgendwie nicht geheuer sind, sollten Sie lieber gleich zum Kinderarzt bringen. **Das hat einen einfachen Grund:** Sie können viele Krankheiten wegen des sich noch entwickelnden Immunsystems nicht so gut begrenzen und deshalb rasch sehr krank werden. Zudem zeigen sie aus diesem Grund oft nur vieldeutige und schwer fassbare Krankheitszeichen, wie etwa Trinkschwäche oder Apathie, so dass Krankheiten schwerer zu erkennen sind. Bei Säuglingen unter sechs Monaten sollte jedes Fieber (Temperatur über 38,0 °C im Po gemessen) Anlass zur Rücksprache mit dem Kinderarzt geben.

Regel 2: Alle »echt kranken« Kinder gehören zum Kinderarzt. Betrachten Sie Ihr Kind immer dann als »echt krank«, wenn Ihnen der Zustand Ihres Kindes Sorgen macht:
- **Säuglinge** müssen rasch wachsen und haben deshalb einen hohen Energiebedarf – ihre Lieblingsbeschäftigung ist also das Trinken. Ein Säugling, der mehr als 1–2 Mahlzeiten verstreichen lässt und der, auch wenn er dann aufgeweckt wird, nicht »auftanken« will, sollte dem Arzt vorgestellt werden.
- **Kleinkinder** sind zwanghafte Erforscher. Sie interessieren sich für ihre Umgebung, wollen zumindest ab und zu ihr Spielzeug benutzen, und sie verfolgen die Tätigkeiten ihrer Umwelt mit Interesse (oder Sorge). Ein apathisches, d. h. an seiner Umwelt nicht mehr interessiertes Kleinkind ist »echt krank« und muss zum Arzt.
- **Ältere Kinder** können meist sagen, was ihnen fehlt – hier können Sie also zunehmend die Maßstäbe anlegen, die Sie auch bei sich selbst anwenden.

Regel 3: Sprechen Sie immer dann mit dem Kinderarzt, wenn Sie sich auf ein Krankheitszeichen keinen Reim machen können. Hat ein Kleinkind z. B. Fieber ohne den sonst üblichen Schnupfen, so ist ein Besuch beim Kinderarzt die richtige Entscheidung.

Bei älteren Kindern kannst Du Dich auch an den für Erwachsene genannten Kriterien orientieren (siehe Seite 70).

Sollen Impfungen wegen der COVID-19-Epidemie verschoben werden?

Diese Frage ist gar nicht so einfach zu beantworten, weil bisher ja unklar ist, wie lange gehäuft mit möglichen SARS-CoV-2-Infektionen zu rechnen ist und wie lange die sozialen Quarantäne-Maßnahmen andauern werden. Aber die Eckpunkte sind klar:

- Ist Dein Kind krank (egal mit welcher Diagnose), so wird die Impfung verschoben, wie das von Kinderärzten auch sonst gehandhabt wird. Zwei Wochen nach Genesung kann es mit dem Impfprogramm dann weiter gehen.

- Hast Du den Verdacht, dass Dein Kind sich mit SARS-CoV-2 angesteckt hat, so solltest Du die routinemäßigen Impftermine zunächst absagen. Der Grund liegt darin, dass Kinder nach einer Impfung nicht selten Fieber entwickeln und im Rahmen der Impfreaktion auch abgeschlagen sein können. Dann wüsstest Du nicht (und die Kinderärztin auch nicht), ob Dein Kind vielleicht doch eine COVID-19-Erkrankung entwickelt oder nicht.

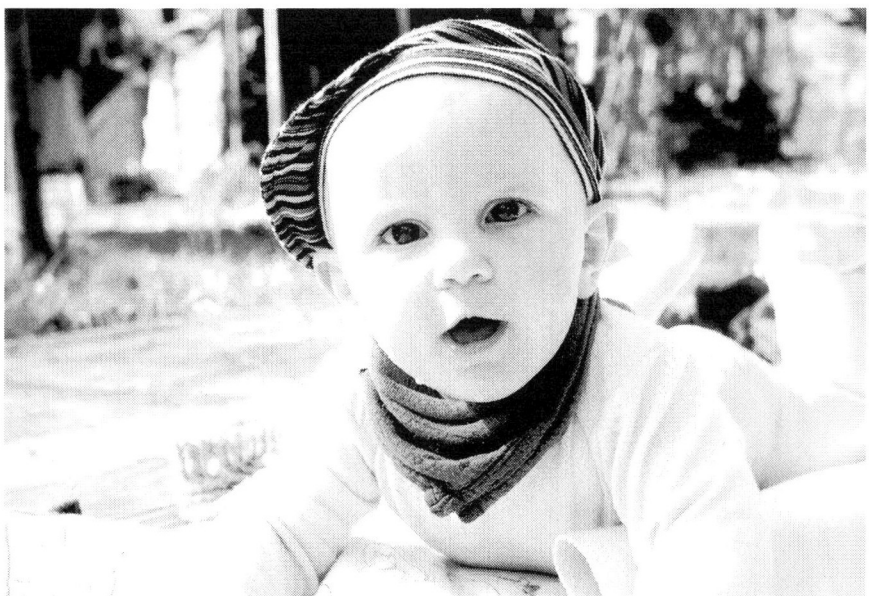

- Hat Dein Kind ein positives Abstrichergebnis auf SARS-CoV-2 ohne dabei Symptome zu entwickeln, so wartet Ihr zur Sicherheit ebenfalls zwei Wochen ab, vielleicht stellen sich ja noch Symptome ein. Tun sie das nicht, kann jederzeit geimpft werden.

- Entwickelt Dein Kind Symptome, die zu COVID-19 passen (egal ob die Diagnose durch einen Abstrich bestätigt ist oder nicht), so gilt das gleiche wie bei jeder anderen Infektionskrankheit: zwei Wochen nach Gesundung kann wieder geimpft werden.

- Keine gute Idee ist es, Impfungen generell zu verschieben bis die COVID-19-Gefahr vorüber ist! Zum einen nämlich gibt es keine Hinweise darauf, dass Dein Kind wegen einer Impfung schlechter mit dem neuen Virus zurecht kommt. Dagegen können die regulären Impfungen Dein Kind vor anderen Krankheiten schützen, die für Kinder DEUTLICH gefährlicher sind als COVID-19. Was wir jetzt am allerwenigsten gebrauchen können, wäre dann noch eine Masern-, Keuchhusten- oder sonstige Epidemie. Deshalb: nehmt die Impftermine wahr.

- Viele Kinderärzte haben ihren Praxisbetrieb allerdings derzeit für

Vorsorgeuntersuchungen und Routineimpfungen reduziert um SARS-CoV-2 Infektionen durch volle Wartezimmer zu vermeiden. Deshalb solltest Du selbst auch gesund sein, und Geschwisterkinder jetzt lieber nicht mit zur Kinderärztin nehmen. Am besten besprichst Du das Vorgehen mit Eurer Kinderärztin.

Gehen die Impfungen auch dann an, wenn das Kind vielleicht unerkannt eine Corona-Infektion durchmacht?

Ja, die Impfungen sind jetzt genauso effektiv, die gehen problemlos an. Und sie machen deshalb auch nicht mehr Nebenwirkungen.

Das Einmaleins der häuslichen Pflege bei Kindern

Wenn Kinder krank sind stellen sich ein paar Fragen, die ich hier beantworte, indem ich Dir wieder den entsprechenden Abschnitt aus meinem Elternratgeber „Gesundheit für Kinder" einkopiere (auch diesmal also bist Du ein „Sie"):

Auch tagsüber ins Bett?

Bei leichten Erkrankungen muss nicht gleich die ganze Pflegemaschinerie angeworfen werden. Alles, was der Körper braucht, ist etwas Schonung: Lassen Sie Ihr Kind früh ins Bett gehen und versorgen Sie es mit der richtigen Temperatur – innerlich und äußerlich. Ihr Kind soll sich tagsüber warm anziehen, nachts aber ruhig – warm zugedeckt – bei aufgekipptem Fenster schlafen.

Kühle Luft beruhigt die Schleimhäute und erleichtert die Atmung bei einer verstopften Nase. Ein heißer Tee kann abends für Entspannung sorgen und auch morgens ein Wärmepolster für den Tag schaffen.

Das Krankenzimmer

Ist Ihr Kind stärker beeinträchtigt, wird es meist ohne Widerrede auch tagsüber das Bett hüten. Errichten Sie dort ein Krankenlager, wo Ihr Kind sich wohl fühlt und gleichzeitig

zur Ruhe kommen kann – das kann im einen Fall das Kinderzimmer sein, im anderen Fall die Couch oder eine improvisierte Lagerstatt.

Sorgen Sie für frische Luft und wechseln Sie die Bettwäsche, wenn sie durchgeschwitzt ist. Besonders kleine Kinder mit ihrer empfindlichen Haut schätzen es, wenn das Bett auch tagsüber immer mal wieder gemacht wird und die Krümel und Falten aus dem Betttuch ausgestrichen werden.

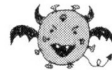

Ins Bett »zwingen«?

Kinder haben eine bessere Überlastungssperre als Erwachsene, die sich bekanntlich selbst bei Grippe und Fieber oft noch Heldentaten abverlangen. Kinder folgen in der Regel den Signalen ihres Körpers und schalten bei Erkrankungen von selbst einen Gang zurück.

- Ihr Kind wird Ihnen deshalb auch signalisieren, wenn es sich hinlegen will und wo es sich am wohlsten fühlt. Will es gelegentlich spielen, ist vielleicht die Couch der richtige Ort, um ihm immer wieder etwas Ruhe zu verschaffen und es trotzdem an der Welt teilhaben zu lassen.

- Ermüdet Ihr Kind aber auch beim Spielen rasch, so ist es Zeit, ihm eine »dauerhafte« Lagerstatt einzurichten.

- Keinesfalls sollte das Krankenzimmer überhitzt sein – 18 °C tagsüber und 15 °C nachts reichen aus.

- Morgens und abends tut auch dem kränkeren Kind eine Katzenwäsche gut. Kann das Kind aufstehen, schadet ihm eine Wäsche am Waschbecken nicht, hierdurch wird auch der Kreislauf etwas angekurbelt. Nur wenn das Kind wirklich zu schlapp zum Aufstehen ist, waschen Sie es im Bett mit einem lauwarmen Waschlappen und trocknen es rasch wieder ab.

- Die Zähne zu putzen wird Ihrem kranken Kind den Mund erfrischen, ausnahmsweise reinigen aber auch einmal ein paar Apfelschnitze den Mund und bringen außerdem den Darm auf Trab.

Essen und Trinken

Flüssigkeit sollte das kranke Kind immer ausreichend zu sich nehmen. Das ältere Kind trinkt Tee oder gerne auch einen Fruchtsaft, den Säugling zieht es bei Unwohlsein wieder mächtig an den Busen. Auch wenn Sie ihn eigentlich gerade entwöhnen wollten – lassen Sie ihn ruhig wieder öfter an der Brust trinken, das ist oft die einfachste Art, ein kleines Kind über die »Durststrecke« der Krankheit zu bringen.

Das kranke Kind ist meist kein guter Esser, und das sollte Sie auch nicht weiter belasten. Denn in Sachen »Treibstoff« funktionieren Kinder (allerdings mit Ausnahme der Säuglinge) ähnlich wie Erwachsene: Sie sind so konstruiert, dass sie ein paar Tage von den Vorräten leben können. Solange sie es von Wasserloch zu Wasserloch schaffen, d. h. genügend Flüssigkeit zu sich nehmen, ist ihr Körper nicht beeinträchtigt.

Wenn ein krankes Kind etwas essen *will*, so soll es ruhig wählen können, wobei Sie aber Unvernünftiges (etwa größere Mengen an Süßigkeiten) gleich gar nicht auf die Wahlliste setzen. Immer wieder gefragt ist z. B. etwas Fruchtiges (Apfelschnitze, mit Bananenscheiben belegtes Brot), Breiiges (Obstquark, Pudding, Kartoffelbrei), bei älteren Kindern auch schon mal eine klare Brühe, und natürlich das Lieblingsgericht. Wenn Letzteres vehement angefordert wird, können Sie sich sicher sein, dass Ihr Kind wieder auf dem Weg der Besserung ist.

Wann zurück in den Alltag?

Auch wann Ihr Kind wieder aufstehen soll, ist Ermessenssache. Wächst das Interesse an seiner Umwelt, darf es ruhig wieder zu seinen Spielsachen, wenn es dabei allerdings rasch ermüdet, sollte es auch zurück ins Bett schlupfen können. Meist ist das Fieber eine gute Richtschnur: In aller Regel wollen und sollen fiebernde Kinder ins Bett, um den Kreislauf nicht noch zusätzlich zu belasten. In den Kindergarten oder die Schule sollte ein Kind allerdings erst, wenn das Fieber ganz abgeklungen ist. Am besten sollte das Kind zuvor mindestens einen fieberfreien Tag zu Hause verbringen, um langsam wieder

»in die Gänge« zu kommen und sich physisch und psychisch aufzubauen. Erinnern Sie sich, wie schlapp Sie sich nach der letzten Grippe durch die Tage kämpften? Wären Sie da gern in eine Kita mit 80 Dezibel Lärm, ständigem Hin und Her und wenig Rückzugsmöglichkeiten gegangen? Na also.

Was macht die Epidemie mit den Kindern ?

Diese Frage hat nicht nur *eine* Antwort. Denn so wie die meisten Erwachsenen ohne Schaden durch die Isolation gekommen sind, so dürften auch die meisten Kinder gut durchgekommen sein. Kinder können vieles ertragen, solange ihr grundlegendes Gefühl von „Heimat" nicht erschüttert wird: Meine Leute passen gut auf mich auf, ich bin sicher und sie finden mich okay. Die Welt ist also stimmig und wird weiter gehen. Das ist die Sicht des Kindes.

Manche Kinder wurden durch die Isolation auf gestresste, manchmal sogar übergriffige Beziehungen zurückgeworfen, für diese Kinder war die Zeit der Isolation eine schwere Belastung. Sie haben gelitten und sind weiter beschädigt worden, auch weil ihnen stützende Beziehungen ausserhalb des Elternhauses gefehlt haben.

Generell dürften sich vorbestehende Probleme in der Krise eher verstärkt als abgeschwächt haben. Ich habe aber auch von nicht wenigen Familien gehört, die sich durch das erzwungene Miteinander tatsächlich „neu gefunden" haben, auch weil vielleicht manch voriger Stressfaktor nun entfiel (und ja, für manche Kinder ist die Schule ein erheblicher Stressfaktor, der sich auch auf das Leben in der Familie überträgt).

Zeit haben? Vertrauen haben!

Wie diese Zeit auf Kinder wirkt, hängt aber auch davon ab, wie sich die Eltern auf ihre Kinder einlassen konnten. Und ich meine da nicht nur die Zeit, die die Eltern jetzt für ihre zuhause gestrandeten Kinder haben oder eben nicht haben (für die Kinder kommt es sowieso vor allem auf die Stimmung in der Bude an, da tritt die Zeit dann oft ins zweite Glied). Ich meine vielmehr, wie die Eltern ihren Kindern jetzt begegnen – ob mit

Forderungen und Ansprüchen oder mit Offenheit und Vertrauen. Mit dem Anspruch etwa, jetzt zuhause Schule zu spielen, die Aufgaben abzuarbeiten und nicht allzu sehr zu stören. Damit erreicht man nach wenigen Tagen mit Sicherheit eine freudlose Kampfbeziehung. Die Fragen der Kinder und ihr Bedürfnis nach einem eigenen Verständnis der neuen Situation kommen da viel zu wenig vor. Ihr Bewegungsdrang auch. Ihre Sehnsucht nach Verbindung auch, die Kinder sind ja auch weggeschnitten von der Welt und ihren Freunden jetzt. Ich glaube, die Eltern, die jetzt das Vertrauen haben, dass ihre Kinder sowieso immens viel lernen, jeden Tag, können da viel entspannter bleiben.

Ich drucke im folgenden ein Interview ab, das ich für verschiedene Tageszeitungen gegeben habe, weil darin für mich wesentliche Fragen beantwortet werden (die Fragen stellen Andreas Kölbl für die *Waiblinger Kreiszeitung* und Sina Wilke für *Schleswig-Holstein am Wochenende*). Weil ich hier auch generelle Beziehungsfragen anspreche, habe ich mich entschlossen, das Interview weiter in diesem eBook zu belassen – obwohl die Zeiten des Lockdowns hoffentlich für immer vorbei sind.

Herr Renz-Polster, es mangelt Familien derzeit nicht an gut gemeinten Vorschlägen zu sinnvoller Beschäftigung im Haus: Eltern können mit Kindern basteln, aufräumen, die Wohnung in einen Abenteuerspielplatz verwandeln. Was aber, wenn beide Eltern im Homeoffice arbeiten und zwischendurch ruhige Arbeitsphasen brauchen? Das kann vor allem bei kleinen Kindern eine Herausforderung werden...

Da stimme ich zu, für die Kinder ist es ja auch eine Herausforderung. Das Wort „sinnvolle Beschäftigung" würde ich dann als erstes aufgeben, was ist denn sinnvoll für ein Kind? Dass es sich geborgen fühlt, ist seine Basis für jeden „Sinn". Dass die Stimmung in der Bude gut ist und zumindest immer wieder auffrischt ist auch wichtig. Alles andere folgt dann hinterher. Man kann mit schlechter Stimmung jede Beschäftigung eines Kindes vermasseln, ob sinnvoll oder nicht. Leider ist unsere Stimmung als Eltern aber auch nicht einfach einzustellen wie ein Thermostat. Darin sehe ich die größte Herausforderung. Und dann hängt vieles vom Alter ab. Ruhige Arbeitsphasen mit einem 2-Jährigen sind einfach schwer planbar, das ist immer ein Slalomlauf. Ältere Kinder helfen dann auch schon mal mit und malen Dir für die

Excel Tabelle gerne noch eine Verzierung dazu. Aber wirklich, da muss jeder schauen, wie man da jetzt möglichst viel Sonnenschein reinkriegt, trotz all der Wolken.

Ist in diesen außergewöhnlichen Zeiten mehr Medienkonsum in Ordnung?

Natürlich. Dadurch entsteht doch kein Hirnschaden. Und jede Forschung zeigt immer wieder das Gleiche: es ist nicht der Medienkonsum an sich, der Kinder in ihrer Entwicklung behindert. Es sind schlechte Beziehungen. Und die machen den Medienkonsum dann oft erst zu dem Drachen. Deshalb Augen zu und durch. Aber die gemeinsame Zeit nicht zur Disposition stellen, die Rituale des Alltags, Schönes miteinander gestalten. Komm freue Dich an mir! Und: Komm freue Dich mit mir – oft meinen Kinder genau das, ohne es zu sagen. Und wir vergessen es manchmal. Und dann geht es immer nur um Negatives. Und dann leiden alle zusammen. Da raus zu kommen, da hat aber jeder seinen eigenen Weg. Wenn es einen Trick gäbe, würde ich ihn sofort verraten!

Kinder leben in Netzwerken – und normalerweise ist das gut so. Nun dürfen sie weder Großeltern noch ihre Kita-Freunde sehen. Was macht die Isolation entwicklungspsychologisch mit den Kindern?

Das ist echt interessant zur Zeit. Es gibt Kinder, denen macht die Zeit zuhause allein mit den Eltern oder einem Elternteil nicht viel aus. Manche blühen sogar auf, sie leben auch in Gedanken mit ihren Freunden, malen ihnen Bilder oder es reicht ihnen mit ihnen zu reden oder zu skypen. Andere leiden ganz doll, sind verstimmt, weil ihnen ihre Menschennetze fehlen. Ich habe die Vermutung, dass vieles sich jetzt verstärkt. Wenn wir es vorher gut hatten mit unserem Kind, kommen wir besser klar. Aber auch das Negative verstärkt sich. Manchmal passiert aber auch Magie – Eltern kommen ihrem Kind jetzt emotional näher und erleben sich und ihr Kind ganz neu. Ich kenne Eltern für die ist schon ein ausgeschlafenes Kind eine neue Erfahrung.

...und wie sehen Sie das Abstandhalten?

Abstandhalten ist für Kinder schwierig. Es widerstrebt ihren Gefühlen und Bedürfnissen, und in den ersten 4 oder 5 Jahren können sie das sowieso nicht verstehen. Auf keinen Fall darf man sie jetzt mit einer Rolle belasten, die sie nicht tragen können: wir passen jetzt ganz doll auf, damit niemand krank wird oder so. Das können Kinder nicht schultern, sie fühlen sich dann schnell schuldig, wenn doch jemand krank wird. Ich finde besser wenn man ihnen erklärt, wir waschen jetzt alle öfter die Hände, Du bleibst dann besser gesund. Wie beim Zähneputzen. Das wird ganz ganz problematisch für die Kinder, wenn wir jetzt meinen, wir könnten in den Kitas und Schulen die ganze Hygiene bringen, die es braucht um unter Kindern Ansteckungen zu verhindern. Das schaffen Krankenhäuser ja kaum, und die haben eine irre Logistik. Also das müssen wir uns gut überlegen. Kitas mit Mundschutz und 1,5 Meter Abstand? Da kriegen wir dann eine Generation von verängstigten, sozial verstörten Kindern. Also da würde ich vorher zumindest einen Beweis sehen wollen, ob sich dadurch überhaupt Ansteckungen verhindern lassen.

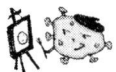

Wie merken Eltern, dass ihre Kinder unter der Situation leiden, wenn die es nicht direkt artikulieren?

Es gibt nicht die EINE Reaktion. Manche Kinder ziehen sich eher zurück, werden geknickt, müde und haben Langeweile. Die wenden ihren Frust nach innen. Andere drehen auf und sind dann „unmöglich" – sie wenden ihren Frust nach außen. Wieder andere können gut mit ihren Gefühlen umgehen und werden zum Beispiel nähebedürftig. Ich würde sagen Kinder sind echt robust, und die Eltern sollten nicht zu sehr verzweifeln, wenn es nicht so läuft wie sie es hoffen – die Zeiten ändern sich ja wieder und so lange zumindest ein Teil gut läuft, wachsen Kinder dann wieder darüber hinweg.

Wie können Eltern Verständnis für die Situation ihrer Kinder aufbringen, was sollten sie jetzt für sie tun?

Es ist manchmal schwer Kinder zu verstehen. Sie sind vielleicht bockig und einfach „unmöglich". Man ärgert sich über sie, wird selber zornig. Ich finde dann können sich Eltern eine Aufgabe stellen – eine „challenge" wie man heute sagt. Nämlich zu versuchen, ob sie sich so weit in das Kind hineinversetzen können, um zu verstehen, was durch dessen Augen gerade so gewaltig schief gelaufen ist. Das kann man, wenn man sich anstrengt. Nein, es macht keinen Sinn, dass ein Kind sich mit seinen läppischen Zielen durchsetzen will, die grünen Socken sind ja genauso warm wie die roten. Nur, für einen kleinen Menschen, dessen Welt gerade in Stücke fliegt, stehen die roten Socken vielleicht für einen Triumph. Der MUSS sein. Eltern sollten einfach nicht aufgeben ihre Kinder zu verstehen. Denn die Kinder stehen morgens genau so wenig auf um andere zu nerven wie Eltern das tun.

Sehen Sie Möglichkeiten, wie bildungsfernen Familien, die Schwierigkeiten mit digitalem Lernen haben, und wie Familien mit erhöhtem Aggressionspotenzial geholfen werden kann?

Für die Kinder gilt das selbe wie für die angeblich bildungsnahen Kinder – Bildung ist immer nur einen Schritt weit weg. Wer ihn springen kann, bildet sich – das muss nicht über Bücher gehen oder Arbeitsblätter oder Stunden in der Schule absitzen. Ich wünsche mir, dass auch benachteiligte Kinder, deren Eltern es bescheiden geht jetzt Dinge finden, bei denen ihnen die Augen aufgehen und das Herz vielleicht auch. Auch wenn sie dabei gar nichts für die Schule machen! Vielleicht finden sie es toll eine Aufgabe zu übernehmen, und sei es Zigaretten zu organisieren für den Onkel. Hauptsache sie kriegen dafür Anerkennung. Vielleicht lernen sie auch endlich ihren Bruder besser kennen, den sie sonst nie zu Gesicht bekommen, und sei es bei einem Computerspiel.

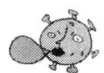

Die Schulen bleiben geschlossen, die Kinder müssen zu Hause lernen. Ein Riesen-schlamassel oder eine Chance?

Es kann eine Chance sein, wenn wir es nicht vermasseln. Und zuhause eine Art Palliativ-Schule aufzubauen, ist der erste Schritt es zu vermasseln. Es ist doch jetzt alles anders! Die Eltern machen jetzt etwas was noch vor wenigen Monaten verbo-ten war: Heimunterricht. Auch das Kind spürt, dass da etwas fundamental anders läuft als sonst, es macht sich Gedanken und Sorgen. Aber jeden Tag gibt es jetzt so viel Neues zu lernen, sich auf einen neue Alltag einzustellen, Beziehungen neu zu gestalten, auch das Kind muss sich regelrecht neu kennen lernen! Das ist doch ein tolles Lernen! Das ist jetzt seine eigentliche Aufgabe, nicht irgendwelche Arbeits-blätter abzuarbeiten, die diese inneren Prozesse gar nicht aufgreifen. Gute Lehrer und Lehrerinnen laden die Kinder ein, jetzt Geschichten oder Bücher ihrer Wahl zu lesen, von ihrem neuen Leben zu berichten, anderen Kindern Briefe zu schreiben oder vorzulesen, Kunststücke auszuprobieren, Pflanzensamen in die Erde zu stecken und auf der Fensterbank zu beobachten, Youtubefilme anzuschauen, ob sie vielleicht das Häkeln lernen wollen. Ich freue mich für jedes Kind, das sich jetzt nicht dazu erpressen lässt so zu tun als seien sie in der Schule. Was für eine Chance, mit Kindern jetzt einmal andere Wege des Lernens kennen zu lernen. Ihre Wege zu begleiten! Ich hoffe auch wirklich, dass Eltern jetzt so viele gute Erfahrungen machen mit ihren in diesem Sinne lernenden Kindern, dass sie sich dem Rückkehr zur „alten Schule" widersetzen, wo ja oft genug die Fragen der Kinder gar nicht zählen.

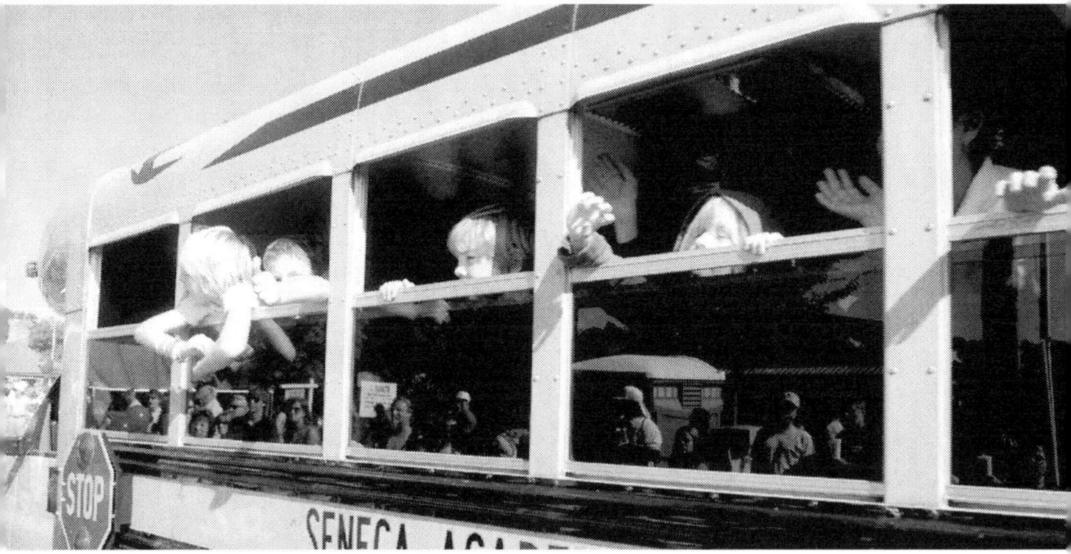

Der Weg zurück in die Kitas und Schulen

In welchem Umfang und unter welchen Bedingungen die jüngeren Kinder wieder zurück in Kitas und Schulen dürfen, ist derzeit zumindest in Deutschland eine hoch umstrittene Frage (in vielen anderen Ländern wie der Schweiz, Schweden oder den Niederlanden war die Frage rasch geklärt, oder die Kitas und Grundschulen wurden nie geschlossen). Die Frage hängt unmittelbar mit einer weiteren Frage zusammen, nämlich der Frage, ob Kinder die Epidemie antreiben oder nicht, sie war schon Thema auf „Können Kinder andere Menschen infizieren?" auf Seite 80.

Deshalb scheint auch die Kita- bzw. Schul-Frage daran zu hängen, ob man die Betreuung der Kleinen eher aus der „Glas-halb-voll"-Perspektive betrachtet oder aus der „Glas-halb-leer"-Perspektive. Aus pragmatischer Sicht gibt es inzwischen weitaus mehr Möglichkeiten, die Auswirkungen von Öffnungen durch kluge Pandemiekonzepte zu begleiten. Ich gehe hierauf in dem Beitrag **„Corona und die Schulen"** auf meinem Blog ein.

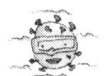

Kinder sind systemrelevant – ohne einen klaren Kompass kommen sie nicht zu ihrem Recht

Am wichtigsten dürfte dabei eine Besinnung auf den eigentlichen Auftrag der pädagogischen Einrichtungen sein. Wenn die Einrichtungen aufmachen, dann müssen sie auch das liefern, was die Kinder eigentlich dort suchen. Das heißt, dann müssen sie auch eine Pädagogik ermöglichen, die Kinder schützt, stützt und ihrer Entwicklung Rückenwind gibt. Ist dies nicht möglich, so müssen in der Pädagogik neue Wege gefunden werden, die das Kind nicht schädigen.

Konkret mache ich mir Sorge darüber, dass nun das Primat auf Hygienemaßnahmen liegen soll, deren Umsetzung aber mit einer kindgerechten Pädagogik nur schwer vereinbar ist. Kinder brauchen freies Spiel, sie brauchen Körpernähe, sie brauchen Trost. Sie brauchen konstante Bezugspersonen. Sie müssen Beziehungen aufbauen können, nach ihrem Tempo, auf ihre Art. Sie müssen ihre Umwelt erforschen können, und das nicht mit angezogener Handbremse und in einem Korsett von Regeln, die sie sowieso nicht einhalten können. Kinder, die jetzt im Alltag darauf gepolt werden immer nur Vorgaben zu erfüllen, enge Grenzen zu beachten, den Ansagen der Erwachsenen zu folgen und die mit ihrem Verhalten gar noch die Welt vor einem Virus retten sollen, sind heillos überfordert. Sie werden schwach und zu Marionetten in einer über-geregelten Umwelt. Sie werden ängstlich, weil sie auf Schritt und Tritt zu kurz springen. Sie verlieren ihren Mut, weil sie zu wenig selbst gestalten und zu wenig selbst verantworten dürfen. Kurz, sie werden pädagogisch beschädigt.

Noch schlimmer, wenn die Kinder erfahren, dass ihre Erzieherinnen Angst vor ihnen haben. Pädagogik beruht auf der lebendigen Ausgestaltung bedeutsamer Beziehungen – das geht nicht mit Angst, das geht nicht eingehüllt in Schutzkleidung. Das geht nicht mit einem verordneten Sicherheitsabstand und auch nicht mit Kontaktverboten („nein, Du darfst nur mit einem Kind mit einem grünen Bändchen spielen").

Wie sinnvoll sind Hygienemaßnahmen in den Einrichtungen?

Das kann niemand genau sagen. Fakt ist aber das: Es ist selbst auf einer Intensivstation oder in einem Operationssaal nur mit extremem Aufwand, Vorbereitung und Schulung möglich einem Virus wie SARS-CoV-2 ein Schnippchen zu schlagen. Auch der Materialaufwand dafür ist immens. Es ist deshalb eine Illusion zu meinen, man könnte die Ansteckung mit SARS-CoV-2 in einer Kindergruppe langfristig vermeiden – insbesondere wenn der Infektionsdruck in der Region hoch ist. Dazu wären Bedingungen nötig, die mit einem für die Entwicklung und Bildung eines Kindes nicht förderlich sind, wie etwa Gesangsverbot, Sprechverbot unterhalb eines bestimmten Mindestabstands, strikte Abstände, wie sie für die häusliche Quarantäne empfohlen werden, Tragen eines zertifizierten Mundschutzes und so weiter. Alle Achtung, wenn das ein paar Tage gut geht – aber wir werden mit diesem Virus viele Monate, viele Jahre zu tun haben. Wenn Übertragungen zu oder über die Kinder ausgedünnt werden sollen, müssen deshalb vor allem die Rahmenbedingungen so verändert werden, dass Ansteckungen weniger wahrscheinlich werden. Ansätze, bei denen sich Kinder auf Schritt und Tritt „richtig" verhalten müssen, lassen sich am Arbeitsplatz vielleicht realisieren, mit einer wuseligen Kinderschar dagegen nur auf Kosten ihrer Entwicklung.

Wir brauchen deshalb Klarheit:

- **Erstens.** Eine auf individuelle Verhaltens- und individuelle Schutzmaßnahmen basierte Prävention von Ansteckungen ist in Kitas (und womöglich auch in Grundschulen) nicht möglich. Sie ist deshalb nicht möglich, weil sie eine Beziehungskultur voraussetzt, die mit einer kindgerechten pädagogischen Arbeit nicht vereinbar ist. Eine solche Strategie der *Verhaltensprävention* ist mit erheblichen Kosten für das Wohlbefinden und die Entwicklungsmöglichkeiten der Kinder verbunden. Hygienekonzepte, die auf ein nicht kind- und bildungsgerechtes Verhalten bauen, sind deshalb abzulehnen. Sie sind weder effektiv noch ethisch vertretbar.

- **Zweitens.** Stattdessen sollte die Prävention auf die *Rahmenbedingungen* in den Einrichtungen fokussieren. Sie sind so zu gestalten, dass Übertragungen weniger wahrscheinlich werden, ohne dass den Kindern und ihren ErzieherInnen ein schädliches Verhalten abverlangt wird. Solche Maßnahmen der *Verhältnisprävention* sind z.B. kleinere Gruppengrößen. Ganz wichtig wird die Verlagerung von Spiel-, Bewegung und aktivem Austausch ins Freie sein, Innenräume wären dann eher als Ruhe- und Rückzugsräume zu planen. Dies würde für eine Gründung von Einrichtungen auf Freiflächen – ob in Parks, auf Bauernhöfen oder im Wald – sprechen, was durchaus auch als pädagogische Chance gewertet werden kann. Zur Absicherung können häufigere Tests auf SARS-CoV-2 Infektionen beim Personal dienen (wohl wissend, dass Ansteckungen vor allem durch Erwachsene in eine Kita kommen, und nicht durch die Kinder) sowie Dokumentation der regelmäßigen Kontaktketten.

Ist eine solche Verhältnisprävention in den jetzigen Institutionen nicht möglich, so sollte nach neuen Wegen der Kinderbetreuung in Zeiten der Pandemie gesucht werden. Das könnte eine Pädagogik im Freien bedeuten, oder auch eine Betreuung der Kinder in Einrichtungen der Tagespflege mit konstanten Bezugspersonen.

Anmerkungen zu Kapitel 4

1 *Z. Wu und J. M. McGoogan, „Characteristics of and Important Lessons From the Coronavirus Disease 2019 (COVID-19) Outbreak in China: Summary of a Report of 72 314 Cases From the Chinese Center for Disease Control and Prevention", JAMA, Apr. 2020, doi: 10.1001/jama.2020.2648.*

2 In Deutschland wurden bisher (Stand 20.4.2020) etwa hundert SARS-CoV-2-positive Kinder im Krankenhaus behandelt. Zum Vergleich: vor Einführung der Rotaviren-Impfung wurden in Deutschland pro Jahr etwa 20 000 Kinder wegen Rotaviren im Krankenhaus behandelt.

3 Gute Übersichten zu COVID-19 bei Kindern:
t1p.de/utd-children
t1p.de/cdc-69

4 t1p.de/dgpi-kw41

5 *Q. Wu u. a., „Coinfection and Other Clinical Characteristics of COVID-19 in Children", Pediatrics, Juli 2020, doi: 10.1542/peds.2020-0961.*

6 Auch wenn hartgesottene Impfgegner das neuerdings behaupten: das Kawasaki-Syndrom ist nicht als „Impfkrankheit" zu erklären, dafür ist es regional und saisonal viel zu unterschiedlich verteilt (*J. C. Burns u. a., „Seasonality of Kawasaki disease: a global perspective", PLoS One, Sep. 2013, doi: 10.1371/journal.pone.0074529.*) Dass es auf Beipackzetteln von Impfstoffen als mögliche unerwünschte Nebenwirkung erscheint, hat mit dem Meldewesen zu tun: als mögliche Impfkomplikation zählt, was keine eindeutige andere Erklärung hat – und das Kawasaki-Syndrom hat nun einmal bisher keine eindeutige Ursache, der Auslöser ist unbekannt.

7 *M. Liniger u. a., „Induction of neutralising antibodies and cellular immune responses against SARS coronavirus by recombinant measles viruses", Vaccine, Apr. 2008, doi: 10.1016/j.vaccine.2008.01.057.*

8 *L. Pinky und H. M. Dobrovolny, „SARS-CoV-2 coinfections: Could influenza and the common cold be beneficial?", J Med Virol, Mai 2020, doi: 10.1002/jmv.26098.*

9 Das hat damit zu tun, dass das kindliche Immunsystem ja vor einer ungeheuren Herausforderung steht: Zunächst ist es vor Erregern durch die mütterlichen Antikörper geschützt, auch die Muttermilch verleiht eine Art „Fremdschutz". Dann aber muss das kindliche Immunsystem in der Lage sein recht effektiv auch gegen Erreger zu reagieren, die ihm bisher noch nicht begegnet sind – es muss am Lebensanfang also auf eine sehr unspezifische Verteidigungsstrategie setzen (im Laufe des Lebens geht diese breite Aufstellung gegen unbekannte Erreger möglicherweise verloren).

10 Genaueres siehet1p.de/kv-kita

11 *H. Renz-Polster, J. Fischer, und F. De Bock, „Dyke wardens or Drivers? Why children*

*may play an attenuating role in the spread of SARS-CoV-2", Open Science Framework, preprint, Juli 2020. doi: **10.31219/osf.io/5n8da**.*

12 Interessanterweise lassen sich aber sogar bei mild erkrankten Kindern recht häufig Verschattungen der Lunge nachweisen – inzwischen wird diskutiert, ob diese Infiltrate vielleicht gar nicht entzündungsbedingt sind, sondern eine rasche lymphozytäre Reaktion des Immunsystems darstellen, die bei der Begrenzung der Infektion hilft.

13 Diese Aussage ergibt sich aus einer größeren Studie (*C. Eastin und T. Eastin, „Epidemiological characteristics of 2143 pediatric patients with 2019 coronavirus disease in China", The Journal of Emergency Medicine, Apr. 2020, doi:* **10.1016/j. jemermed.2020.04.006**.), sie ist allerdings noch nicht gesichert, weil die Fälle in der zitierten Studie nur teilweise durch Abstriche belegt waren, so dass gerade bei den Säuglingen möglicherweise andere Erreger, die in diesem Alter häufiger vorkommen (wie etwa RSV), für die Unterschiede verantwortlich sein könnten.

14 Selbst medikamentös immunsupprimierte Kinder haben wohl einen milden Verlauf (*M. Marlais u. a., „The severity of COVID-19 in children on immunosuppressive medication", The Lancet Child & Adolescent Health, Juli 2020, doi:* **10.1016/ S2352-4642(20)30145-0**.). Weitere Informationen zum Risiko von Kindern mit chronischen Erkrankungen: **t1p.de/mkk-ce** sowie **t1p.de/mkk-kinder**

15 *P. Zachariah u. a., „Epidemiology, Clinical Features, and Disease Severity in Patients With Coronavirus Disease 2019 (COVID-19) in a Children's Hospital in New York City, New York", JAMA Pediatrics, Juni 2020, doi:* **10.1001/ jamapediatrics.2020.2430**.

16 t1p.de/mkk-diabetes

17 t1p.de/mkk-schule

18 *H. Du u. a., „Clinical characteristics of 182 pediatric COVID-19 patients with different severities and allergic status", Allergy, Juni 2020, doi:* **10.1111/all.14452**.

19 https://t1p.de/s-iac...

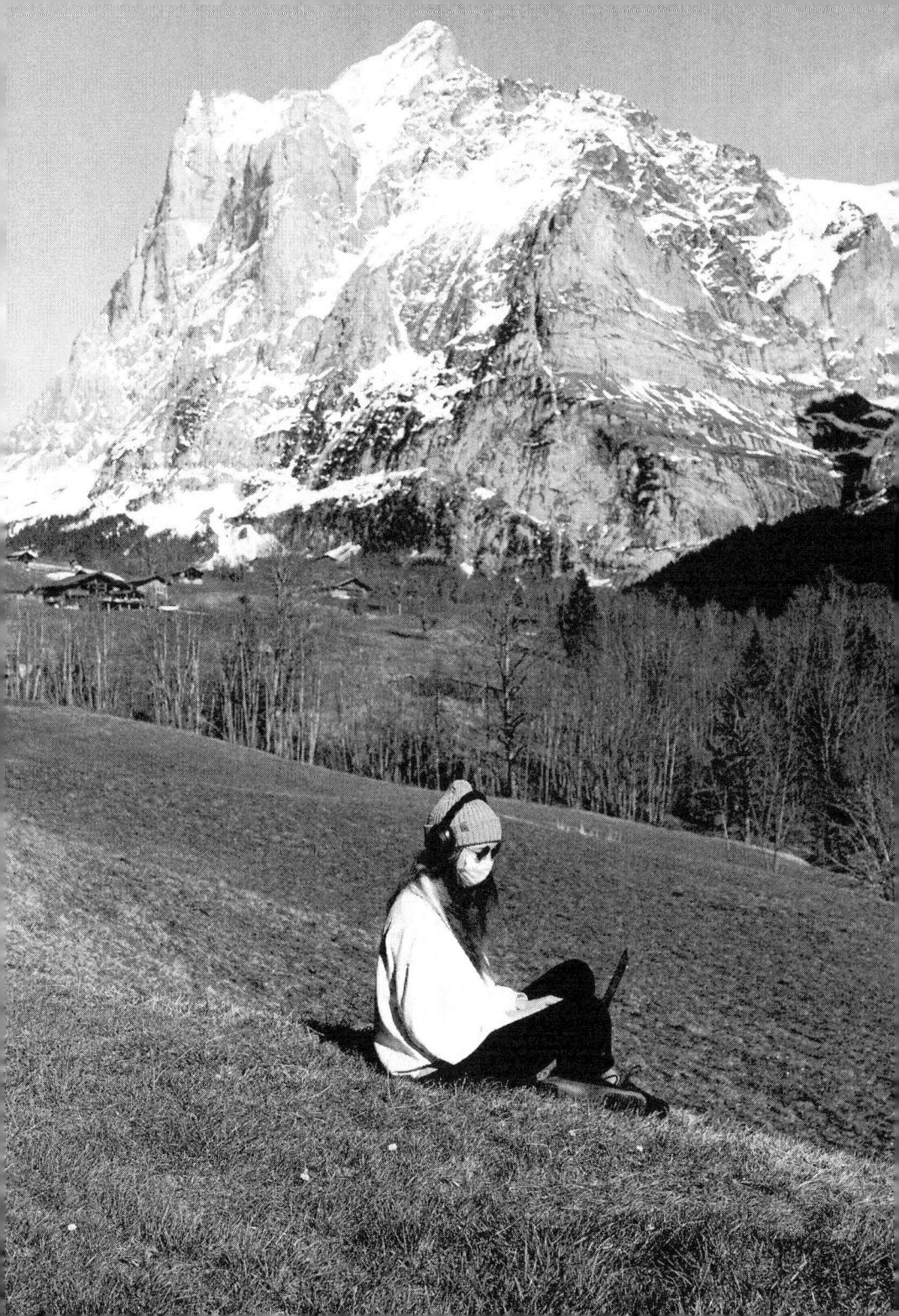

Kapitel 5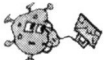

Die Eigenkräfte stärken

 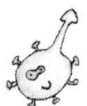

Du bist nun mitten im Herzstück dieses eBooks gelandet. Entweder bist Du Dir einigermaßen sicher, dass Du (oder Dein Kind) Dich mit SARS-CoV-2 angesteckt hast und willst jetzt möglichst gut verstehen, was Du tun kannst um diesem Virus den Wind aus den Segeln zu nehmen. Oder aber Du bist bisher von COVID-19 verschont geblieben – und willst wissen, was Du tun kannst, damit das so bleibt.

Wäre es nicht wunderbar, wenn ich Dir jetzt eine Liste an die Hand geben könnte, auf der ein paar Medikamente stehen? Vielleicht auch ein paar Nahrungsergänzungsmittel zur Stärkung des Immunsystems, und noch ein paar Tipps dazu?

Ja, die Tipps kann ich Dir geben. Aber Du wirst sie erst umsetzen können, wenn Du zuerst noch eine andere Art von „Medizin" zu Dir nimmst. „Verständnis-Medizin" nämlich. Die gibt es nicht in der Apotheke. Den Schlüssel dazu musst Du Dir selbst schmieden.

Der Schlüssel – Dein Immunsystem verstehen!

Diese Verständnis-Medizin ist vielleicht der wichtigste Teil dieses gesamten eBooks. Denn: Wer das Immunsystem versteht, dem werden die von mir empfohlenen konkreten Maßnahmen sofort einleuchten! Schauen wir unserem Immunsystem deshalb einmal gemeinsam unter die Haube.

Wie gut unser Abwehrsystem arbeitet, hängt von mehreren Einflüssen ab:

- **... von seinen „Vorerfahrungen".** Das Immunsystem trainiert beständig und arbeitet bei jedem Kontakt mit einem Erreger daran, gegen diesen Erreger für die Zukunft einen Schutz aufzubauen. Unser Immunsystem verfügt deshalb über eine ganze Bibliothek von Erinnerungen, die sofort abgerufen werden, wenn ein bereits „durchgemachter" Erreger angreift. Jetzt werden im Nu Abwehrstoffe (Antikörper) produziert, die den Störenfried abfangen. Nun hat unser Immunsystem im Falle von SARS-CoV-2 keinerlei Vorerfahrung. Wir sind hier sozusagen in der gleichen Situation wie die Ureinwohner Amerikas, die bei der Ankunft der weißen Europäer weniger von deren Waffen als von deren Erregern niedergestreckt wurden. Weil wir gegen dieses Virus noch keine Pfeile im Köcher haben, ist es umso entscheidender, dass bei einer COVID-19-Erkrankung unser Immunsystem in seiner Gesamtheit auf Zack ist!

- **... vom Alter.** Das Immunsystem arbeitet im Alter nicht mehr so effektiv. Allerdings gibt es erhebliche individuelle Unterschiede, die manchmal am Begriff des „biologischen Alters" festgemacht werden: Wer als 70 Jährige fit und vital ist, hat eine bessere Abwehr als eine 40 Jährige, die raucht, sich wenig bewegt und häufig zu viel Alkohol trinkt. Insofern ist – in jedem Alter – auch **der bisherige Lebensstil** eine entscheidende Größe für unsere immunologische Fitness: Wer sich durch eine gesunde Ernährung, ausreichend Bewegung und das Glück der seelischen Gesundheit „gut gehalten" hat, ist zu jeder Zeit seines Lebens besser gegen Angriffe gerüstet.

- **... von den bestehenden Vorerkrankungen.** Diese sammeln sich natürlich oft im Laufe des Lebens an und tragen dann zur schlechteren Abwehr im Alter bei. Manche der vorbestehenden Krankheiten sind für das Immunsystem keine Belastung (wie etwa Arthrose und Neurodermitis), andere aber können die Abwehr mehr oder weniger stark schwächen, wie etwa eine Krebserkrankung, Autoimmunerkrankungen, manche Stoffwechselerkrankungen (z.B. ein schwerer Diabetes mellitus) oder auch manche psychischen Erkrankungen (etwa schwere Depressionen). Wieder andere Erkrankungen beeinträchtigen zwar

das Immunsystem nicht unbedingt, stellen aber dennoch eine Belastung bei einer SARS-CoV-2-Infektion dar, weil der Körper durch die Krankheit weniger belastbar ist. Das gilt etwa für schwerere Herz-/Kreislauferkrankungen (Bluthochdruck, Herzschwäche oder Koronare Herzerkrankung) oder Lungenerkrankungen wie etwa ein Emphysem oder COPD. Bei manchen Vorerkrankungen müssen zudem Medikamente eingenommen werden, die das Immunsystem zusätzlich abdämpfen und deshalb auch die Abwehr gegenüber Viren und Co schwächen, etwa Zytostatika, Ciclosporin, Kortisonpräparate oder andere immunwirksame Medikamente. (Ein Hinweis für die Betroffenen: Selbst wenn Du eine der in diesem Abschnitt genannten Diagnosen hast, so heißt das nicht gleich, dass Du ein „schlechtes" Immunsystem hast. Auch kommen die meisten Krankheiten ja nicht gleich in ihrer Maximalform daher, und eine gute „Einstellung" oder medizinische Behandlung nimmt vielen ein gutes Stück von ihrem Gefahrenpotenzial). Mehr zu den Vorerkrankungen auf Seite 132.

- … **von den bestehenden Umweltbelastungen:** unsere Umwelt greift auch in unseren Körper ein, und alles, was wir einatmen oder sonst wie zu uns nehmen kann Auswirkungen auf unser Immunsystem haben. Das beginnt mit einer dauerhaft schlechten Ernährung (zu einseitig, zu sehr industriell verarbeitet, zu reichhaltig, zu wenig frisch), führt über Giftstoffe, denen wir vielleicht zuhause oder bei der Arbeit ausgesetzt sind (Formaldehyd, Lösungsmittel, Schwermetalle, Weichmachern in Plastikverpackungen, und so weiter) bis zum Feinstaub in der Luft, der deutliche negative Auswirkungen auf unsere Immungesundheit hat (das wird noch Thema sein).

- … **von der Jahreszeit.** Das Immunsystem scheint in der warmen Jahreszeit besser zu arbeiten als in der schlechten. Das könnte u.a. mit der im Sommer aufgrund der Lichtverhältnisse besseren Vitamin-D-Versorgung zusammenhängen. (Dass Infekte im Sommer seltener sind, liegt aber vor allem daran, dass die Menschen jetzt weniger drinnen sind, dass ihre Schleimhäute wegen der feuchteren Luft besser abwehrbereit sind und dass Viren durch das UV-Licht schneller abgetötet werden – ein Effekt, auf den wir ja auch im Zusammenhang mit der COVID-19-Epidemie hoffen).

- ... **ein bisschen auch vom individuellen Glück:** Manche Menschen haben eine genetische Konstellation, die sie gegenüber bestimmten Erregern weniger anfällig macht (aber sie dafür vielleicht an einer anderen Stelle „zwickt" ;-). Eine solche genetische Komponente wird auch für die Empfänglichkeit gegenüber SARS-CoV-2 diskutiert. Dagegen scheinen Männlein und Weiblein über ein insgesamt ähnlich abwehrbereites Immunsystem zu verfügen.[1] Dass Männer von schweren Verläufen bei einer SARS-CoV-2-Infektion eher betroffen sind als Frauen, könnte deshalb zum Beispiel an hormonellen Einflüssen liegen. Oder auch daran, dass Männer in ihrem Leben mehr Unsinn betreiben (mehr rauchen, mehr trinken usw.). Im Durchschnitt, wohlgemerkt. Und: sie lernen dazu ;-)

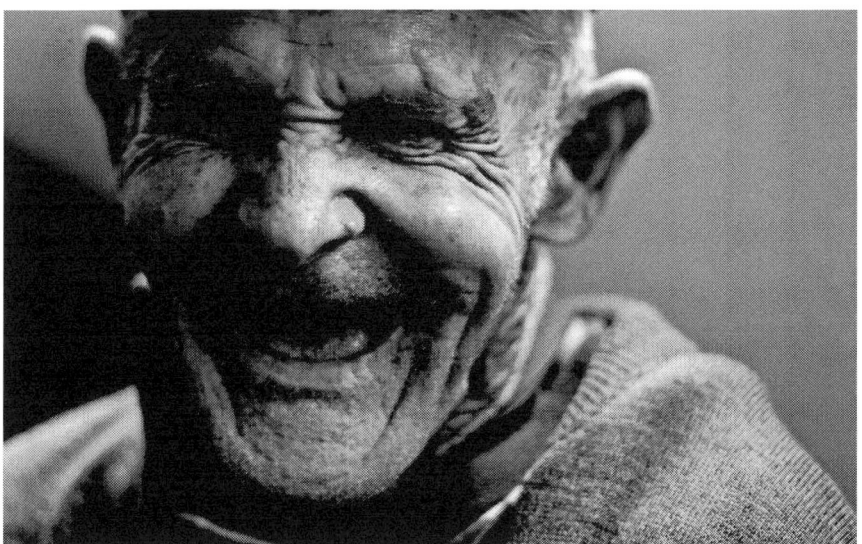

Da ist also eine ganze Liste von Punkten zusammen gekommen, die alle mit entscheiden, wie abwehrbereit unser Immunsystem ist!

Nun sind dies alles Einflüsse, die wir kaum auf die Schnelle verändern können. Wir können uns nicht plötzlich jünger machen, wir können unsere bereits bestehenden Krankheiten nicht auf die Schnelle loswerden, und viele Medikamente auch nicht.

Unsere sieben Abwehrschätze – auf sie kannst Du Dich bei der Selbsthilfe gegen COVID-19 verlassen!

1. Eine gute seelische Einstellung
2. Guter Schlaf
3. Fieber!
4. Gute Ernährung
5. Gute Luft
6. Fit sein! Aber Überlastung vermeiden
7. Eventuell: Medikamente

Der Rückenwind im Hier und Jetzt

Glücklicherweise gibt es aber auch *momentane* Einflüsse, die ein entscheidendes Wörtchen dabei mitreden, wie gut unser Immunsystem arbeitet. Jetzt zum Beispiel, wo wir uns ein SARS-CoV-2 Virus eingefangen haben. Diese Einflüsse entscheiden bei jedem einzelnen von uns, ob unser Immunsystem **jetzt** seine volle Leistung erbringen kann. Also, ob es sein Potenzial voll ausschöpfen kann – **trotz möglicher Belastungen**, die oben Thema waren.

Und die gute Nachricht ist: Diese Punkte, um die es im Folgenden gehen soll, können wir fast immer selbst beeinflussen! Und zwar jetzt, rasch und nachhaltig. Auf diese – änderbaren – Einflüsse muss sich entsprechend unser Augenmerk richten, wenn wir in eine Gefahrenzone kommen. Etwa, wenn wir uns mit SARS-CoV-2 angesteckt haben!

Kurz, wir können den Belastungen unseres Immunsystems ein Gegengewicht entgegen stellen – unsere **Abwehrschätze**.

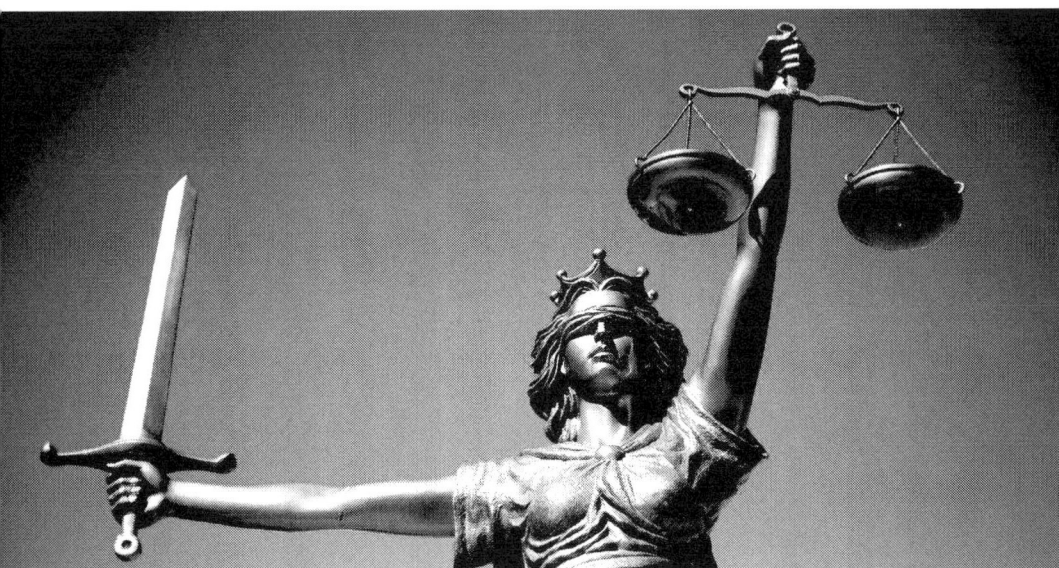

Das Immunsystem als eine Waage

Man kann sich das Immunsystem also durchaus wie eine Art Waage vorstellen (nein, nicht wie eine Digitalwaage, sondern als eine Waage aus dem Museum):

- Auf der einen Seite liegen die Belastungen, die das Immunsystem herunterziehen – gegen manche können wir etwas tun, gegen viele aber – zumindest auf die Schnelle – nichts.

- Auf der anderen Seite aber liegen unsere Ressourcen – also die Einflüsse, die dafür sorgen, dass der Zeiger dann doch noch in die Mitte kommt – so weit es eben geht!

Über diese Schätze können wir nicht genug staunen. Das sind die Joker, die wir jetzt im Ärmel haben! Sie können im Idealfall dafür sorgen, dass wir das Virus eben doch begrenzen können: Vielleicht einen leichten statt einen schweren Verlauf haben, vielleicht einen mittelschweren statt einen schweren, vielleicht einen Krankenhausaufenthalt vermeiden können, und so weiter!

> *Seit einem Monat wütet diese Krankheit hier, und die Leute ignorieren, wie nah wir am Zusammenbruch sind", sagt Hamde, ein Medizinstudent aus Teheran, dem SPIEGEL am Telefon. „Wir haben bald nicht mehr genug medizinisches Personal. Die Sterberate unter Ärzten, Schwestern, Krankenpflegern ist furchtbar hoch. Die sind alle überarbeitet, erschöpft und haben keine richtige Schutzkleidung*[4]

Es könnte übrigens durchaus sein, dass die überraschend schweren Verläufe bei medizinischem Fachpersonal in dieser Epidemie auch daher rühren, dass diese Menschen viel zu häufig auf zu viele dieser Faktoren verzichten müssen! Dass sie diesem Virus komplett überlastet, in einem seelischen Ausnahmezustand, schlaflos und ungesund ernährt begegnen müssen. (Eine weitere Belastung, die das medizinische Personal oft zu schultern hat, werden wir gleich noch kennen lernen.)

Aber im häuslichen Umfeld haben wir den Luxus, die Signale unseres Körpers zu beachten. Wir sollten unsere Abwehrschätze wirken lassen!

Ganz nah dran: Wie das Immunsystem eine SARS-CoV-2-Infektion bekämpft

Bevor wir uns diese Schätze im Einzelnen anschauen, sollten wir unserem Immunsystem bei seiner Arbeit zuschauen, ganz aus der Nähe. Und zwar bei seiner Arbeit gegen das SARS-CoV-2-Virus, diesen neuen Störenfried, der eigentlich nichts ist als ein Stück Genmaterial mit einer Fettschicht und einer Krone (lat. = corona) aus Eiweißbausteinen drumrum.[2]

Der Einsatz des Immunsystems beginnt, natürlich, mit einer Infektion, ob sie nun „per

Dusche" – also als Tröpfcheninfektion – passiert, per Einatmung von infizierten Schwe-beteilchen (Bioaerosole) oder „händisch" – also als Schmierinfektion.

Jetzt setzt sich das Virus auf den befallenen Schleimhäuten fest, verankert die Zacken seiner Krone an ihren Zellen und dringt nun nach und nach in die oberflächliche Zell-schicht ein. Im Inneren der Zellen angekommen, nutzt das Virus den Stoffwechsel der befallenen Zelle, um sich zu vermehren. Und wie! Das Virus kann sich im Rachenraum innerhalb von 24 Stunden bis zu 100 000 mal selbst kopieren. (Das ist nämlich das Gemeine an Viren: Sie sind eigentlich nicht einmal richtige Lebewesen, sie können sich nämlich selber gar nicht vermehren. Das können sie nur, wenn sie dafür die Zelle eines Menschen, eines Tieres oder einer Pflanze umprogrammieren – und diese für sich arbeiten lassen. Wie Parasiten nutzen sie deren Stoffwechsel und deren Energie, um sich im Nu hundert- oder tausendfach zu vervielfältigen. Zum Lohn für die Hilfe machen sie die Zelle bei ihrem Ausstieg oft genug kaputt. Und dann suchen sich die neu gebildeten Viren die nächste Zelle, die sie kapern können.)

Zurück bleibt nach dieser Infektionsphase ein schwer beschädigter Rasen aus schwer leidenden Schleimhautzellen. Dieses Schlachtfeld signalisiert dem Immunsystem: Hilfe, hier ist etwas nicht in Ordnung, hier passiert ein Angriff!

Die erste Abwehrwelle

Während dieser Phase der Einnistung und anfänglichen Vermehrung hat der Betroffene entweder keine oder nur milde Symptome. Es kratzt womöglich am Hals, und die Nase ist vielleicht verstopft. Falls das Virus die tieferen Luftwege (Bronchien) befällt, kann auch ein trockener Husten auftreten; befällt es den Darm, tritt vielleicht Durchfall auf.

In dieser Phase greift die Abwehr auf die schon *vor der Infektion vorhandenen Möglich-keiten* unseres Immunsystems zurück. Sie aktiviert also die Kräfte des **angeborenen Immunsystems** (wie es von Medizinern genannt wird). Diese zielen darauf, das Virus so gut es geht einzugrenzen, also seine Vermehrung zu bremsen. Dies passiert beispiels-weise, indem bestimmte „zytotoxische" Immunzellen die von Viren befallenen Zellen komplett abtöten und somit aus dem Verkehr ziehen. Als Begleiterscheinung dieser Begrenzungs- und Aufräumarbeiten kann jetzt auch schon Fieber auftreten.

Dann kommt die zweite Welle

Diese Bremsung der Virenvermehrung ist wichtig, weil es ein paar Tage dauert, bis die zweite Welle unseres Immunsystems bereit steht. Dieses zweite Aufgebot besteht aus den jetzt als Antwort auf die Infektion gebildeten Abwehrkräften (dieser Teil der Immunantwort wird auch als **adaptives, also anpassungsfähiges, Immunsystem** bezeichnet).

In dieser Phase spielen spezialisierte Lymphozyten eine große Rolle, deren Zusammenspiel dafür sorgt, dass schließlich spezielle, gegen das SARS-CoV-2 gerichtete Antikörper gebildet werden. Diese Eiweißstoffe docken an den Zacken auf der Kronenhülle des Virus an und „verkleben" sie so, dass das Virus nicht mehr funktionsfähig ist und von wieder anderen Immunzellen „abgeräumt" werden kann. Die gebildeten Antikörper werden deshalb auch **neutralisierende Antikörper** genannt. Werden genügend von ihnen gebildet, so kommt die Vermehrung des Eindringlings rasch zum Stillstand. Die gebildeten Antikörper verleihen dem Körper zudem Schutz gegenüber später eventuell erneut auftretenden Infektionen mit SARS-CoV-2.

Klingt wie ein gut eingespieltes Orchester? Genau! Nur: Manchmal funktioniert die Abstimmung nicht. Dann haben die Viren in der ersten Phase zu viel Zeit um sich zu vermehren – und können sich deshalb zum Beispiel tief in die Lungen vorarbeiten. Dies kann passieren, wenn das angeborene Immunsystem geschwächt ist, etwa durch hohes Alter oder durch eine vorbestehende Krankheit. Oder aber, wenn wir jetzt nicht gut auf uns achtgeben und unser Immunsystem durch eine durchgemachte Nacht oder durch zu harte körperliche Arbeit belasten (hier sind wir also bei den auf Seite 119 dargestellten, von uns selbst zu steuernden Einflüssen!).

Aber auch wenn die Dosis an Viren, die wir anfänglich abbekommen sehr hoch ist, kann es länger dauern, bis das Immunsystem genug Antikörper bildet! Der Krankheitsprozess bekommt also auch auf diese Art einen Vorsprung.

Dieser Faktor könnte mit erklären, warum Gesundheitspersonal in dieser COVID-19-Epidemie überzufällig häufig von schweren Verläufen betroffen ist (wie bereits angedeutet vergrößert sich der Vorsprung der Viren dann oft noch zusätzlich durch Schlaflosigkeit

und ungeheure körperliche und seelische Belastungen).

Kommt die zweite Welle zu spät, so kann das Virus immer mehr Körperzellen infizieren und zerstören. Auf diese Weise entsteht dann zum Beispiel eine Lungenentzündung. Hier ist das ganze schwammartige Gewebe der Lunge entzündet, so dass Wasser in die Luftbläschen eintritt und der Sauerstoff aus der Atemluft nur noch schlecht aufgenommen werden kann.

Dritte Welle als Gefahr

In diesem Stadium ist eine Heilung immer noch möglich. Richtig schwierig wird das erst, wenn ein dritter Prozess seinen Lauf nimmt. Dieser Prozess ist im Gegensatz zu den ersten beiden „Wellen" unerwünscht und schädlich. Jetzt kann es nämlich dazu kommen, dass das Immunsystem *schlagartig auf Vollgas geht,* um das Virus vielleicht doch noch los zu werden. Jetzt werden riesige Mengen an Botenstoffen (Zytokine) ausgeschüttet, die das Immunsystem breitflächig stimulieren. Durch diesen **Zytokinsturm** wird allerdings auch eine generelle Entzündungsreaktion eingeleitet, welche die bereits geschädigten Gewebe manchmal vollends in die Knie zwingt. Oft breitet sich dann die Infektion auch auf das Blut aus – es entsteht eine Blutvergiftung (Sepsis).[3]

Anfällig gegenüber dieser selbstzerstörerischen dritten Welle sind vor allem immungeschwächte Menschen, also Patienten, deren Immunsystem so schon am Limit arbeitet. Dies ist der Grund, weshalb Mediziner derzeit händeringend nach einem virushemmenden Mittel suchen (Virustatikum), das gegen Sars-CoV-2 wirkt. Die Idee wäre dann, dieses Mittel schon eher früh im Krankheitsverlauf einzusetzen, damit die dritte Welle erst gar nicht entstehen kann.

Anmerkungen zu Kapitel 5

1 *J. Nowak, B. Pawłowski, B. Borkowska, D. Augustyniak, und Z. Drulis-Kawa, „No evidence for the immunocompetence handicap hypothesis in male humans", Scientific Reports, Mai 2018, doi:* **10.1038/s41598-018-25694-0**.

2 Eine gute Übersicht dazu, an der ich mich teilweise orientiert habe bei: **t1p.de/ med-immune**

3 Zuletzt wurde die Theorie des „Zytokinsturms" in Frage gestellt, nachdem Messungen ergeben haben, dass diese Phase vielleicht eher durch eine abgeschwächte Immunantwort gekennzeichnet ist (*K. E. Remy u. a., „Severe immunosuppression and not a cytokine storm characterize COVID-19 infections", JCI Insight, Juli 2020, doi:* **10.1172/jci.insight.140329**.). Allerdings ist auch hier das letzte Wort noch nicht gesprochen.

4 **t1p.de/s-iran**

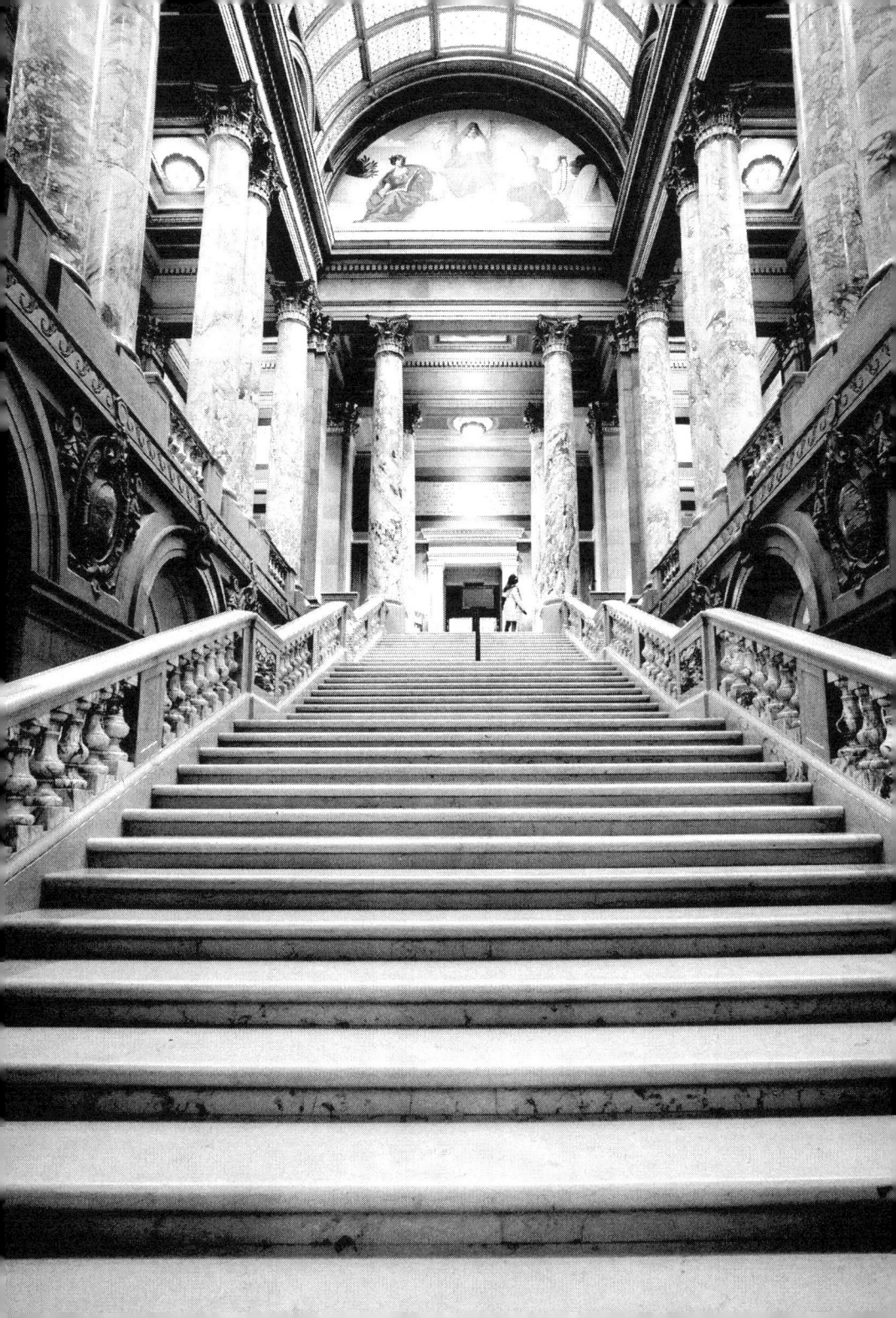

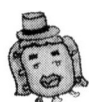

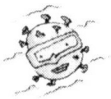

Kapitel 6

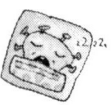

Die sieben Schritte der Selbsthilfe

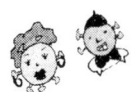

Schauen wir uns jetzt die Schätze an, die uns zur Verfügung stehen, um den beschriebenen Immunprozess und damit den Krankheitsverlauf positiv zu beeinflussen – einen Schatz nach dem anderen. Wie Du jetzt weißt, können diese Schätze dafür sorgen, dass Deine Immunantwort nach Kontakt mit dem Virus fein orchestriert und damit kräftig abläuft, so dass keine Komplikationen entstehen!

Eine gute seelische Einstellung

Ich stelle die seelische Verfassung, mit der wir dem Virus begegnen, an erste Stelle. Denn es ist eindeutig, dass die Psyche und das Immunsystem aufs engste miteinander kommunizieren und miteinander verknüpft sind. Wann schnappt man so ziemlich jeden Infekt dort draußen auf? Genau – wenn man sich „down" fühlt, gestresst fühlt, überlastet ist. Wenn man nicht mehr „über den Dingen" steht.

Nun lässt sich die eigene seelische Verfassung nur in Grenzen beeinflussen – wenn das möglich wäre, wären wir ja ein Volk von glücklichen Menschen. Aber manches lässt sich einhegen. Nur wie?

Aufwind für die Seele

- positiver Umgang mit der Angst

- gute Pflege und Fürsorge

- ein guter Plan für Eventualitäten

Als erstes will ich einen **positiven Umgang mit der Angst** nennen. Ich finde ihn so wichtig, dass ich dazu ein paar Anregungen in den Kasten auf Seite 129 gestellt habe. Denn natürlich haben wir jetzt *Angst:* Wie werde ich die Krankheit überstehen, was kommt danach, habe ich vielleicht andere angesteckt? Und so weiter.

Da hilft die Sicherheit: egal was kommt, Du kannst etwas tun! Zu den Angstthemen, die Dich jetzt bestimmt heimsuchen, gehört vielleicht auch die Frage: Muss ich mir um meine Kinder oder Enkelkinder Sorgen machen? Diese Frage behandle ich deshalb gleich auf Seite 131.

Und deshalb ist auch die zweite Frage so wichtig: Wer kann jetzt gut für Dich sorgen? Wer krank wird, wird bedürftig. Bedürftig nach Nähe, Rückzug, Schutz. Nach menschlicher Begleitung. Nach Schwach-sein-dürfen. Ich habe immer wieder gehört, dass eine COVID-19-Erkrankung auch eine seelische Krise auslöst. Vielleicht liegt das am Erreger, aber vielleicht auch, weil wir jetzt sowieso in einer beängstigenden Zeit leben, sich viele Sicherheiten auflösen und wir auch in sozialer Hinsicht ungeschützt sind. Umso wichtiger ist der mitmenschliche Beistand. Wir brauchen jemanden, der oder die uns be„muttert" – ob Mann oder Frau. Und weil das aus der Nähe für manche besser funktioniert als aus mindestens zwei Meter Abstand sind wir hier auch gleich bei der Frage, wie wir es mit der häuslichen Quarantäne während der Pflegezeit halten; ich gehe darauf auf Seite 75 ein.

Als drittes brauchen wir für unser seelisches Gleichgewicht **einen Plan.** Und den hast Du ja glücklicherweise schon gemacht! (Siehe Seite 74)

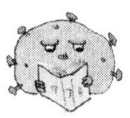

Vom Umgang mit der Angst

Leider hat derzeit praktisch jede(r) von uns gute Gründe beängstigt zu sein und praktisch niemand von uns ein sicher wirkendes Mittel dagegen. Und wenn, dann hilft es nur den anderen.

Vielleicht helfen hier ein paar grundlegende Ansätze. Sie beruhen darauf, dass wir besser mit Krisen klar kommen, wenn wir einen Sinn darin sehen und etwas tun können. Dann ist die Welt für uns trotz allem stimmig und wir können besser vertrauen. Das wiederum hilft bei der Bewältigung. Der Spieß dreht sich dann sozusagen um: statt nur die Belastungen zu sehen, sehen wir auch das Positive.

- Diejenigen, die rational an diese mentale Bergwanderung herangehen, werden sich immer wieder sagen, dass dieser Berg gewiss kein Mount Everest ist. Sondern eher ein für die deutschen Alpen typischer Gipfel. Also: Damit jemand an Covid 19 dauerhaft zu Schaden kommt, dafür muss schon einiges schief laufen. In diesem Land haben wir ein gutes Sicherheitsnetz an ärztlicher Versorgung, das darf uns jetzt beruhigen.

- Andere machen jetzt die Erfahrung, wie hilfreich es ist, immer wieder zu versuchen in Kontakt mit sich selbst zu kommen. Also seine Gefühle ernst zu nehmen oder überhaupt erst kennen zu lernen: welcher Sturm tobt denn da in mir? Habe ich Angst, bin ich zornig, bin ich enttäuscht, bin ich überfordert – was ist der Grund für mein Unwohlsein? Dieser Kontakt schafft die Grundlage für den nächsten Schritt: diesen Emotionen ins Auge zu schauen: Ja, ich bin zornig, weil ... Ja, ich bin enttäuscht, weil ...

- Das hilft auch vom Grübeln wegzukommen, bei dem oft viel Kraft verloren geht. Um aus den negativen Schleifen herauszukommen hilft manchmal auch Sport oder die hartnäckige Zelebrierung des Alltags – ob durch Kochen, Zimmer-Umgestalten, Handwerken oder die Bühne aufräumen.

- Wozu das gut ist? Wenn wir den Grund unserer Emotionen kennen, dann können wir versuchen, ihnen etwas entgegen zu setzen. Sie in einen anderen „Rahmen" zu packen: Ja, diese Epidemie bedroht meine Zukunft, ich weiß nicht, wie sie aussehen wird. Andererseits (das wäre jetzt so ein neuer Rahmen): Wollte ich nicht schon länger an meinem Leben et-

was ändern, denn ich habe mich zuletzt auch mit der Familie nicht mehr wohl gefühlt. Das wäre ein Beispiel für einen positiven Gegengedanken. Manchmal können diese Gegengewichte den Teufelskreis aus negativen Gedanken und negativen Emotionen tatsächlich unterbrechen!

- Hilfreich kann für manche dabei ein Tagebuch sein. In dieses kann man etwa die freudigen Momente eintragen, dann wiegen sie schwerer! Unterstützen können auch ein paar einfache Übungen, um mehr am Hier und Jetzt anzudocken - sie werden manchmal Achtsamkeitsübungen genannt. Da denken viele dann wahrscheinlich an Yogaübungen. Dass das zu eng gedacht ist kannst Du herausfinden, wenn Du ein bisschen im Internet recherchierst. Für manche sind die wichtigsten Achtsamkeitsübungen aber ganz praktischer Natur - alles was uns gut tut, hilft weiter, ob das das Kochen ist oder die Pflege des Fenstersims-"Gartens"! Damit verbunden ist ja immer auch die Botschaft: Das Leben geht weiter...

- Helfen kann Dir auch, dass Du Dir klar wirst, dass jeder Begriff, den Du jetzt hörst, eine „emotionale Verpackung" hat. Also, Du hörst zum Beispiel, Du solltest Dich in „häusliche Kontaktsperre" begeben. Und schon steht ein Gespenst im Raum: mich einsperren, Beziehungen abbrechen, ich bin eine Gefahr für andere! Und dieses Gespenst wird Deine Gefühle leiten, Deine Blicke, Dein Selbstbild. Dreh alle Begriffe, die Du jetzt hörst einfach um! Etwa: Ich sorge gut für mich und die anderen, indem ich ... ich bleibe in Beziehung, nur eben anders, ich gebe all diesen niederschmetternden Wörtern - von Quarantäne über soziale Distanzierung bis Pandemie - eine andere Verpackung! Hier erklärt Dir Georg Milzner das Prinzip: **t1p.de/yt-gm...**

- Ganz zentral entscheidend aber sind jetzt oft genug die anderen Menschen - ob es dabei um ein „Du" geht (Dein Partner, Dein Freund, Deine Mutter, Dein Großvater) oder um ein „Wir" (Dein Verein, Deine Gemeinde, Deine Familie). Nimm Kontakt auf, kümmere Dich um andere, teile Deine Sorgen und Nöte. Mache andere glücklich! Gelingt es Dir so einen „Draht" zu den Dir wichtigen Menschen aufzubauen, so kannst Du ihn benutzen wie früher die Telefon-Drähte: um einen Ozean von Ungewissheiten zu überbrücken.

Sorgen um die Kinder

Eine besondere Sorge für Eltern (oder Großeltern), wenn sie an COVID-19 erkranken, sind natürlich die Kinder: Werden sie jetzt auch krank? Wie kann ich sie schützen? Hier solltest Du als erstes realistisch sein:

Erstens. Es ist gut möglich, dass Deine Kinder schon längst angesteckt sind (und Du das Virus vielleicht von ihnen bekommen hast). Kinder sind nun einmal bekannte Türöffner für dieses Virus, weil sie eher noch Kontakte mit anderen Kindern haben – und wenn sie Kontakt haben, dann richtig. Wenn Läuse bei Kindern leichtes Spiel haben, dann hat SARS-CoV-2 freie Bahn!

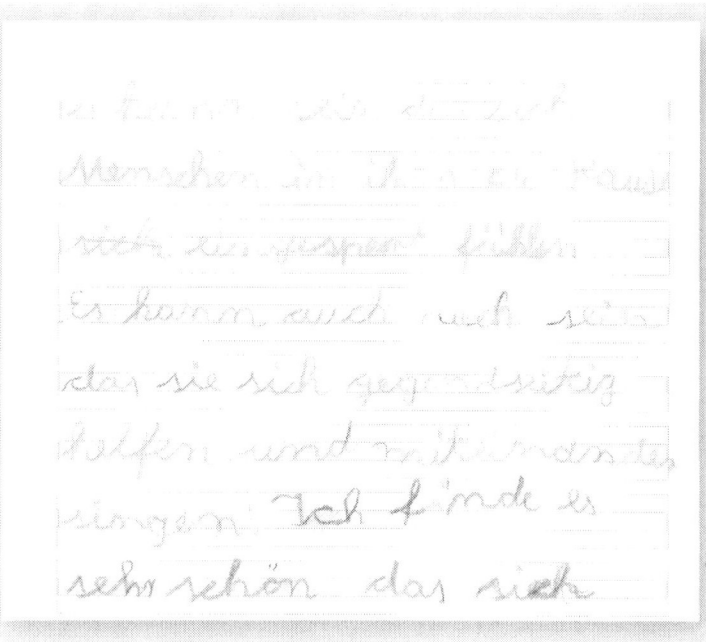

Das schreibt mir der 7-jährige Lennox zum Thema „Kontaktsperre" – eine klare Ansage zum Thema des „gedanklichen Rahmens"!

Zweitens. Lies jetzt in aller Ruhe das durch, was in Kapitel 4 zum Krankheitsverlauf bei Kindern steht: Die meisten Kinder machen eine SARS-CoV-2-Infektion heimlich, still, und leise durch, ohne dass irgendjemand etwas merkt. Und selbst wenn sie dann

doch einmal krank werden, mehr als eine Grippe ist es nicht. Also: Sorge Dich jetzt um Dich, dass Du wieder gesund wirst, Deine Kinder (oder Enkel) wird es nicht aus der Kurve schmeißen.

Drittens. Wenn Du als Mama oder Papa erkrankst und das Virus *nicht* von Deinen Kindern bekommen hast, so mache Dir keine allzu großen Sorgen, wenn sie dann doch einmal aus Versehen zu Dir ins Bett gesprungen sind. Statt Dich ans Kreuz zu nageln, sage Dir lieber: Irgendwann kriegen sie das Virus sowieso, dann machen wir es lieber in einem Rutsch durch! Bei einer Grippe haltet Ihr ja auch keine 2 Meter Abstand und vermeidet das Kuscheln, oder? Es ist einfach nicht von dieser Welt, beim häuslichen Zusammenleben mit Kindern die Hygieneregeln des Robert-Koch-Instituts einzuhalten, das ist auf einer Intensivstation ja schon schwer genug.

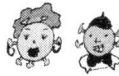

Hilfe, ich bin „Risikopatient"!?

Ein nicht zu unterschätzender Angstfaktor ist bei COVID-19 auch das: die Sorge, dass Du vielleicht zu einer besonderen Risikogruppe gehörst, die mit einem schwereren Verlauf zu rechnen hat!

Wenn man all die Erkrankungen betrachtet, die in diesem Zusammenhang schon als besondere Risiken genannt wurden, dann dürfte es nur wenig Menschen geben, die bei COVID-19 *nicht* zur Risikogruppe gehören. Schließlich werden auf dieser Liste Volkskrankheiten wie Bluthochdruck, koronare Herzerkrankung, starkes Übergewicht, chronische Lebererkrankungen, Diabetes und chronische Lungenerkrankungen genannt! Und dann noch ein paar Laster, denen ein großer Teil gerade der älteren Bevölkerung frönt, wie etwa das Rauchen (hier ist allerdings bei COVID-19 das letzte Wort noch nicht gesprochen, siehe Seite 152). Und dann kommen noch die immunbedingten Erkrankungen dazu. Und die Einnahme bestimmter Medikamente. Ach, und das Alter sollten wir auch nicht vergessen, denn: das Risiko für schwere Verläufe steigt ab etwa 50 bis 60 Jahre kontinuierlich an...

Tatsächlich ist damit zu rechnen, dass in Mitteleuropa etwa 25 bis 30 % der Bevölkerung zur Risikogruppe gehören. Schauen wir uns die Liste deshalb genauer an:

- Gefährdet sind Menschen mit einem *gegenüber Erregern* geschwächten Immunsystem. Dazu gehören die häufigsten „Immunerkrankungen", nämlich die weit verbreiteten **allergischen Erkrankungen** (wie etwa Heuschnupfen) schon einmal nicht. Da funktioniert Deine Abwehr nämlich eher zu stark als zu schwach (Details siehe Seite 158).

- Selbst das **allergische Asthma** macht Dich nicht per se zu einem Risikopatient. Natürlich musst Du damit rechnen, dass auch dieser Erreger Dein Asthma möglicherweise verschlimmert. Aber wenn Dein Asthma gut eingestellt ist, lässt es sich im Fall des Falles auch gut behandeln, ohne dass dadurch gleich Tür und Tor für schlimme Verläufe offen steht (Details siehe auf Seite 89 im Kinderkapitel, die Infos dort gelten auch für Erwachsene). Jedenfalls zeigen die bisherigen Auswertungen, dass Asthma-Patienten keine schwereren COVID-19 Verläufe haben als „normale" Patienten. ((Hussein et al))

- Wenn von „Risikokrankheiten" die Rede ist, dann sind damit Krankheiten gemeint, die Deinen Körper *stark schwächen.* Die ihn so stark schwächen, dass er die zusätzliche Belastung durch den Abwehrkampf gegen das Virus nicht aufbringen kann. Nun sind die genannten Volkskrankheiten zwar häufig, ihre Ausprägung ist aber sehr verschieden. Und die wirklich schweren Formen, die mit einer Einschränkung der vitalen Funktionen einhergehen, sind doch *eher selten.* Die meisten Menschen mit Bluthochdruck haben nun einmal mäßig erhöhte Werte, ähnliches gilt für Diabetes und so weiter. Als Faustregel gilt: Je besser Deine Erkrankung behandelt ist, desto geringer ist auch das von ihr ausgehende Zusatzrisiko!

- Viel Aufmerksamkeit hat in letzter Zeit die Adipositas, also starkes Übergewicht, bekommen. Wurden am Anfang der Epidemie vor allem vorbestehende Lungenerkrankungen als hauptsächliche Risiken für schwere COVID-19-Krankheitsverläufe vermutet, so ist inzwischen klar, dass Übergewicht und Diabetes weiter vorne stehen.[1] Und das passt auch ins medizinische Bild von COVID-19: Die Erkrankung erschien zunächst eine Form der Lungenentzündung zu sein, inzwischen ist aber klar, dass es sich um eine Krankheit handelt, die den ganzen Körper betrifft und „entzünden" kann. Was könnte Übergewicht damit zu tun haben? Zum einen zeigen die Auswertungen, dass deutliches Übergewicht

(Adipositas, Body Mass Index über 30) mit einem erhöhten Risiko für einen schweren Krankheitsverlauf verbunden ist (Übergewichtigkeit allein – also ein BMI zwischen 25 und 30 – scheint dagegen kein Risikofaktor zu sein). Unklar sind allerdings die Umstände und das Ausmaß. Vieles spricht dafür, dass das Risiko zum einen altersabhängig ist und zum anderen vom Ausmaß der Adipositas abhängt. So zeigen Studien, dass Adipositas bei Patienten über 60 Jahren nur dann das Sterberisiko erhöht, wenn sie extrem ausgeprägt ist (BMI über 45). Bei Patienten unter 60 dagegen steigt das Sterberisiko wahrscheinlich schon ab einem BMI von 30 kontinuierlich an. Ein sehr stark erhöhtes (nämlich 5fach bis sogar 10fach erhöhtes) Risiko haben von allem jüngere Männer mit einem BMI über 40.[2] Der Einfluss des Übergewichts ist also überraschend deutlich (er könnte nicht nur damit zu tun haben, dass die Lunge sich bei übergewichtigen Menschen nicht so gut ausdehnen kann, sondern auch damit, dass mit manchen Formen des Übergewichts auch schwelende Entzündungsprozesse verbunden sind, die vielleicht eine Vorbelastung für das Immunsystem bedeuten). Dies legt eines nahe: Es ist eine gute Idee, wenn Du zur Vorbeugung jetzt an Deiner Fitness arbeitest; das ist nämlich keineswegs ein auf Jahre angelegtes Hexenwerk (siehe Seite 146).

- Und was den Diabetes angeht, so zeigt sich, dass das Risiko für schwere COVID-19-Verläufe insbesondere bei schlecht eingestellten Diabetikern erhöht ist, zumal wenn sie gleichzeitig deutlich übergewichtig sind. Letzteres gilt sowohl für Typ 1 als auch für Typ 2-Diabetes.[3] Die einem Diabetes zuzuschreibende zwei- bzw. dreifache Risikoerhöhung (2fach für Typ 2 Diabetes, 3fach für Typ 1-Diabetes muss – oder darf – natürlich in der Relation gesehen werden (ein Alter über 75 ist statistisch mit einem über 60-fach erhöhten Risiko für einen schweren Verlauf verbunden). Dies gilt auch für den Einfluss des Übergewichts.

- Und das Rauchen? Ja, Deine Lunge hätte sicher mehr Reserve, wenn sie rauchfrei behandelt worden wäre, aber auch hier kommen ja noch die vielen anderen Einflüsse dazu, die Dich schützen können – Deine Fitness zum Beispiel (Mehr – und teilweise Überraschendes – zum Thema Rauchen auf Seite 152).

- Und was die Erkrankungen des Immunsystems angeht, so ist sicherlich richtig, dass sie je nach Ausprägung und dagegen eingenommener Medikation einen

Risikofaktor darstellen *können*. Allerdings geben die bisherigen Analysen von Infektions- und Krankheitsverläufen eher Entwarnung. Sie zeigen zwar, dass Krebs- und Transplantationspatienten ein erhöhtes Risiko für schwere COVID-Verläufe haben, dass aber Patienten mit Autoimmunerkrankungen (wie etwa Rheumatoide Arthritis, entzündliche Darmerkrankungen, Multiple Sklerose usw.) überraschend „normal" auf SARS-CoV-2 reagieren, auch wenn sie bestimmte immununterdrückende Medikamente (Biologika) einnehmen. Wie HIV-Patienten auf das neue Virus reagieren, ist noch nicht abschließend geklärt, es gibt dazu widersprüchliche Analysen.[4]

- Zur Frage, ob Du Medikamente weglassen sollst, die vielleicht Dein Immunsystem unterdrücken könnten, siehe Seite 157.
- Und für alle Risikopatienten darf es sicher ein Trost sein, dass sie in den deutschsprachigen Ländern Zugang zu mit der besten medizinischen Versorgung haben.

Ein paar Tipps zum Thema Schlaf [5]

Ich will hier nicht das Einmaleins des guten Schlafs ausbreiten, nur einige wenige Hinweise für die „Quarantäne"- bzw. Krankenzeit:

- Du schläfst besser, wenn Deine innere Uhr weiter ticken kann. Dazu braucht es ein gewisses Auf und Ab von Licht und Dunkelheit. Gut also, wenn Du jetzt weiterhin immer wieder nach draußen kommst. Besonders die morgendlichen Lichtduschen erinnern Deinen Körper an den natürlichen Rhythmus des Weltenlaufs.

- Das erreichst Du auch, indem Du einen gewissen Tagesrhythmus von Essen, Aktivität und Schlafen aufrechterhältst. Der muss nicht genau nach der Uhr getaktet sein, es reicht ein ungefährer Rahmen.

- Solange Du Dich nicht krank fühlst, halte Deinen Körper in Schwung! Das sorgt für einen tieferen Schlaf.

- Wer bis spät in die Nacht am Bildschirm sitzt, gibt seinem Schlafzentrum das falsche Signal – das „blaue" Bildschirmlicht simuliert nämlich Tageshelle. Auf die persönlichen Schlafgewohnheiten abgestimmte Bildschirm-Dimmer mit einstellbarer Veränderung der Spektralfarben können diesen Nachteil in einem gewissen Rahmen ausgleichen.

- Ein kurzes Mittagsschläfchen erfrischt. Solange Du Dich aber nicht krank fühlst, solltest Du lange Zeiten im Bett oder lange bzw. mehrere Schläfchen tagsüber vermeiden. Der Nachtschlaf ist nämlich erholsamer als ein über 24 Stunden „zusammengestückelter" Schlaf. Auch solltest Du nach 15 Uhr eher nicht mehr zu „Mittag" schlafen, weil sonst Dein Biorhythmus leidet.

- Alkohol macht zwar müde, zu viel davon allerdings ärgert Deinen Schlafengel. Dasselbe gilt für schwere abendliche Mahlzeiten oder sehr späten Sport.

- Es gibt einen Grund, warum Eltern ihren Kindern abends keine Horrorgeschichten vorlesen, sondern Geschichten, in denen die Welt intakt und freundlich ist. Wir nehmen diese Eindrücke nämlich mit in den Schlaf. Das heißt: Direkt vor dem Einschlafen solltest Du vielleicht nicht noch einmal die Nachrichten checken und auch nicht noch rasch Deine E-Mails überfliegen. Insbesondere emotional Aufwühlendes (die Auseinandersetzung mit Deinem bescheuerten Kollegen) solltest Du eher am Morgen abarbeiten. Manche Schlafforscher empfehlen besonders von Schlaflosigkeit Geplagten auch die Hörbücher ihrer Kindheit zum Einschlafen zu hören.

- Die größte Herausforderung sind die frei schwebenden Sorgen, die Dich in den frühen Morgenstunden befallen. Weil unser Gehirn jetzt tiefen Schlaf erwartet, sind wir diesen ungebetenen Gästen wehrlos ausgeliefert. Hier hilft es, sich hartnäckig selbst zu erinnern, dass die Probleme *jetzt* nicht zu lösen sind und bis zum Morgen warten können. Leg Dir einen Stift und ein Stück Papier auf den Nachttisch um die zur Flucht neigenden Gedanken festzuhalten. Und sage Dir: Morgen früh geht´s weiter!

Oft unterschätzt: der Schlaf bzw. die körperliche Ruhe

Als zweiten Abwehrschatz will ich den Schlaf nennen, bzw. die körperliche Ruhe. Man kann Mäuse gegenüber Infektionen anfällig machen – einfach indem man sie nicht richtig schlafen lässt. Menschen auch. Wie sehr der Schlaf das Immunsystem beeinflusst, zeigen auch experimentelle Studien nach Impfungen. Setzt man Probanden einem Schlafentzug aus, bei dem sie 4 Nächte vor und 2 Nächte nach einer Grippeimpfung nachts nur vier Stunden schlafen dürfen, so entwickeln sie nur halb so viele Antikörper. Ein normaler Schlaf ist deshalb ein nicht zu unterschätzendes Plus für Deine Abwehr Ein *normaler* Schlaf, wie gesagt – Du musst jetzt nicht meinen, Du bräuchtest jetzt künstlich viel Schlaf oder gar diesen Turbo-Schlaf, nach dem Du morgens wie ein junges Reh aus den Federn springst (der stellt sich sowieso nicht ein, und je mehr Du ihn herbei sehnst, umso weniger). Einen seligen Schlaf gibt es bei einer Erkrankung sowieso nicht, da wird der Schlaf eher zu einer Rüttelstrecke, zu einem Stop and Go.

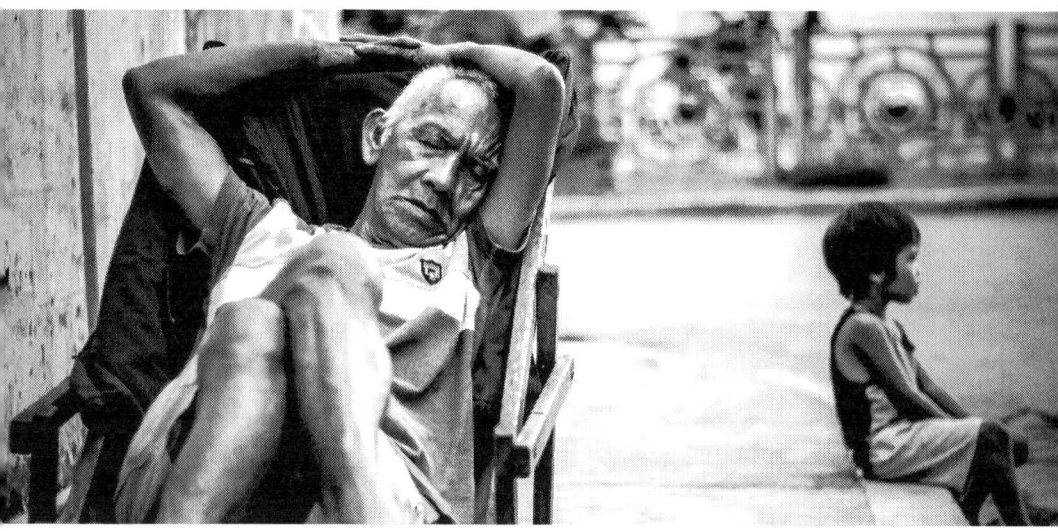

Was Dir jetzt weiterhilft ist eher das: Dass Du jetzt, wo Du krank bist, auf die Signale Deines Körpers hörst und Deinem Schlaf- oder Ruhebedürfnis *nachgibst:* Fühlst Du Dich müde, lege Dich hin. Fühlst Du dich schlapp, so bleibe im Bett, und so weiter.

Dass die Natur dieses Schonprogramm zur Heilung mit eingeplant hat, zeigt ein uns allen bekanntes Verhaltensprogramm, das übrigens auch Deine Katze oder Dein Hund, ja, sogar Reptilien zeigen, wenn sie krank werden, insbesondere wenn sie dabei Fieber entwickeln: das so genannte **Krankheitsverhalten**. Wer krank ist oder Fieber hat wird müde, appetitlos, sein Schmerzempfinden wird gesteigert, der Schlafdrang nimmt zu. Deshalb ziehst Du Dich zurück, schonst Deine körperlichen Kräfte, isst weniger und sparst so insgesamt Energie. Die soll ja jetzt nicht von der Verdauung oder von den Muskeln verpulvert werden – sie soll für die Abwehr zur Verfügung stehen!

Wie wichtig dieser Schutzmechanismus ist, können inzwischen Forscher zeigen, die sich für das in Teilen noch immer rätselhafte *Chronic Fatigue Syndrome (ME/CFS)* interessieren. Diese chronische, von einer Fehlregulation des Immunsystems gekenn-zeichnete Krankheit beginnt zumeist nach schweren Infektionskrankheiten wie etwa einem Pfeifferschem Drüsenfieber, Blutvergiftung (Sepsis) oder Influenza. Und immer wieder stößt man bei den Betroffenen auf die gleiche Geschichte: sie haben sich trotz der schweren Erkrankung zu Spitzenleistungen getrieben.[6]

Nachgeben heißt also die Devise. Wenn Du Dich krank oder fiebrig fühlst, denke daran: mein Körper will mir jetzt die Bremse anlegen!

Aus diesem Grund ist auch die Einnahme von fiebersenkenden Mitteln keine gute Idee, und das aus gleich zwei Gründen: Zum einen unterstützt Fieber die Arbeit des Immunsystems (darüber werden wir gleich noch reden). Zum andern aber leitet Fieber ein verschärftes Krankheitsverhalten ein – es gibt das Signal zum Rückzug und zur Schonung. Nehmen wir nun fiebersenkende Mittel ein, so hebeln wir diesen Schutzme-chanismus aus: Wir haben kein Fieber mehr, fühlen uns besser und haben mehr Kraft. Und wir nutzen dieses künstlich erzeugte Hoch dann garantiert, um unseren Schutz aufzugeben und eben doch zu arbeiten, den Haushalt zu machen, und so weiter – und dabei die Energie zu verpulvern, die eigentlich unser Immunsystem angefordert hat.

Ich weiß übrigens persönlich, wovon ich rede – ich leide seit einer schweren Influenza-Grippe vor 3 Jahren an einem ME/CFS. Zugezogen habe ich es mir, weil ich trotz Fieber und schwerem Krankheitsgefühl ein 2-Tages-Seminar abgehalten habe, unter medikamentöser Fiebersenkung. Ich bin seither nicht mehr derselbe Mensch, auch wenn ich inzwischen besser damit klar komme.

Also: wenn der Körper Euch das entsprechende Signal gibt – fahre nicht über Rot.

Und was ist, wenn ich mich vielleicht angesteckt habe, mich aber noch wohl fühle? Dann heißt das nicht, dass Du Dich gleich vorbeugend ins Bett legen musst. Aber es heißt, dass Du jetzt schwere Belastungen trotzdem vermeiden solltest: das volle Auspowern, die Wettrennen, die durchfeierten Nächte. Lasse jetzt alles eher im grünen Bereich laufen. Dein Körper braucht jetzt seine Energie, um Dein Immunsystem auf Trab zu bringen.

Ein besonderer Helfer: das Fieber

Als dritten Abwehrschatz will ich einen Begleiter vieler Infektionskrankheiten nennen, der eigentlich keinen guten Ruf hat: das Fieber! Ein lästiges Krankheitszeichen, das sich mit Frösteln, manchmal sogar Schüttelfrost ankündigt, uns Gliederschmerzen und Müdigkeit beschert – und das soll ein Helfer sein?

Genau. Fieber unterstützt nämlich den Abwehr- und den Heilungsprozess. Und das gleich auf drei Wegen:

- Vom ersten Weg war die Rede: Fieber löst unser „Krankheitsverhalten" aus, schickt uns also einen Schutz- und Ruhemodus, der uns hilft unsere Kräfte für die Abwehr zu schonen.

- Zum zweiten wirkt das Fieber direkt gegen die Krankheitserreger (also auf die angreifenden Viren, Bakterien oder Pilze). Manche Erreger können sich nämlich bei höheren Temperaturen schlechter vermehren, darunter viele Viren. Polioviren etwa vermehren sich in Zellkulturen bei 40–41 °C mehr als 200 mal langsamer als bei Normaltemperatur. Andere Erreger verlieren bei hohen Körpertemperaturen ihre Angriffslust (Virulenz).

- Zum dritten unterstützt Fieber die Arbeit des Immunsystems, und das sogar auf mehreren Wegen. Bei höheren Temperaturen wandern zum Beispiel deutlich mehr Abwehrzellen zu den infizierten Geweben, dadurch wird die Bildung von Antikörpern begünstigt. Auch werden die „Fresszellen" des Immunsystems bei höheren Temperaturen leistungsfähiger (genaueres findest Du im Kasten auf Seite 140).

Kurz: Fieber ist kein Feind, sondern eine Ressource des Immunsystems. Wenn man es genau nimmt, müsste deshalb auf jeder Packung Ibuprofen oder Paracetamol ein Warnhinweis aufgedruckt stehen:

> *Medikamentöse Fiebersenker können das Immunsystem*
> *unterdrücken.*

Was die Wissenschaft über die Rolle des Fieber zur Abwehr von Infekten weiß

(Dies ist eine Kurzzusammenfassung meines Beitrags zur Rolle von Fieber aus meinem Blog www.kinder-verstehen.de. Wer sich für dieses Thema besonders interessiert oder die wissenschaftlichen Quellen zu diesen Aussagen nachlesen will, wird dort fündig: t1p.de/kv-fieber ...

- Infiziert man in Experimenten bestimmte Wüsten-Eidechsen mit Bakterien – ein klassisches, vor über 40 Jahren zum ersten Mal durchgeführtes Experiment – so suchen diese von sich aus sonnige Plätze auf. Und das, obwohl hier mehr Fressfeinde unterwegs sind. Auf diese Weise erhöhen sie ihre Körpertemperatur um etwa 2 Grad Celsius. Hindert man sie daran, so überleben statt 75 % nur 25 % der Tiere. Ähnliche Einbußen im Überleben sind zu beklagen, wenn die Tiere sich zwar frei bewegen dürfen, ihre Körpertemperatur aber medikamentös gesenkt wird.

- Infiziert man Hasen mit Rinderpest-Viren, so versterben 16 % der Tiere. Unterdrückt man bei ihnen jedoch das im Rahmen dieser Infektion entstehende Fieber, indem man den Hasen Acetylsalicylsäure (=Aspirin) gibt – so sterben 70 % der Tiere, mehr als vier mal so viele.

Auch beim Menschen zeigen Studien eindeutig, dass die Erhöhung der Körpertemperatur bei vielen Infektionen zu einer **kürzeren Krankheitsdauer und zu einem besseren Überleben** führt.

- In einer Studie wurden zwei Gruppen von Patienten jeweils künstlich mit dem Grippeerreger Influenza A infiziert – im Rahmen von Studien

zur Untersuchung der Wirksamkeit von Impfstoffen werden solche Experimente gerne gemacht. Die eine Gruppe erhielt nun Ibuprofen zur Unterdrückung des Fieber, die andere Gruppe musste ohne Fiebersenkung durchhalten. Das Ergebnis: in der Ibuprofen-Gruppe dauerten die Symptome im Durchschnitt 8,8 Tage. In der Gruppe ohne Fiebersenkung: im Durchschnitt 5,3 Tage. Also 3,5 Tage weniger. Mehr noch: In der Auswertung liess sich sogar zeigen, dass die Dauer der Erkrankung mit der Anzahl der gegebenen Ibuprofen-Dosen zusammenhing.

- In einem anderen Experiment wurden 60 gesunde Freiwillige mit Rhinoviren infiziert (diese Virengruppe löst Erkältungskrankheiten aus). Die einen bekamen ein Mittel zur Fiebersenkung und Schmerzbekämpfung (Ibuprofen, Aspirin oder Paracetamol), die anderen ein (wirkungsloses) Plazebo. Trotz medikamentöser Therapie hatten die Probanden in der ersten Gruppe mehr Beschwerden als die nicht behandelte Kontrollgruppe. Auch zeigte eine Untersuchung der Immunantwort, dass diese unter Fiebersenkung schwächer ausfiel.

- Wie wichtig Fieber für eine ausreichende Immunantwort ist, zeigen auch Studien an Kindern, nach denen manche Impfungen schlechter „angehen", wenn Kinder nach der Impfung routinemäßig fiebersenkende Mittel bekommen (eine bis heute viel geübte Praxis).

- Ebenfalls an Kindern ließ sich in einer randomisierten Doppelblindstudie zeigen, dass Windpockenbläschen in einer mit einem fiebersenkenden Mittel (in diesem Falle Paracetamol) behandelten Patientengruppe langsamer abheilten als in der nicht behandelten Gruppe.

- Dass die das Immunsystem unterstützende Wirkung von Fieber auch für schwerwiegende Verläufe von Infektionen gilt, zeigen inzwischen sogar Studien auf Intensivstationen. In einer Studie wurden per Zufallslos zwei Gruppen von Patienten gebildet. Die Patienten der einen Gruppe bekamen die übliche aggressive Fiebersenkung, die andere bekam eine genau festgelegte, zurückhaltende Form der Fiebersenkung. In der ersten Gruppe waren 7 Todesfälle zu beklagen, in der zweiten nur einer.

Noch einmal: **Fiebermittel (Fiebersenker) können das Immunsystem unterdrücken**

Gilt das für alle fiebersenkenden Mittel?

Zu Beginn der COVID-19-Pandemie wurde eine hartnäckige Diskussion geführt: Könnte die Einnahme von Ibuprofen bei COVID-19 vielleicht schaden? Anlass waren zum einen in den sozialen Medien kursierende Meldungen (die sich dann teilweise als Falschmeldungen entpuppten), zum anderen aber auch eine Stellungnahme der WHO, in der sie vor der Einnahme von Ibuprofen warnte. (Wer sich für die Debatte interessiert, dem sei der Beitrag auf meinem Blog vom 17.3.2020 empfohlen: **t1p.de/kv-ibu...**). Schnell stand dann der Rat im Raum, anstelle von Ibuprofen doch lieber Paracetamol einzunehmen (dieser Rat kursiert bis heute im Internet).[7]

Das Problem war allerdings, dass sich die WHO nur auf theoretische Erwägungen stützen konnte und nicht auf klinische Studien an COVID-19-Erkrankten – eine solche vergleichende Studie gibt es bis heute nicht. Die WHO zog ihre Warnung vor Ibuprofen deshalb mangels Beweisbarkeit zurück.

Und das ist im Grunde bis heute unser Dilemma geblieben: Weder gibt es in Bezug auf COVID-19 wissenschaftlichen Beweise *für die Schädlichkeit* von fiebersenkenden Mitteln (egal ob es sich um Ibuprofen, Paracetamol, Acetylsalicylsäure oder einen anderen Wirkstoff handelt). Noch gibt es Beweise für deren *Unschädlichkeit.* Was es aber gibt, sind zum einen plausible theoretische Hinweise auf die Problematik der Fiebersenkung generell. Und zum anderen experimentelle Studien bei anderen Viruserkrankungen (wie etwa der Grippe), nach denen **eine schädliche Wirkung der Fiebersenkung eindeutig anzunehmen ist** (siehe oben).

Selbsthilfe bei Fieber

Konkret heißt das: Wenn Du Fieber hast, solltest Du nicht reflexartig zu einem fiebersenkenden Mittel greifen! Und wenn es vor lauter Elend, Kopf- und Gliederschmerzen nicht anders geht? Dann setze diese Mittel nicht als Dauermedikation ein, sondern zurückhaltend, nach Bedarf. Und dann gerne auch so niedrig dosiert wie möglich. Oder probiere zuerst, Dir zum Beispiel mit Wadenwickeln Erleichterung zu schaffen (dazu gleich mehr). Das Auffiebern-Lassen ist für das Immunsystem ein Plus, Deine Abwehr ist dankbar für den Schwung!

Gibt es auch Ausnahmen? Ja, die gibt es, und die wird Dir Dein Arzt benennen können (sofern er oder sie nicht zu denjenigen Ärzten gehört, die Fiebermittel routinemäßig an jeden verordnen, der nicht bei drei auf den Bäumen ist). Dazu gehören etwa Patienten mit bestimmten Vorerkrankungen, denen man die mit dem Fieber verbundene zusätzliche Belastung des Körpers nicht zumuten will (das Fieber bedeutet ja eine nicht unerhebliche Kreislaufbelastung und einen zusätzlichen Sauerstoffbedarf). Solche Erkrankungen sind zum Beispiel Herzschwäche, Kreislaufschwäche, aber auch Krankheiten mit schwerer Atemproblematik wie etwa COPD oder Epilepsie, und so weiter. Auch bei sehr schweren COVID-19-Verläufen müssen Ärzte im Einzelfall abwägen. Auch bei Kindern, die zu Fieberkrämpfen neigen, wird vorsorglich das Fieber gesenkt.[8]

Immer gilt: Bei Fieber solltest Du ausreichend Flüssigkeit zu Dir nehmen. Mit jedem Grad Celsius Temperaturerhöhung brauchst Du pro Tag etwa einen Liter mehr Flüssigkeit. Immerhin.

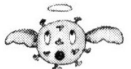

Können Wadenwickel helfen?

Durch Wadenwickel (oder auch Brustwickel, Armwickel usw.) lässt sich die Körpertemperatur lange nicht so stark absenken wie durch fiebersenkende Mittel – mehr als eine Absenkung der Körperkerntemperatur um 0,5 Grad Celsius ist dabei kaum zu erwarten. Es handelt sich, so betrachtet, also um ein schonenderes Verfahren. Schonender für das Immunsystem sind Wadenwickel auch deshalb, weil dadurch nicht (anders als bei der medikamentösen Fiebersenkung) direkt in die Signalwege des Immunsystems eingegriffen wird.

Du musst allerdings das wissen: Die Wickel sollten nicht zu kalt sein, zimmerwarm reicht aus. Sind sie nämlich zu kalt, so ziehen sich die Blutgefäße in der Haut zusammen – dann wird keine Wärme mehr abgeleitet und Du erreichst vielleicht das Gegenteil. Auch solltest Du kühlende Wickel nur in der Phase des Fieberabfalls anlegen, also wenn Du „glühst" und Deine Gliedmaßen gut durchblutet sind (im Fieberanstieg, wo es Dir eher kalt ist, ist die Haut nur wenig durchblutet, da bringen Wickel nichts).

Fieber bei Kindern

Hier gilt das gleiche wie bei Erwachsenen, mit ein paar interessanten Ergänzungen, die ich hier zusammenfasse (die Seite ist meinem Elternratgeber „Gesundheit für Kinder", 11. Auflage entnommen (Seite 159). Sollte sie wegen der Verkleinerung schlecht lesbar sein, so findest Du hier eine „große" Version: **www.kinder-verstehen.de/gfk-fieber-grafik**

Fieber – nützlich oder schädlich?

Während die *Hauttemperatur* des Menschen je nach Umgebungstemperatur sehr unterschiedlich sein kann, liegt die *Körperkerntemperatur*, meist kurz als Körpertemperatur bezeichnet, recht konstant um die 37 °C. Dafür sorgt das sog. Temperaturzentrum im Gehirn, das, vergleichbar dem Thermostat einer Heizung, besagte 37 °C als »Solltemperatur« vorgibt.

Gewisse Schwankungen sind aber normal. Charakteristischerweise ist die Körpertemperatur morgens am niedrigsten und erreicht am späten Nachmittag ihr Maximum, so wie die Herzfrequenz auch. Beim Erwachsenen und Jugendlichen schwankt die normale Körpertemperatur im Tagesverlauf auch ein Grad. Jeder Mensch hat dabei eine etwas andere Betriebstemperatur: 36,0 °C am Morgen sind deshalb je nach »Typ« ebenso normal wie 38,0 °C am späteren Nachmittag (diese Temperaturen geben jeweils den im After gemessenen Wert wieder, im Mund sind die Temperatur um etwa 0,5 °C niedriger). Vor allem in den ersten zwei Lebensjahren ist dieser Tagesrhythmus allerdings weitaus geringer ausgeprägt, die normale Körpertemperatur schwankt hier nur um etwa 0,5 °C.

Die Erhöhung der Körpertemperatur auf 38,5 °C oder mehr beim älteren Kind wird Fieber genannt. In der Grauzone zwischen 38,0 und 38,5 °C sprechen manche Ärzte auch von erhöhter oder *subfebriler* Temperatur. Beim Säugling und Kleinkind liegt die Fiebergrenze tiefer, hier sind schon Temperaturen über 38 °C als Fieber anzusehen, und der Begriff der »erhöhten Temperatur« wird nicht gebraucht.

Da die Körpertemperatur durch körperliche Anstrengung um bis zu 1 °C steigen kann, sollte das Kind vor dem Fiebermessen am besten eine halbe Stunde ruhen. Auch zu warme Kleidung kann, vor allem beim Säugling, die Temperatur erhöhen (um bis zu 0,5 °C).

Zur *Messung* des Fiebers siehe S. 161

Wodurch entsteht Fieber?

Fieber ist bedingt durch bestimmte Botenstoffe des Immunsystems, die immer dann abgegeben werden, wenn der Körper mit Ent-

zündungen zu kämpfen hat. Solche Entzündungen entstehen meist durch Infektionserreger (Viren, Bakterien, Pilze, Parasiten), manchmal aber auch durch Autoimmunprozesse oder andere Abwehrvorgänge. Als Resultat wird der Temperatursollwert im Gehirn angehoben. Der Körper bemüht sich nun, die neue Vorgabe zu erreichen – kühle Haut, Frieren und Zittern bis zum Schüttelfrost sind die allen Eltern bekannten Zeichen dieses Fieberanstiegs.

Vom Fieber zu unterscheiden ist die *Überhitzung* (Hyperthermie). Hierbei handelt es sich ebenfalls um eine Erhöhung der Körpertemperatur, allerdings wird sie nicht durch Entzündungen ausgelöst, sondern durch eine zu starke Hitzezufuhr von außen (etwa beim Sonnenstich) oder aber durch – sehr seltene – Muskelerkrankungen. Bei Letzteren, auch als maligne Hyperthermie bezeichneten Form entgleist bei erblich veranlagten Menschen der Stoffwechsel in der Muskulatur nach Gabe bestimmter Narkosemittel. Die Muskulatur bildet dadurch extrem viel Wärme – dadurch kann die Körpertemperatur bis über 42 °C ansteigen.

Folgen des Fiebers

Als Folge des Fiebers wird der Stoffwechsel hochgefahren, der Körper wird insgesamt aktiver. Er verbraucht mehr Sauerstoff und schwitzt mehr Wasser aus. Gleichzeitig werden die Gehirnzellen reizbarer, was sich z. B. durch aktivere Träume bis hin zu Tagträumen und Halluzinationen (Fieberdelirium) äußert. Die erhöhte Reizbarkeit des Gehirns kann bei entsprechend veranlagten Kindern zu Fieberkrämpfen führen (siehe S. 448).

Eines allerdings kann Fieber nicht, auch wenn Eltern immer wieder diese Sorge äußern: das Kind »verglühen«. Im Gegensatz zur Hyperthermie steigt Fieber nicht in Bereiche an, bei denen die Körperfunktionen einfach aussetzen oder Eiweiße durch die Hitze geschädigt werden. Die Temperaturobergrenze bei Fieber liegt etwa bei 41,5 °C – höhere Temperaturen werden nur bei bestimmten, seltenen Erkrankungen (angeborene Muskelschwäche, Reye-Syndrom, schwere Gehirnentzündungen und Tetanus) gesehen.

Je höher, desto schlimmer?

Oft wird vermutet, eine Krankheit sei umso schlimmer, je höher das Fieber ist. Dies stimmt pauschal nicht. Viele relativ harmlose Infektionskrankheiten gehen mit hohem Fieber einher (etwa das Dreitagefieber), während andere, weit gefährlichere Infektionen zu vergleichsweise mildem Fieber führen (etwa Herzbeutelentzündungen oder manche Gehirnentzündungen). Sehr schwer verlaufende Infektionen wie etwa die Sepsis (Blutvergiftung) gehen manchmal sogar mit Normal- oder gar Untertemperatur einher. Die Vorstellung, ab einer gewissen Höhe des Fiebers seien spezielle Schritte (etwa der Gang zum Kinderarzt) erforderlich, stimmt deshalb als pauschaler Rat nicht.

Kann Fieber gut für das Kind sein?

Schon längere Zeit ist bekannt, dass einige Teile des Immunsystems bei erhöhten Temperaturen schneller arbeiten. So werden z. B. bei Fieber mehr Abwehrstoffe produziert. Seit neuestem ist auch bekannt, dass manche Impfungen besser »angehen«, wenn auf fiebersenkende Mittel verzichtet wird. Auch nimmt die Angriffslust mancher Krankheitserreger bei höheren Temperaturen ab. Wenn etwa Eidechsen künstlich infiziert werden (etwa indem ihnen Erreger in den Körper gespritzt werden), suchen sie instinktiv sonnige Plätze auf – die wechselwarmen Tiere erhöhen dadurch ihre Körpertemperatur um mehrere Grade. Wenn man nun einen Teil der Tiere daran hindert, den Schatten zu verlassen, so zeigen diese eine höhere Sterblichkeit als jene, die sich frei in die Sonne bewegen können. Zumindest bei Reptilien hat »Fieber« also eine eindeutig krankheitsbekämpfende Funktion.

Manches spricht dafür, dass dies auch für den Menschen gilt. So ist etwa die Dauer der echten Grippe (Influenza, siehe S. 266) bei Erwachsenen um drei Tage kürzer, wenn auf fiebersenkende Behandlung verzichtet wird. Ob dies auch für andere Infektionskrankheiten gilt, ist allerdings unklar. Wir gehen jedoch davon aus, dass sich der Körper die mit dem Fieber verbundene zusätzliche Arbeit nicht umsonst aberlangt und Fieber in aller Regel die Immunabwehr unterstützt.

©Ausschnitt aus dem Buch: *Gesundheit für Kinder – Kinderkrankheiten verhüten, erkennen, behandeln.* Von Herbert Renz-Polster, Nicole Menche und Arne Schäffler. 11. Auflage 2018, © Kösel Verlag

Die Ernährung

Vielleicht ist das der Schatz, der allen am schnellsten einleuchtet: für eine gesunde Abwehr braucht es eine gesunde Ernährung!

Nur, dann geht schon der Streit los, und in den mischen sich hunderte von Ernährungs-Gurus ein: Was ist eine gesunde Ernährung? Die Antwort heißt: Eine Ernährung, die ein paar grundlegende Fehler vermeidet: die zu einseitig ist, zu oft auf industriell hergestellte Fertignahrung zurückgreift, wenig Frisches enthält, zu reichhaltig ist oder in schlechter Stimmung verzehrt wird. Ansonsten: Iss was Du magst. (Die mögliche Rolle von Nahrungsergänzungsmitteln und Vitaminen besprechen wir auf Seite 160).

Wenn Du krank bist, gilt es noch in viel stärkerem Maß die Signale Deines Körpers zu beachten. Da kann es auch „gesund" sein, einmal einen halben oder ganzen Tag gar nichts zu essen, je nach Appetit. Der Körper will jetzt seine Kraft nicht bei der Verdauung verschwenden und nimmt sich lieber etwas von seinen Reserven (die meisten haben sie schneller wieder zurück als ihnen lieb ist).

Und wenn Du etwas isst, dann vielleicht eher etwas Leichtes, also lieber einen geriebenen Apfel oder ein Yoghurt statt Pommes mit Mayo.

Trinken solltest Du nach Durst und Dich gerne auch mal daran erinnern (oder erinnern lassen, das gilt insbesondere für ältere Menschen). Das künstliche Trinken „über den Durst", nur weil Du gelesen hast, Du „musst" xy Liter pro Tag herunterspülen, ist nicht sinnvoll. Dazu gibt es inzwischen klassische Experimente, etwa beim berühmten Bostoner Marathonlauf, bei der eine Gruppe von Probanden dazu angehalten wurde dann zu trinken, wenn sie Durst hatten, die andere dagegen an jeder Station trinken sollte, auch wenn sie keinen Durst hatte. Die Gruppe, die „vorsorglich" trank, hatte schlechtere Leistungen als die, die „nur bei Durst" tranken (in ersterer Gruppe waren auch häufiger Entgleisungen der Blutsalze zu messen).

Und was ist mit Alkohol? Während Du krank bist wirst Du darauf sowieso keine Lust haben, aber auch wenn Du Dich noch gesund fühlst, aber schon infiziert bist, empfiehlt es sich beim Alkohol auf die Bremse zu treten. Alkohol wirkt nämlich genauso rasch wie

auf Deine Gehirnzellen auch auf bestimmte Abwehrzellen (besonders auf die „natür-lichen Killerzellen"). Und zwar beides mal gleich: die Zellen sind weniger leistungsfähig.

Fit sein! Aber Überlastung vermeiden

Über Bewegung und Fitness lässt sich eigentlich nur Gutes sagen. Wer seinem Körper Auslauf gönnt, kommt an die Sonne (ein Plus für das Immunsystem), an die frische Luft (ebenfalls ein Plus für das Immunsystem), und oft auch noch mit anderen Menschen zusammen (ein drittes Plus für das Immunsystem). Dass Sport jetzt immer öfter in Fitness-Centern stattfindet, wo man in einem geschlossenen Raum bei Kunstlicht vor sich hin schuftet, kann nur als ein Missverständnis bezeichnet werden. Vielleicht soll uns dadurch der Unterschied zum sonstigen Leben in Büro und Fabrik nicht allzu krass erscheinen. Wir werden sonst vielleicht begehrlich.

Und die Bewegung selbst tut ihrerseits Wunder. Zum einen hilft sie bei der Regulierung unseres Körpergewichtes – in Coronazeiten eine wichtige Überlegung, da Übergewicht ein eindeutiger Risikofaktor ist. Studien zeigen, dass das Immunsystem deutlich besser arbeitet, wenn ein Übergewichtiger innerhalb von 12 Wochen etwa 5% seines Körper-gewichts verliert.[9]

als Risikofaktor Durch regelmäßige Bewegung halten wir unsere Seele besser im Gleichgewicht, unterstützen unseren Biorhythmus, schlafen besser, fühlen uns wohler, sind weniger verletzungsanfällig – und unterstützen unser Immunsystem. Und das Wunderbare dabei ist vor allem das: um diese Ernte einzufahren braucht es nicht ein-mal großen Ehrgeiz und auch nicht einmal richtigen „Sport". Schon 30 – 60 Minuten Spazierengehen am Tag reichen aus.

Eindeutig also: Wer sich gesund halten will, sollte in das Hohelied der Bewegung ein-stimmen – das hilft uns, zuversichtlich in den Ring zu steigen. Auch wenn der Gegner Corona heißt.

Fitness als Corona-Medizin

Vieles spricht dafür, dass die körperliche Fitness in der COVID-19 Pandemie noch entscheidender ist als bei manch anderen Erkrankungen. Das leiten manche Forscher aus dem überraschend starken Zusammenhang zwischen Adipositas und Diabetes einerseits und eher schweren COVID-19 Verläufen andererseits ab (das war schon Thema auf Seite 133). Einige Wissenschaftler vermuten sogar, dass die körperliche Fitness (etwa gemessen an der maximalen Sauerstoffaufnahmefähigkeit der Muskulatur) ein gutes Maß für die Prognose bei COVID-19 sei.[10]

Aber wie wird man auf die Schnelle fit, so gut das eben geht? Nicht jede(r) kann ja jetzt einfach ein Jogging-Programm beginnen. Hier kommt die gute Nachricht aus der Sportmedizin. Während Sportmediziner nämlich früher dachten, wirklich effektiv sei hier nur eine regelmäßig durchgeführtes Ausdauerprogramm (also etwa drei Mal die Woche zu joggen, zu schwimmen oder zu radeln), kennt sie inzwischen weitere Wege, um den Körper fit zu machen. Ausgedehnte Spaziergänge etwa. Auch die eher seltene, dafür intensivere Belastung hat messbare Wirkungen (etwa eine ein- bis eineinhalbstündige Verausgabung am Wochenende, wie manche „weekend warriors" aus den Chefetagen das machen, ob beim Tennis oder beim Radsport). Ja, neuerdings konnte sogar gezeigt werden, dass auch ganz kurze Impulse im Alltag, bei denen ein paar Sekunden lang „alles" gegeben wird einen deutlichen Gewinn an Fitness bringen, insbesondere, wenn sie mit nur kleinen Erholungspausen von vielleicht einer Minute ein paar Mal hintereinander gemacht werden. Also: auch ein paar Hampelmänner, Liegestützen oder fake-"sprints" können den Körper auf Trab bringen![11]

Allerdings gilt auch hier: nicht übertreiben. Als Ungeübte(r) solltest Du Dich nicht über Deine Grenzen verausgaben, insbesondere wenn Du Vorerkrankungen an Herz und Kreislauf hast – dann rede lieber vorher mit Deiner Ärztin. Auch sollte das Ziel nicht sein, jetzt rasch einmal 10 oder 20 Kilo abzunehmen und dabei körperlich auf den Hund zu kommen. Studien zeigen, dass schon die ersten paar Kilo, die „purzeln" die deutlichsten Effekte auf die Gesundheit haben. Weil sie nämlich auch „Tiefenwirkungen" auf den Stoffwechsel und auf das Immunsystem haben und deshalb auch bei einer Neigung zu Diabetes helfen. Manchmal ist die Natur gnädig.

Überlastung vermeiden

Deshalb spreche ich nach dem Hohelied auf die körperliche Belastung gleich eine Warnung aus: Es geht auch um das richtige, auf Deinen jetzigen körperlichen Zustand abgestimmte Maß.

Und wer mir bis hierher gefolgt ist, wird rasch verstehen, warum dies insbesondere gilt, sobald Du krank bist. Ganz einfach deshalb, weil Du sonst die Strategie Deines Körpers untergräbst, seine Kräfte für den Abwehrkampf des Immunsystems zu schonen. Deshalb versucht er ja so hartnäckig, Dir durch Signale wie Müdigkeit, Schwäche und Antriebslosigkeit das Gasgeben zu verleiden.

Aber gilt das auch wenn Du Dich vielleicht angesteckt hast, aber Dich noch wohl fühlst? Auch da folgst Du am besten der gleichen Spur: Folge dem Rat Deines Körpers. Fühlst Du Dich wohl, belaste Dich, wie Du Laune hast, mute Dir aber kein außergewöhnliches Programm zu. Fühlst Du Dich nicht wohl, dann ruhe Dich aus.

Vielleicht lernst Du am Beispiel des Premierministers von Großbritannien, Boris Johnson, der nach seiner Erkrankung gleich tönte, er werde nun zuhause sein Arbeitspensum erledigen. Täglich bat er seine Administration zu Videokonferenzen, trotz Fieber und schließlich Kurzatmigkeit. Eine Woche nach Beginn seiner Symptome musste er ins Krankenhaus eingewiesen werden, zwei Tage später kam er auf die Intensivstation.

> *Mr. Johnson had insisted on continuing to work despite his symptoms, which included a persistent fever. Those around him now regret that decision. (Katy Balls, in der New York Times vom 7. April 2020)*[34]

Bewegung und Anstrengung: Wann und wie viel?

Wir wissen alle, wie gut es Geist und Seele tut, wenn wir uns einmal richtig schön austoben. *Move your butt, and your mind will follow!* Bewege Deinen Hintern, Deine Seele folgt nach! Genau.

Und das gilt auch für das Immunsystem. In Studien kann gezeigt werden, dass das Immunsystem bei einem gesunden Menschen durch Stress, also Belastung, zu einer besseren Leistung angeregt wird.

Und das macht auch Sinn. In uns schlummert ja ein Überlebensprogramm, das unseren Körper bei äußerer Bedrohung sofort in einen „Kampf- oder Flucht"-Modus versetzt: Hormone wie Adrenalin und Kortisol werden ausgeschüttet, unser Kreislauf kommt auf Touren, wir sind bereit! Und unser Immunsystem macht da mit, aus gutem Grund: Wer kämpfen muss, zieht sich vielleicht Blessuren zu, die sollten rasch wieder heilen.

Aber dann kommt gleich eine Einschränkung hinterher. Die Belastung hat nur unter bestimmten Bedingungen positive Effekte. Nämlich dann,

- wenn wir uns nicht über ein bestimmtes Limit hinaus verausgaben (das wäre dann die Zone, die jede(r) von uns für sich mit dem Wort „Überanstrengung" belegen würde).

- wenn die Belastung nicht zu lange anhält. Wenn der Belastung nämlich keine *Entlastung* folgt und der Körper *dauerhaften unter Stress steht,* wird das Immunsystem eher abgedämpft – das körpereigene Stresshormon Kortisol etwa ist dann beständig erhöht und unterdrückt bestimmte Teile der Immunantwort.

- auch wenn unser Immunsystem bereits Höchstleistungen vollbringt – etwa wenn es eine Infektion bekämpft – hat die zusätzliche körperliche Belastung deutlich nachteilige Auswirkungen auf unsere Immunantwort: die Infektion heilt schlechter aus.

Sonne als Belastung?

Ganz ähnlich steht es bei einer anderen „Belastung", die wir oft nur als reine Freude empfinden: die Sonne. Auch hier stoßen wir nämlich auf dasselbe Prinzip: In Maßen tut sie unseren Abwehrkräften gut, im Unmaß aber tut sie genau das Gegenteil. Sie ist also Freund und Feind zugleich.

Im normalen Maß genossen ist die Sonne tatsächlich ein oft unterschätztes Immunstimulanz – dadurch wird das für das Immunsystem wichtige Vitamin D gebildet (mehr dazu auf Seite 162), aber auch alle möglichen Wohlfühlhormone (Endorphine) ausgeschüttet, die ihrerseits das Immunsystem stärken.

Nur: durch eine Überdosis klappt das Immunsystem regelrecht zusammen. Manche kennen das von ihrem Urlaub am Strand: Man holt sich in den ersten Tagen einen Sonnenbrand – und eine Erkältung gleich mit dazu.

Das heißt: auch hier solltest Du es nicht übertreiben.

COVID-19 und die Feinstaub-Hypothese

Als die COVID-19 Epidemie in der Lombardei wütete, wurde rasch die Vermutung geäußert, dass die Menschen dort vielleicht deshalb so stark betroffen sind, weil dort die Luft von Industrieabgasen besonders stark belastet ist. Eine große Studie in den USA ging dieser Hypothese jetzt nach und verglich die Sterblichkeitsraten von über 3000 Gemeinden in den USA.[12] Und siehe da: In den besonders stark von Feinstaub belasteten Gemeinden war die Sterblichkeit an COVID-19 deutlich erhöht. Wie stark der Zusammenhang ist, ist allerdings aus dieser Studie nur schwer abzuleiten. Als möglicher Wirkmechanismus wird inzwischen vermutet, dass durch die chronische Feinstaubbelastung mehr der ACE-Rezeptoren ausgebildet werden, die SARS-CoV-2 zu seinem Einstieg in die Zellen benutzt. Gleichzeitig ist bekannt, dass Menschen, die eine chronische Feinstaubbelastung auszuhalten haben, häufiger an Herz-Kreislauf-Erkrankungen und chronischen Lungenerkrankungen leiden. Letztere wiederum gehören zu den Vorerkrankungen, die einen COVID-19-Verlauf verschlimmern können.

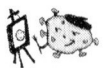

Nur, wo ist die Grenze?

Die muss jede(r) selber finden, denn hier spielt auch eine Rolle, wie stark Du an die Sonne gewöhnt bist, welchen Hauttyp und welche Hautfarbe Du hast. Als Faustregel lässt sich sagen, dass Du nichts falsch machen kannst, wenn Du eine Grundregel beachtest. Für eine ausreichende Bildung von Vitamin D reicht nämlich in etwa die Hälfte der Zeit aus, in der sonst ein Sonnenbrand entstehen würde, wenn Du Deine Haut nicht durch Sonnencreme schützt (und das sogar, wenn dabei nur Gesicht und Arme der Sonne ausgesetzt sind). Das ist im Sommer natürlich eine kürzere Zeit als im Winter, und leider ist es nicht einfach zu bestimmen, wann diese „Hälfte" erreicht ist. Aber wer anders als Du hast Erfahrung mit Deinem Körper?

Also: auch wenn Du drinnen bleiben musst: let the sun shine in! Aber knalle Dich nicht in die Sonne. Insbesondere wenn Du meinst, Du hast Dich vielleicht bei irgendjemandem angesteckt.

Gute Luft

Das wird Dir sicher ebenfalls sofort einleuchten: Gute Luft tut Deinem Körper gut. Und Deiner Seele auch, zumindest wenn man die Luft im übertragenen Sinn betrachtet: „dicke Luft" in der Bude macht unsere Seele krank (davon war auf Seite 128 die Rede).

Tatsächlich haben viele Stoffe in der Luft einen Einfluss auf unser Immunsystem. Wer beispielsweise dauerhaft Feinstaub ausgesetzt ist (etwa aus Motoren, Kaminen oder Verbrennungsanlagen – deren wichtigste die Zigarette ist), hat ein höheres Risiko etwa für Herz-Kreislauf- oder Lungenerkrankungen. Feinstaub löst nämlich eine Art schwelende Entzündung an den Schleimhäuten aber auch den Blutgefäßen aus. Und diese Entzündung beschäftigt wiederum dauerhaft das Immunsystem, das sich aber eigentlich gerne anderen Aufgaben widmen würde. Es könnte sein, dass dieser Zusammenhang bei COVID-19 eine noch stärkere Rolle spielt als bei anderen Erkrankungen (siehe Kasten auf Seite 150).

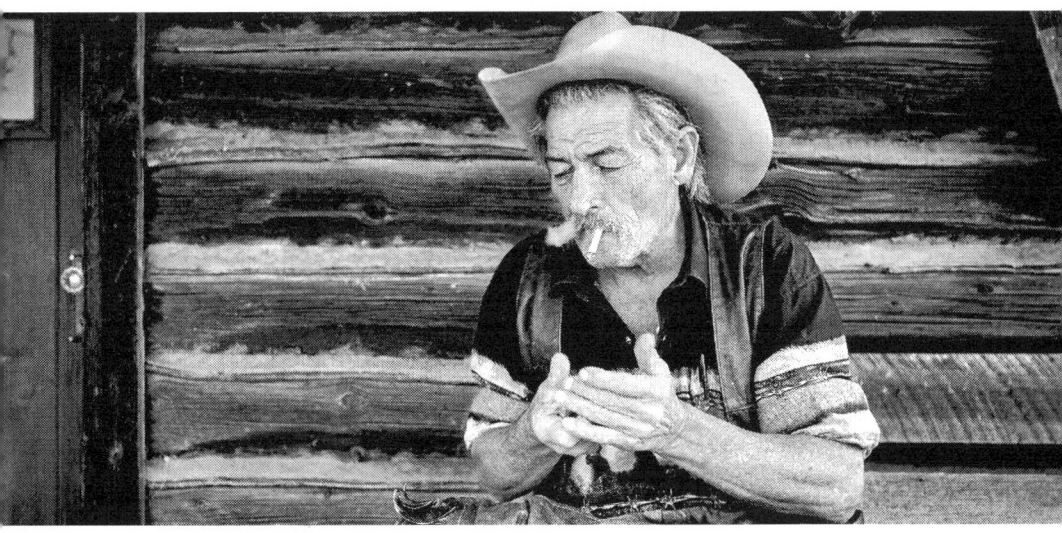

Stimmt es, dass Raucher stärker gefährdet sind?

Diese Frage führt zu einem Kernproblem der COVID-19 Forschung: Erkenntnisse gibt es viele, gesicherte Erkenntnisse allerdings sind noch immer rar. Das liegt auch daran, dass die Wissenschaft jetzt mit heißer Nadel strickt und Ergebnisse oft schon verkündet werden bevor die Studien von unabhängigen Wissenschaftlern überprüft und kommentiert werden. Ein Beispiel für das dadurch entstehende Durcheinander könnte die Raucher-Frage sein. Zunächst nämlich schien die Sache klar: Als in Wuhan/China die Epidemie gerade unter den Männern schlimm wütete, fanden Mediziner rasch eine Erklärung: Das könnte am dort so weit verbreiteten Rauchen liegen! Schließlich verlaufen auch andere Virusinfektionen wie etwa die Grippe bei Rauchern häufiger mit Komplikationen. Weitere Erklärungen waren auch rasch gefunden: Rauchen könnte die Schleimhäute anfälliger für eine Virusattacke machen, auch könnte es die Abwehr des Immunsystems schwächen, zudem haben Raucher häufiger chronische Herz-Kreislauf- sowie Lungenerkrankungen. Und dann tauchten in Fachzeitschriften noch Berichte auf, nach denen bei schweren Rauchern die Andockstellen, die das SARS-CoV-2-Virus für seinen Einstieg in die Zellen benutzt (so genannte ACE-2-Rezeptoren) stärker ausgebildet sind. Nur: In den Statistiken

aus Europa und den USA waren zunächst Raucher eher selten unter den schwer Erkrankten zu finden.[13] *Französische Forscher vermuteten deshalb, dass sich Raucher vielleicht seltener mit SARS-CoV-2 anstecken – und schlugen schon Nikotin-Pflaster als mögliche Vorbeugungsmaßnahme vor.*[14] *Allerdings: Nach neueren Studien sind Raucher eindeutig stärker von schweren Verläufen betroffen.*[15] *Bei den jüngeren COVID-19-Patienten zwischen 18 und 25 erwies sich aktuelles Rauchen sogar als deutlichster Risikofaktor für einen schweren Verlauf – noch vor schwerem Überge-wicht.*[16] *Und was die Frage angeht, ob Raucher sich vielleicht seltener anstecken? Bisher gibt es dazu noch keine verlässlichen Studien.*[17] *Allerdings ist zumindest für e-Zigarette und Shisha-rauchende junge Erwachsene inzwischen bekannt, dass sie ein deutlich höheres Ansteckungsrisiko haben.*

Zudem dürfte es auch bei dieser Frage auf das Große Ganze ankommen, also was Du sonst noch an gesundheitlichen Belastungen – und vor allem Ressourcen – mit auf die „Waage" bringst (da wären wir wieder bei dem auf Seite 121 Gesagten). Guter Rat ist deshalb vielleicht vielschichtig: Für manche ist die COVID-19-Epidemie genau der richtige Anlass um die Gewohnheit sausen zu lassen. Andere können hektischen Manövern („Jetzt, wo ich erkrankt bin, darf ich nicht mehr rauchen") schon deshalb nichts abgewinnen, weil manch kalter Entzug Körper und Seele mehr stresst als das Rauchen und vielleicht schon deshalb nicht unbedingt ein Projekt für die Krankheits-tage ist. Wieder andere versuchen jetzt mit -Kaugummis über die Runden zu kommen (zum Beispiel auch wegen der Kinder im Haus). Und wieder andere genießen das Rauchen jetzt erst recht.

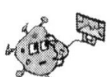

Raumtemperatur und Feuchtigkeit

Aber auch die rein physikalischen Eigenschaften der Luft sind für Deine Abwehrkraft ganz entscheidend – also ihre Temperatur und ihre Feuchtigkeit.

Das liegt daran, dass diese beiden Einflüsse unmittelbar auf die erste Verteidigungs-linie wirken, die Dir bei der Abwehr von Erregern hilft – Deine Schleimhäute nämlich. Sind diese bereits gestresst oder leicht entzündet, so hat ein Virus leichtes Spiel. Es kann sich leichter festsetzen, leichter in die Zellen eindringen – um sich dann munter zu vermehren (das war Thema auf Seite 122). Intakte, vitale Schleimhäute wehren

Erreger einfach besser ab. Sie können sich nämlich aktiv gegen eine Besiedlung wehren.

Und das geht so: eine gesunde Schleimhaut, ob in Deiner Nase oder Mund und Rachen, ist immer von einem feinen Schleimfilm überzogen. Er wirkt wie eine Schutzschicht. Aber nicht nur das: die Zellen der Schleimhaut besitzen zudem feine Ausstülpungen. Betrachtet man die Schleimhaut deshalb unter dem Mikroskop, so sieht sie aus wie eine Art Rasen, der aus lauter feinen „Härchen" besteht. Und diese Härchen bewegen sich abgestimmt in einem wellenartigen Muster – die oberste Schicht der Schleimhaut wird deshalb auch *Flimmerepithel* genannt, es „flimmert" dort. Durch dieses Flimmern wird der Schleim samt dem, was darauf gefangen ist – von Pollen bis Viren – beständig aus den tieferen Regionen nach oben geschoben – und landet dann zum Beispiel mit einem Räuspern „vor der Tür".

Was schlechte Luft anrichtet

Schauen wir uns an, was schlechte Luft mit Deinen Schleimhäuten machen kann:

- Durch Feinstaub (in den Innenräumen entsteht dieser zumeist durch Zigarettenrauchen, ob Du nun selbst rauchst oder jemand anderes) werden Deine Schleimhäute angegriffen, weil sie immer leicht gereizt sind. Ähnliches gilt für Ozon, das sich insbesondere bei tagelanger hoher Sonneneinstrahlung bildet.

- Trockene Luft erreicht dasselbe, indem die Schleimschicht auf den feinen Innenhäuten ausgetrocknet wird. Die Flimmerhärchen können nun nicht mehr richtig arbeiten und die Schleimhaut reinigen. Auch führt die Austrocknung, wenn sie länger anhält, ebenfalls zu einer leichten Entzündung – die Zellen sind jetzt leichter angreifbar.

Und was hat die Lufttemperatur damit zu tun? Ganz einfach: Wie viel Wasserdampf die Luft aufnehmen kann, hängt von deren Temperatur ab. Zwar kann Luft insgesamt umso mehr Feuchtigkeit aufnehmen, je wärmer sie ist – leider ist die Menge an Feuchtigkeit in den Innenräumen (außer im Badezimmer nach dem Duschen) aber begrenzt. Deshalb verliert die Luft beim Aufheizen prozentual an Feuchtigkeit. Wird beispielsweise Luft mit 60 % relativer Feuchte von 18°C auf 25°C aufgeheizt, so besitzt sie nur noch 40 % relative Feuchte.

Wie Du für gute Luft sorgst

An der Umweltbelastung dort draußen kannst Du wenig ändern (sie ist derzeit so gering wie seit Jahrzehnten nicht mehr). In den Innenräumen aber kannst Du Entscheidendes tun:

- Zigarettenrauch vermeiden. Du kannst Dir auch überlegen zum Rauchen die Kleider zu wechseln (das ist auch für die Nichtraucher in der Wohnung ein Plus).

- Raumtemperatur um 18 Grad, nachts eher kühler.

- immer wieder lüften (Pollenallergiker sollten allerdings die Flugzeiten der Pollen beachten, also nicht in den Mittagsstunden lüften, und nicht bei Wind).

- Klimaanlagen meiden. Gut gewartete und richtig eingestellte Klimaanlagen sind zwar keine „Keimschleudern", sie können aber zur Trockenheit der Luft beitragen.

- bei trockener Raumluft immer wieder nasse Tücher aufhängen, Zimmerpflanzen gut gießen.

Für gute Luft sorgen

Also: durch Feinstaub oder Trockenheit belastete Luft stresst Deine Schleimhäute. Und wenn Dir das oben beschriebene, beständig laufende Förderband als Reinigungs- und Schutzmechanismus einleuchtet, dann wird Dir die Qualität der Luft in Deinem Zimmer nicht mehr nebensächlich vorkommen.

Wie recht Du damit hast, zeigt ein klassisches Experiment an Reptilien. In diesem Experiment wurden sie in unterschiedlichen Terrarien mit aufsteigender Luftfeuchtigkeit gehalten. In alle Terrarien wurden nun Erkältungsviren eingesprüht, die auch Reptilien krank machen können. In welchem Terrarium grassierten wohl die meisten Infekte? Genau: in dem mit der trockensten Luft. Aber auch draußen gilt es vernünftig zu sein. So ist Sport an der frischen Luft zwar gesund – aber eben nicht an einer Autostraße, und auch nicht bei hohen Ozonwerten (ob in der Stadt oder im Grünen).

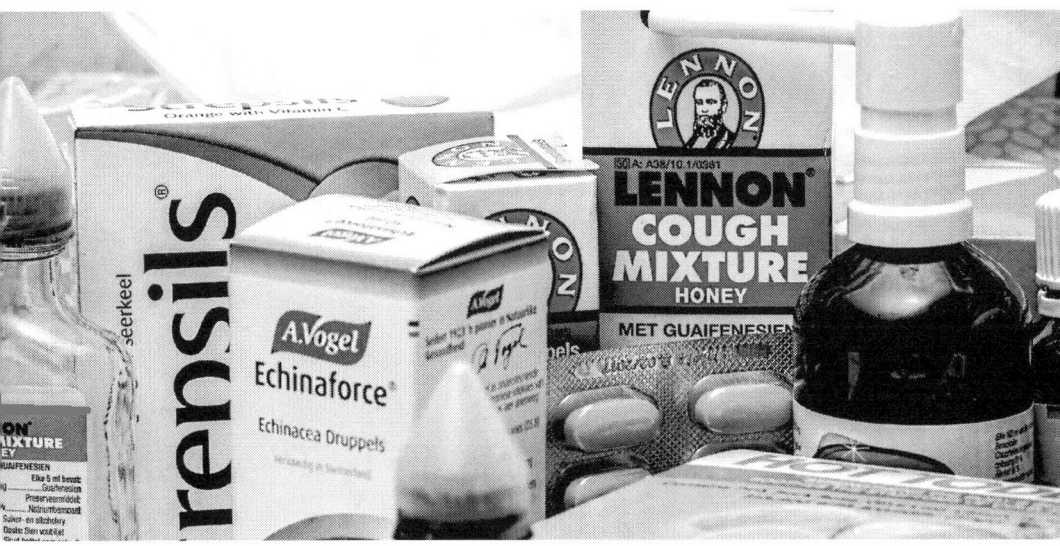

Die Medikamente – und die Versprechungen

Oft ist das ja die erste Frage, die uns in den Sinn kommt, wenn wir krank werden: Wer fährt zur Apotheke? Welches Medikament kann ich jetzt einnehmen? Hier steht dieser Punkt ganz bewusst ganz weit hinten. Denn: Es gibt kein Medikament, das bei COVID-19 nachgewiesenermaßen für einen besseren Verlauf sorgt. Natürlich gibt es Kandidaten, die derzeit für besonders schwere Verläufe erforscht werden. Aber wenn diese in den Studien überhaupt überzeugen können, dann werden sie eher für komplizierte Fälle eingesetzt, also im Krankenhaus.

Für zuhause heißt die Devise deshalb eindeutig: Es gibt keine „Medizin" im Sinne von Medikamenten – es gibt nur die „Medizin", die Du Dir selbst zusammenmischst – eben das, was in diesem eBook an vorbeugenden Maßnahmen beschrieben ist.

Aber werden in der Apotheke nicht Hunderte von immunstärkenden Mitteln angeboten? Ja, aber sie vereint alle eines: ihre Wirksamkeit ist nicht nachgewiesen, es handelt sich um moderne Versionen von Schlangenöl.

Das heißt nicht, dass Du nicht die Mittel einnehmen darfst, mit denen Du gute Erfahrungen bei anderen Infektionen gemacht hast! Ganz im Gegenteil: Wer glaubt wird

nicht nur selig, sondern hilft auch seinem Immunsystem auf die Sprünge. Nimm also ein, was Dir als Linderung oder Heilmittel einleuchtet, so lange Du Dir sicher bist, dass die Mittel keine Nebenwirkungen haben. Kritisch solltest Du deshalb gegenüber allen „Erkältungsmitteln" sein, die fiebersenkende Arzneistoffe wie Ibuprofen, Paracetamol oder Acetylsalicylsäure enthalten. Dafür gibt es einfach zu viele gute Gründe, wir haben sie auf Seite 140 kennen gelernt.

Was passiert, wenn man alles glaubt, berichtet die Britische Zeitung The Guardian am 25.3.2020. Nachdem Donald Trump Chloroquin als neues Wundermittel gegen „Corona" (zu Beginn der Epidemie twitterte er gerne auch von „Carono") anpries, griff eine besorgte Person gleich zur Selbstbehandlung – und starb daran, weil das Chloroquin, das sie einnahm, eigentlich für die Desinfektion von Aquarien gedacht war.[18]

Soll ich bestimmte Medikamente jetzt weglassen?

Manche Medikamente können theoretisch bei einer COVID-19-Erkrankung nachteilig sein. So stehen etwa bestimmte Magenschutzmittel (die Gruppe der Protonenpumpeninhibitoren) im Verdacht, dass darunter SARS-CoV-2 Infektionen häufiger sind.[19] Andere Medikamente sind kritisch, weil sie zum Beispiel das Immunsystem unterdrücken. Wie etwa kortisonhaltige Präparate oder andere auf das Immunsystem direkt wirkende Medikamente, wie sie bei Autoimmunerkrankungen oder rheumatischen Erkrankungen eingenommen werden. Diese Verordnungen sollen auf keinen Fall abgesetzt werden, weil sonst die Krankheit, die Du damit behandelst, wieder aufflackern kann – das schwächt mehr als die Medikamente und ist oft gefährlicher als COVID-19. Du stehst mit einem gut behandelten Blutdruck auch dieser Infektion gegenüber deutlich besser da als mit einem schlecht behandelten, dasselbe gilt für Herzerkrankungen und Lungenerkrankungen. Auch dürfen viele Medikamente wie etwa Kortisonpräparate gar nicht von heute auf morgen abgesetzt werden, ohne den Körper in eine schwere Krise zu bringen. Also: Ändere niemals etwas an Deiner Dauermedikation ohne Rücksprache mit Deinem Arzt!

Das gilt auch für relativ banale Krankheiten wie etwa den allergischen Schnupfen (z.B. „Heuschnupfen") oder Husten, der Dich jetzt vielleicht plagt, und gegen den Du etwa kortisonhaltige Sprays für Nase oder Bronchien einnimmst. Hier gilt:

- Menschen mit Allergien haben kein schlechtes Immunsystem (im Gegenteil: es ist „zu scharf" eingestellt und reagiert auch gegen die normalen Bestandteile der Umwelt). Du gehörst deshalb nicht zu einer „Risikogruppe".

- Die oberflächlich wirkenden (topischen) Kortisonpräparate, die Du ein- nimmst vermindern nicht die Abwehrkraft Deines Immunsystems gegenüber Infektionen.

- Diese Medikamente sorgen dafür, dass Deine Schleimhäute weniger entzündet sind – das schützt sie ein Stück weit vor dem Eindringen von Viren.

Ob Kortisonsprays für die Bronchien es den Viren vielleicht leichter machen, in die Tiefe der Lunge zu gelangen? Das weiß bisher kein Mensch, ein sicherer Zusammenhang kann bisher weder belegt noch ausgeschlossen werden. Deshalb empfiehlt sich auch hier der pragmatische Weg: wenn Du die Medikamente schon lange nimmst und sie Dir bisher geholfen haben besser über Infektionen zu kommen, nimm sie weiter. Wenn Du das Gefühl hast, sie haben in der Vergangenheit keinen Unterschied gemacht, rede mit Deinem Arzt.

Auch die so genannten ACE-Hemmern und die Sartane, die recht häufig gegen Blut- hochdruck und bei Herzerkrankungen eingenommen werden, sind inzwischen „freige- sprochen". Ursprünglich war vermutet worden, dass diese Medikamente vielleicht dem SARS-CoV-2 den „Einstieg" in das Lungengewebe erleichtern könnten. Dies ist inzwischen widerlegt.[20] Zudem werden diese Medikamente oft gegen Krankheiten gegeben, die unbehandelt genauso oder gefährlicher sind als COVID-19. Also: weiter nehmen.

Das heißt nicht, dass es nicht in Ordnung geht, wenn Patienten immer einmal wieder ihren Arzt oder Ärztin fragen, ob denn wirklich alle Medikamente auf der Liste noch sein müssen – ein solcher „Frühjahrsputz" wird leider häufig vergessen. Nur: eine Infektion mit SARS-CoV-2 ist nicht der richtige Zeitpunkt für hektische Rochaden.

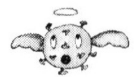

Vorbeugendes Gurgeln

Gurgeln gegen Covid-19 – das hat zuletzt einen regelrechten Hype erfahren, nachdem in einer Studie davon berichtet wurde, dass 3 mal tägliches Gurgeln mit einer handelsüblichen Jod-Lösung oder mit pflanzlichen Öl-Essenzen die Virenlast bei an COVID-19 erkrankten Erwachsenen senken könne.[21]

Allerdings: Ob dadurch wirklich der Verlauf einer Infektion günstig beeinfluss werden kann (oder gar eine Infektion durch vorbeugendes Gurgeln verhindert werden kann), ist deshalb noch lange nicht sicher. Schliesslich dringen die Viren nach 10-15 Minuten in die Zellen der Schleimhaut ein und vermehren sich dort in der Tiefe. Dieser Prozess dürfte durch Gurgen kaum zu stoppen sein. Allerdings spricht auch nichts gegen diese Art der Selbst-Therapie.

Vorbeugende Impfungen?

Weil es eine Impfung gegen SARS-CoV-2 noch nicht gibt, wurde von verschiedenen Seiten vorgeschlagen, nun die jährliche Influenza-Impfung gerade für Risikogruppen umso ernster zu nehmen. Dadurch soll zum einen vermieden werden, dass eine Person gleichzeitig an COVID-19 und an einer Influenza erkrankt. Zum zweiten könte es sein, dass die Influenza-Impfung dem Immunsystem einen generellen Schub verpasst (solche unspezifischen Effekte gegen Viren allgemein werden auch anderen Lebendimpfungen wie der Masernimpfung, der BCG-Impfung und der oralen Polio-Impfung zugeschrieben). Tatsächlich legen Studien nahe, dass die Influenza-Impfung die Sterblichkeit an COVID-19 senken könnte.[22] Ein möglicherweise schützender Effekt wird auch für die in Deutschland nicht mehr übliche BCG-Impfung gegen Tuberkulose diskutiert, die Studien sind allerdings widersprüchlich.[23]

Sollten deshalb nicht am Besten alle gleich zur Grippeimpfung gehen? So wird das etwa von den Gesundheitsbehörden in den USA empfohlen. Allerdings decken die jetzigen Empfehlungen zur Grippeimpfung gleichzeitig auch das Risikoprofil von COVID-19 ganz gut ab (gegen Grippe geimpft werden sollen laut Robert Koch Institut in Deutschland

Menschen ab 60 Jahren, chronisch Kranke jeden Alters sowie Bewohner von Alten- und Pflegeheimen).

Auch ist Folgendes zu bedenken: Grippeimpfungen verleihen zwar einen teilweisen (von Jahr zu Jahr unterschiedlich großen) Schutz gegen die Influenza. Dennoch wäre es keine gute Idee, wenn durch eine breite Durchimpfung der Bevölkerung die „wild" grassierende Influenza stark zurückgedrängt würde. Es hat sich nämlich gezeigt, dass die erste Influenza, die ein Mensch „wild" durchmacht, tiefe Spuren im Immunsystem hinterlässt und dann einen guten, lebenslangen Schutz gegen genau diesen Influenza-Typ verleiht. Bei breitflächiger Impfung aller Altersgruppen würden diese „tiefen" Schutzwälle in der Bevölkerung fehlen, so dass eine schwere Influenza-Pandemie mangels Hintergrund-Schutz dann vielleicht noch viel schlimmer in einer Gesellschaft wüten könnte als sie ohnehin schon wüten kann.[24]

Auch wurde vorgeschlagen, dass sich Risikogruppen nun gegen Pneumokokken impfen lassen sollten. Dies wird damit begründet, dass dieser Erreger manchmal Lungenentzündungen auslösen kann und dass bei COVID-19 das Risiko für Lungenentzündungen erhöht ist. Auch diese Impfung gehört für die über 60-Jährigen schon länger zum Routineprogramm in Deutschland.

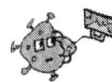

Die Rolle von Nahrungsergänzungsmitteln

Wenn es so schwer ist Medikamente einfach wegzulassen, könnte man vielleicht andere Stoffe dazu nehmen – zum Beispiel Nahrungsergänzungsmittel oder Vitamine – schließlich werden diesen Mitteln ja vielfältige gesundheitlich vorteilhafte Wirkungen zugeschrieben? Auf Instagram wimmelt es von Ratschlägen der Influencer, was Du jetzt einnehmen musst um gesund zu bleiben. Da sieht man jetzt viele überglückliche, vor Gesundheit strotzende junge Frauen, die Dir einreden wollen, sie seien nur deshalb noch am Leben, weil sie den Vitalstoff XY eingenommen haben.

Da werden Mittelchen zur Stärkung der Darmflora beworben (weil eine gesunde Darmflora das „Immunsystem unterstützt"), und andere Mittel sind gleich „natürliche Virenkiller". Pille rein – Virus tot.

Wenn es so einfach wäre.

Natürlich gibt es Menschen, die Vitamine und Nahrungsergänzungsmittel einnehmen müssen, weil sie aufgrund einer Erkrankung oder auch einer bestimmten Diätform (z.B. vegane Ernährung) mit manchen Bestandteilen der Nahrung nicht ausreichend versorgt sind.

Aber für den ansonsten gesunden, normal ernährten Menschen gilt: Er wird nicht gesünder, wenn sie mehr von den „gesunden" Zusatzstoffen einnimmt.

Aber schauen wir an, was wissenschaftlich gesichert ist und gehen die derzeit oft empfohlenen Zusatzstoffe der Reihe nach durch.[25]

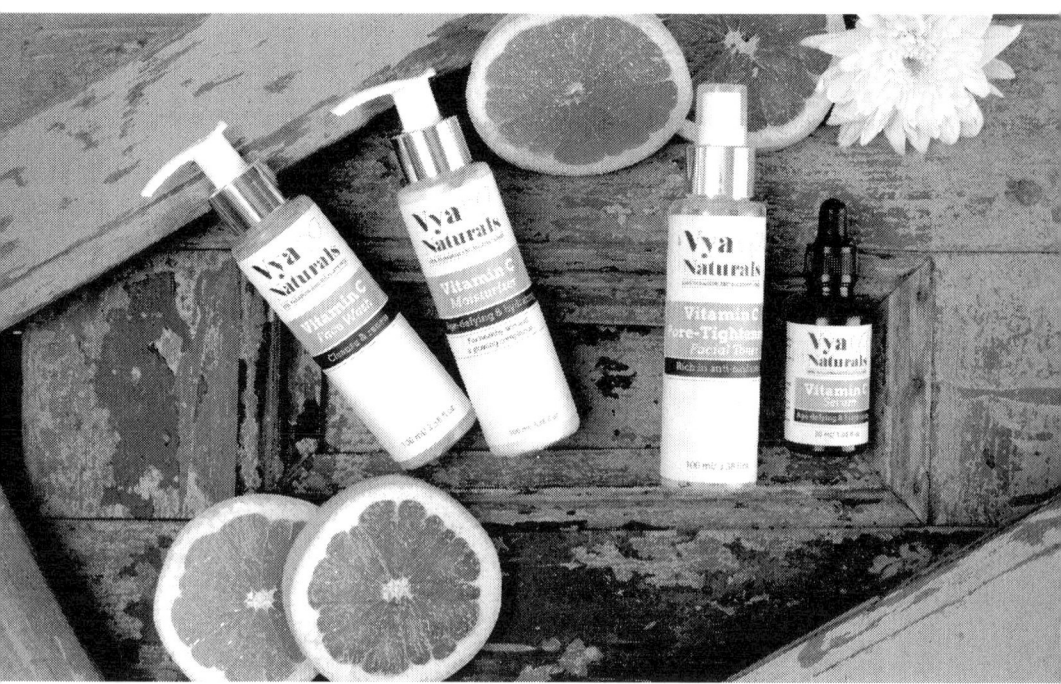

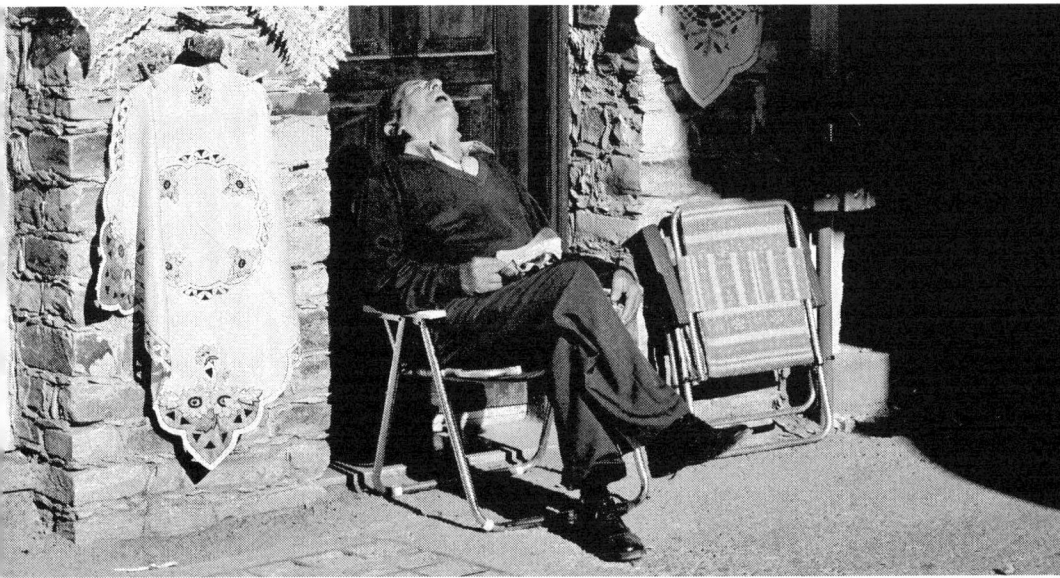

Vitamin D

Eindeutig und gesichert ist das: Vitamin D spielt eine wichtige Rolle für das Immunsystem. Es wird beispielsweise für die Produktion bestimmter gegen Mikroben gerichteter Eiweißstoffe gebraucht. Und gerade am Ende der sonnenarmen Jahreszeit sind bei manchen Menschen die Speicher des Körpers eher niedrig (bei anderen hat die häusliche soziale Isolation das ihrige getan). Stark betroffen sind vor allem diejenigen, die sowieso wenig nach draußen kommen, wie etwa alte Menschen. Gerade ältere und chronisch kranke Menschen leiden manchmal sogar an einem echten Mangel an Vitamin D und haben somit tatsächlich eine mangelbedingte Immunschwäche.

Und genau diese Menschen könnten davon profitieren, jetzt ihren Vitamin D Spiegel anzuheben. In Studien lässt sich tatsächlich zeigen, dass die Zahl der Infekte zurückgeht, wenn Menschen mit Vitamin-D-Mangel ein Vitamin-D-Präparat zu sich nehmen! Und vor Kurzem konnten Forscher auch zeigen, dass Vitamin D bei COVID-19 eine wichtige Rolle spielt: Das Risiko für einen schweren Verlauf war umso höher, je niedriger die Vitamin-D-Spiegel waren. Patienten mit schwerem Vitamin-D-Mangel haben etwa doppelt so häufig schwere Komplikationen.[26]

Der Hasenfuß dabei: Nachteile lassen sich wirklich nur für die mit Vitamin D unterversorgten Menschen nachweisen. Und vielleicht steht der niedrige Vitamin-D-Spiegel in diesen Studien sowieso nur für andere Risiken, wie etwa ein hohes Alter...

Nun könnte man ja so argumentieren: Genaues weiß ich nicht über meinen Vitamin-D-Status, also nehme ich lieber ein Präparat. Zur Sicherheit. Das allerdings kann auch ins Auge gehen. Wird dem Körper nämlich mehr Vitamin D zugeführt als er braucht, so steigt die Gefahr, Nierensteine zu entwickeln. Zu viel Vitamin D kann auch zu Übelkeit, Erbrechen, Schwäche, Knochenschmerzen und häufigem Wasserlassen führen, keinesfalls sollte also nach dem Motto: viel hilft viel vorgegangen werden!

Deshalb bietet sich für die Sicher-ist-sicher-Fraktion eher eine andere Strategie an: das Vitamin D selber herstellen. Das tut nämlich unsere Haut, sobald Sonne drauf scheint. Nein, das muss nicht ein Ganzkörper-Sonnenbad sein und erst recht nicht zu einem Sonnenbrand führen (ich erinnere an die nachteiligen Auswirkungen von allzu viel Sonne auf das Immunsystem, siehe Seite 149). Es reicht ein Zeitraum von 15 bis 50 Minuten (die gründlichste Abhandlung dazu fand ich natürlich in einer Veröffentlichung der Schweizer Regierung).[27] Auch eine an Vitamin D reiche Ernährung kann helfen, hier bieten sich vor allem tierische Lebensmittel an (Milchprodukte, Fisch, Fleisch) – allerdings ist das eher eine Schildkröten-Strategie.

Fassen wir zusammen: Für Menschen mit vermutetem Mangel kann eine Ergänzung mit Vitamin D sinnvoll sein. Und gerade ältere Menschen, die wenig ans Sonnenlicht kommen profitieren dann auch von Vitamin-D-Pillen (auch weil bei älteren Menschen die Haut weniger Vitamin D bilden kann). Idealerweise wird vor der Einnahme von Vitamin D durch einen Bluttest überprüft, ob tatsächlich ein Mangel vorliegt (hierzu wird der Vitamin-D-Spiegel bestimmt – er sollte in etwa zwischen 30 und 60 ng/ml liegen). Nur ist ein solcher Test jetzt auf die Schnelle vielleicht gar nicht zu organisieren. In diesem Falle ist es durchaus vertretbar, vorbeugend ein Vitamin D Präparat einzunehmen (das empfiehlt derzeit etwa die Regierung Großbritanniens generell für die Bevölkerung, weil sie annimmt, dass viele Menschen jetzt wegen der Ansteckungsgefahren mehr zuhause sind).[28] Eine oft verordnete Dosis ist 1000 I.E. Vitamin D pro Tag. Rückfragen beim Arzt (oder die Lektüre der Packungsbeilage) sind allerdings sinnvoll, da es zwischen Vitamin D und manchen Medikamenten zu Wechselwirkungen kommen kann, die dann deren Wirkung abschwächen oder verstärken können.

Vitamin C

Vitamin C wird in den sozialen Medien manchmal als DER heiße Tipp gegen eine Corona-Infektion gehandelt, und was da nicht alles versprochen wird! Aber auch hier rät die Wissenschaft eher zu Nüchternheit. Generell gilt auch hier nämlich das zu Vitamin D Gesagte: Die Ernährung deckt normalerweise den Vitaminbedarf ab, den unser Körper braucht, um gesund und abwehrbereit zu sein. Die über die normale Ernährung hinausgehende Einnahme von Vitaminen ist nur dann gesundheitsförderlich, wenn Mangelzustände bestehen.

Aber begründet eine Infektion vielleicht einen Mangelzustand? Die Frage ist gar nicht so weit hergeholt: Derzeit wird in einer Studie in China überprüft, ob vielleicht eine Megadosis an Vitamin C bei COVID-19 bei der Behandlung von Lungenentzündungen hilft. Allerdings: hier werden 12 Gramm Vitamin C als Infusion gegeben. In anderen Studien an Patienten mit schwer verlaufenden Infektionen (wie etwa einer Blutvergiftung) brachte diese Brachialstrategie allerdings nichts.

Könnte die Einnahme von Vitamin-C-Pulver trotzdem vorbeugend wirken? Ausgeschlossen ist es nicht. Einige wenige Studien zeigen, dass die Einnahme von hohen Dosen an Vitamin C (im Bereich von 5 – 10 Gramm pro Tag) unter besonderen Umständen (z.B. bei Extremsportlern oder bei Soldaten, die in der Arktis Übungen machen) vor Erkältungen schützen können. Das Problem ist nur: Je eher Studien dann an „normalen" Menschen gemacht werden – also solchen, die nicht in der Arktis Extremsport betreiben – umso seltener lässt sich eine Wirkung nachweisen. Und die Nebenwirkungen derart hoher Dosen sind zudem nicht ohne, weil sie den Darm schädigen können, zudem können sich bei Männern auch Nierensteine entwickeln.

Das heißt: Wer sich wie ein Soldat oder eine Soldatin bei einer Übung in der Arktis fühlt, kann es probieren. Für den Rest gilt: es lohnt sich nicht.

Vitamin B3 und siliziumhaltige Kieselerde

Diese beiden Nahrungsergänzungsmittel werden hier deshalb zusammen genannt, weil sie derzeit in einer Studie gemeinsam überprüft werden.[29] Und zwar nicht in

Megadosen wie das für Vitamin C oft propagiert wird, sondern in der üblichen Normaldosis (also pro Tag wird ein Tagesbedarf an diesem Vitamin bzw. Spurenelement eingenommen). Die Idee dahinter ist, dass durch den Virenbefall möglicherweise ein Mangel an Vitamin B3 bzw Silizium entsteht, von dessen Behebung wiederum das Immunsystem profitieren könnte.

Bevor Du das ausprobierst, solltest Du aber den Rat des Forschers hören, der diese Studie leitet. Zur Frage, ob jetzt jeder einfach Vitamin B3 oder Silizium einwerfen solle, sagt Prof. Schreiber nämlich das:

> *Nein. Davon rate ich ab. Dass das hilft, ist nicht erforscht. Überdosen von Vitaminen oder anderen Spurenelementen können sogar Krankheiten auslösen, etwa Multiple Sklerose. Oder nehmen Sie Tryptophan: Für den Immunhaushalt ist die Aminosäure essenziell. Tryptophan isoliert zu schlucken, ist dagegen schädlich*[33]

Na also.

Von Zink, Kupfer, Magnesium, Selen und anderen Nahrungsergänzungsmitteln[30]

Zinkhaltige Präparate werden ebenfalls neuerdings in den Himmel gehoben. Manchmal mit dem Verweis, Zink wirke gegen SARS. Tatsächlich gibt es eine kleine Studie, die mit dem ersten SARS-Erreger (SARS-CoV-1) durchgeführt wurde. Allerdings wurde sie in einer Petrischale durchgeführt. Und ja, sie zeigte, dass Zink die Vermehrung des Virus hemmen kann – allerdings kann Zink in einer Petrischale in ausreichend hoher Dosis sehr vieles, was sich dann im echten Leben als Flop erweist. Zwar gibt es eine zusammenfassende Studienübersicht, nach der die Einnahme von Zink bei Erkältungen möglicherweise leichte Vorteile erbringt. Allerdings: Als dieselben Forscher versuchten, dies durch ein plazebokontrolliertes Experiment zu belegen, war kein Unterschied zu erkennen.[31] Also auch hier: es lohnt sich einfach nicht.

Auch das Spurenelement Selen wird jetzt als „Immunstimulanz" beworben und Deutschland flugs zum „Selen-Mangelgebiet" erklärt. Letzteres stimmt allerdings nicht, die Versorgung mit Selen ist hierzulande durch eine normale Ernährung problemlos zu decken. Und dass Selen bei der Infektabwehr hilft, wurde zwar in Studien erforscht – sie fielen allerdings negativ aus.

Hilft vielleicht Magnesium? Auch dies ein gerne beworbener Mineralstoff. Nur: trotz der vielen Behauptungen über eine positive Immunwirkung gibt es bis heute keine einzige Studie, die die Behauptungen belegen würde (immerhin gibt es bisher auch keine Gegenbeweise, da die Wirkung von Magnesium auf das Immunsystem schlichtweg nicht erforscht ist).

Auch Kupfer wurde in letzter Zeit in den Himmel gelobt, weil Kupfer bei der Ausdifferenzierung von Immunzellen benötigt wird. Tatsächlich gibt es einige Studien, die manche vorteiligen Wirkungen einer ergänzenden Zufuhr von Kupfer auf das Immunsystem belegen wollen. Leider aber zeigt sich dabei auch, dass eine bestimmte Population von Abwehrzellen, nämlich die neutrophilen Granulozyten, unter einer künstlichen Kupferzufuhr abnimmt. Die Einnahme von Kupferpräparaten erscheint demnach keine wirklich durchdachte Idee zu sein.

Und das gilt auch für das Übrige, was jetzt aus der Apotheke oder Drogerie an Mitteln tonnenweise angeschleppt wird – ob aus Pflanzen, Tieren oder Steinen gewonnen. Diese Präparate sind allesamt auf ihre Wirkung nicht ausreichend überprüft (wenn sie es wären und dann auch noch gut abschneiden würden, wären sie längst Teil unseres Frühstücks).

Auch die vielen pflanzlichen Mittel, denen jetzt auf einmal eine besondere Wirkung bei COVID-19 nachgesagt wird (wie etwa Lianhua Qingwen aus der traditionellen chinesischen Medizin) sollen eher kritisch bewertet werden. Wer den Ablauf von Arzneimittelstudien kennt, wird schon deshalb stutzig, weil es eine Überprüfung dieser Versprechen an Patienten schon aus zeitlichen Gründen gar nicht geben kann. Sucht man weiter, so stößt man dann häufig auf einen von Pharmaherstellern gerne genommenen Trick: die Mittel werden einfach im Labor auf Zellkulturen aufgebracht, die vorher mit SARS-CoV-2 beimpft wurden. Dann wird gemessen, ob die Viren sich nun langsamer vermehren. Und siehe da, das tun sie dann auch oft. Dann schreiben die

Hersteller: XY wirkt nachgewiesenermaßen gegen die Vermehrung von SARS-CoV-2! Nur: in einer Petrischale kann man auch nachweisen, dass eine Prise Kochsalz gegen SARS-CoV-2 wirkt.

Immerhin gibt es für einzelne Nahrungsergänzungsmittel wie Knoblauchextrakte, Cranberry-Saft, Brokkolisprossen oder auch probiotische Präparate Hinweise, dass sie die Abwehr gegen Viren verbessern können. Allerdings handelt es sich hier häufig um Studien mit eher eingeschränkter Aussagekraft.

Das heißt nicht, dass es nicht richtig wäre, nun bestimmte Arzneistoffe genau unter die Lupe zu nehmen, ob sie vielleicht einen Nutzen gegen COVID-19 haben könnten. Nur sollte diese Lupe von der Wissenschaft geschliffen sein und nicht von irgendwelchen Verkäufern. Der Schliff der Wissenschaft allerdings dauert seine Zeit. So wird derzeit etwa das körpereigene Hormon Melatonin von manchen Wissenschaftlern als mögliches Immunstimulanz beforscht – erste Ergebnisse dürften Ende 2021 vorliegen.[32]

> *Schade eigentlich. Aber die nüchterne Wahrheit ist die: Gegen COVID-19 gibt es bis heute keine Impfung, keine rezeptpflichtigen Medikamente, keine Pillen aus der Apotheke, keine Nahrungsergänzungsmittel, keine Vitamine, keine pflanzlichen Präparate, keine homöopathischen Kügelchen, keine Fitnessgetränke, keine Lotionen, Pülverchen oder teure Öle, die gegen diese Erkrankung helfen.*

Deshalb: das Gute ist, dass diese Ergänzungsmittel zumeist entweder wieder ausgeschieden werden oder – zumindest wenn man es nicht übertreibt – keinen Schaden anrichten.

Und die Hustenmittel?

Zum Schluss würde ich hier noch gerne auf eine Gruppe von Medikamenten eingehen – die Hustenmittel.

Der typische Husten bei einer Coronavirusinfektion ist trocken, also „nicht-produktiv",

d.h. ohne viel Schleimbewegung (letzteres kann aber auch vorkommen). Solltest Du jetzt nicht einfach nach einem Hustenmittel greifen?

Ich rate dagegen und gebe als Begründung das zu Bedenken: Husten ist eine Antwort des Körpers auf eine Irritation der Schleimhäute, ob in den Bronchien oder im Rachenbereich. Diese Reizung ist meist durch eine Entzündung bedingt, die ihrerseits eine Schwellung auslöst oder für eine Verschleimung sorgt. Das löst Husten aus. Nun ist dessen Funktion nicht etwa, Deinen Freund oder Deine Ehefrau aufzuwecken, vielmehr hat der Husten eine wichtige Schutzfunktion: der Hustenreflex soll die tieferen Luftwege vor all dem Material schützen, das jetzt möglicherweise in Deinen Luftwegen nach unten kriecht oder tropft. Dieses Material kann auch Viren enthalten – gut wenn es mit dem Husten herausgeschleudert wird. Husten ist also ein Teil Deines mechanischen Abwehrsystems. Wie blöd kann man sein, es einfach außer Kraft zu setzen?

Ich rate deshalb gegen die routinemäßige Einnahme von Hustenmitteln, ob es sich nun um „Hustenstiller" handelt (also Mittel, die den Hustenreflex unterdrücken, wie etwa Codein, Noscapin, oder Pentoxyverin) oder um „Schleimlöser" (wie etwa Ambroxol, die Wirkung der Schleimlöser ist sowieso bestenfalls umstritten). Wer sich von kratzigen Schleimhäuten irritiert fühlt, fährt mit Hausmitteln wie etwa Salbeitee mit Honig und ein bisschen Ingwer eindeutig besser (diese Mittel greifen nicht in den Hustenreflex ein und sind deshalb die bessere Wahl).

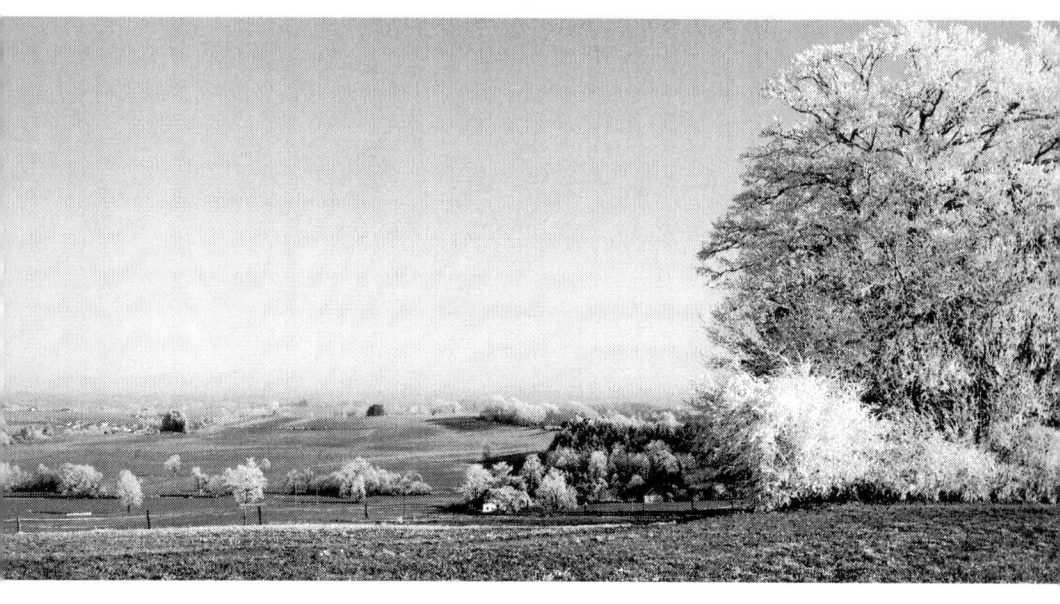

Anmerkungen zu Kapitel 6

1 Lungenerkrankungen sind unter den schwer betroffenen COVID-19-Patienten womöglich sogar eher unterrepräsentiert (*D. M. G. Halpin, R. Faner, O. Sibila, J. R. Badia, und A. Agusti, „Do chronic respiratory diseases or their treatment affect the risk of SARS-CoV-2 infection?", The Lancet Respiratory Medicine, Mai 2020, doi:* **10.1016/S2213-2600(20)30167-3.**

2 *S. Y. Tartof u. a., „Obesity and Mortality Among Patients Diagnosed With COVID-19: Results From an Integrated Health Care Organization", Annals of Internal Medicine, Aug. 2020, doi:* **10.7326/M20-3742.**

3 *E. Barron u. a., „Associations of type 1 and type 2 diabetes with COVID-19-related mortality in England: a whole-population study", The Lancet Diabetes & Endocrinology, doi:* **10.1016/S2213-8587(20)30272-2.**

4 *Fung Monica und J. M. Babik, „COVID-19 in Immunocompromised Hosts: What We Know So Far", Clinical Infectious Diseases, Juni 2020, doi:* **10.1093/cid/ciaa863.**
K. Sigel u. a., „Covid-19 and People with HIV Infection: Outcomes for Hospitalized Patients in New York City", Clin Infect Dis, doi: **10.1093/cid/ciaa880.**
M. P. Sormani, „An Italian programme for COVID-19 infection in multiple sclerosis", The Lancet Neurology, Juni 2020, doi: **10.1016/S1474-4422(20)30147-2.**

5 Ich verwende dabei Anregungen einer US-amerikanischen Arbeitsgruppe von Schlafforschern: **t1p.de/med-sleep**

6 Gijs Bleijenberg, Jos W. M. van der Meer; Für die deutsche Ausgabe: Patricia Grabowski und Carmen Scheibenbogen: **Chronische Fatigue-Syndrom**, in: Harrisons Innere Medizin, 19. Auflage, deutsche Ausgabe / In Zusammenarbeit mit der Charite Berlin. Mehr zu ME/CFS: https://www.mecfs.de/was-ist-me-cfs/

7 Zuletzt erschien ein Übersichtsartikel, der die nachteilige Wirkung von fiebersenkenden Mitteln aus der Gruppe der NSAID (also Ibuprofen, Aspirin usw.) direkt in Bezug auf COVID-19 darstellt; allerdings fehlt auch hier der Bezug auf die Rolle des Fiebers generell: *J. Micallef, T. Soeiro, und A.-P. Jonville-Béra, „Non-steroidal anti-inflammatory drugs, pharmacology, and COVID-19 infection", Therapies, Mai 2020, doi:* **10.1016/j.therap.2020.05.003.**

8 Wie wirkungsvoll die fiebersenkende Prophylaxe in diesem Falle ist, ist umstritten, jedoch sprechen zumindest mit dem Medikament Paracetamol gemachte Studien dafür. Dagegen scheint die prophylaktische Gabe nach Impfungen keinen Einfluss auf die Fieberkrampfhäufigkeit zu haben

9 *M. S. Santos, A. H. Lichtenstein, L. S. Leka, B. Goldin, E. J. Schaefer, und S. N. Meydani, „Immunological effects of low-fat diets with and without weight loss", J Am Coll Nutr, Apr. 2003, doi:* **10.1080/07315724.2003.10719291.**

10 *I. Ahmed, „COVID-19 – does exercise prescription and maximal oxygen uptake (VO2*

max) have a role in risk-stratifying patients?", Clin Med (Lond), Apr. 2020, doi: **10.7861/clinmed.2020-0111.**

11 t1p.de/nyt-cehh

12 **t1p.de/nyt-air** Originalquelle: *X. Wu, R. C. Nethery, B. M. Sabath, D. Braun, und F. Dominici, „Exposure to air pollution and COVID-19 mortality in the United States: A nationwide cross-sectional study", Preprint in medRxiv, Jan. 2020, doi:* **10.1101/2020.04.05.20054502.**

13 t1p.de/ecdc-covid19

14 t1p.de/tg-smokers

15 *E. M. Abrams und S. J. Szefler, „COVID-19 and the impact of social determinants of health", The Lancet Respiratory Medicine, Mai 2020, doi:* **10.1016/S2213-2600(20)30234-4.**
K. Farsalinos, A. Barbouni, K. Poulas, R. Polosa, P. Caponnetto, und R. Niaura, „Current smoking, former smoking, and adverse outcome among hospitalized COVID-19 patients: a systematic review and meta-analysis";, Therapeutic Advances in Chronic Disease, Juni 2020, doi: **10.1177/2040622320935765.**
A. Gulsen, B. Arpinar Yigitbas, B. Uslu, D. Droemann, und O. Kilinc, „The effect of smoking on COVID-19 symptom severity: Systematic review and meta-analysis", medRxiv, Jan. 2020, doi: **10.1101/2020.08.15.20102699.**

16 *S. H. Adams, M. J. Park, J. P. Schaub, C. D. Brindis, und C. E. Irwin, „Medical Vulnerability of Young Adults to Severe COVID-19 Illness—Data From the National Health Interview Survey", Journal of Adolescent Health, Juli 2020, doi:* **10.1016/j.jadohealth.2020.06.025.**

17 t1p.de/WHO-smoking

18 t1p.de/tg-ccr

19 t1p.de/nw-ppi

20 *J. A. Jarcho, J. R. Ingelfinger, M. B. Hamel, R. B. D'Agostino, und D. P. Harrington, „Inhibitors of the Renin–Angiotensin–Aldosterone System and Covid-19", New England Journal of Medicine, Juni 2020, doi:* **10.1056/NEJMe2012924.**

21 *N. A. MOHAMED u. a., „EARLY VIRAL CLEARANCE AMONG COVID-19 PATIENTS WHEN GARGLING WITH POVIDONE-IODINE AND ESSENTIAL OILS: A PILOT CLINICAL TRIAL", medRxiv, Jan. 2020, doi:* **10.1101/2020.09.07.20180448.**

22 *C. Zanettini u. a., „Influenza Vaccination and COVID19 Mortality in the USA", Preprint in medRxiv, Jan. 2020, doi:* **10.1101/2020.06.24.20129817.**

23 **Hinweise auf eine mögliche Wirksamkeit:** *E. J. Giamarellos-Bourboulis u. a., „Activate: Randomized Clinical Trial of BCG Vaccination against Infection in the Elderly", Cell, Okt. 2020, doi:* **10.1016/j.cell.2020.08.051.**

sowie: *I. Amirlak, R. Haddad, J. D. Hardy, N. S. Khaled, M. H. Chung, und B. Amirlak, „Effectiveness of booster BCG vaccination in preventing Covid-19 infection", medRxiv, Jan. 2020, doi:* **10.1101/2020.08.10.20172288**;
Hinweise auf Unwirksamkeit: *I. Amirlak, R. Haddad, J. D. Hardy, N. S. Khaled, M. H. Chung, und B. Amirlak, „Effectiveness of booster BCG vaccination in preventing Covid-19 infection", medRxiv, Jan. 2020, doi:* **10.1101/2020.08.10.20172288.**

24   Eine gute Erklärung zu diesem Phänomen gibt Prof. Christian Drosten in einem ndr-Podcast: **https://www.ndr.de/nachrichten/info/42-Bei-der-Schweinegrippe-kam-alles-anders,audio684806.html**

25   Ein umfassendes Review zur Rolle der Ernährung und der Vitamine bei COVID-19 findest Du hier – leider zeigt sich auch da: das Allermeiste beruht nicht auf Evidenz, sondern auf Spekulation: *I. Zabetakis, R. Lordan, C. Norton, und A. Tsoupras, „COVID-19: The Inflammation Link and the Role of Nutrition in Potential Mitigation", Nutrients, Mai 2020, doi:* **10.3390/nu12051466.**

26   **t1p.de/sd-53** sowie *M. Alipio, „Vitamin D Supplementation Could Possibly Improve Clinical Outcomes of Patients Infected with Coronavirus-2019 (COVID-19)", Apr. 2020, doi:* **10.2139/ssrn.3571484.**

27   **t1p.de/bag-vit-d**

28   *F. Mitchell, „Vitamin-D and COVID-19: do deficient risk a poorer outcome?", The Lancet Diabetes & Endocrinology, Juli 2020, doi:* **10.1016/S2213-8587(20)30183-2.**

29   **t1p.de/s-vit-b3**

30   Eine gute, aktuelle Übersicht bei: *R. Jayawardena, P. Sooriyaarachchi, M. Chourdakis, C. Jeewandara, und P. Ranasinghe, „Enhancing immunity in viral infections, with special emphasis on COVID-19: A review", Diabetes Metab Syndr, Apr. 2020, doi:* **10.1016/j.dsx.2020.04.015**
sowie *J. Alexander, A. Tinkov, T. A. Strand, U. Alehagen, A. Skalny, und J. Aaseth, „Early Nutritional Interventions with Zinc, Selenium and Vitamin D for Raising Anti-Viral Resistance Against Progressive COVID-19", Nutrients, Aug. 2020, doi:* **10.3390/nu12082358.**

31   *H. Hemilä, J. Haukka, M. Alho, J. Vahtera, und M. Kivimäki, „Zinc acetate lozenges for the treatment of the common cold: a randomised controlled trial", BMJ Open, Jan. 2020, doi:* **10.1136/bmjopen-2019-031662.**

32   *R. J. Reiter, P. Abreu-Gonzalez, P. E. Marik, und A. Dominguez-Rodriguez, „Therapeutic Algorithm for Use of Melatonin in Patients With COVID-19", Frontiers in Medicine, 2020, doi:* **10.3389/fmed.2020.00226.**

33   Quelle: **t1p.de/s-vit-b3**
Tatsächlich werden inzwischen die Rufe nach einer generellen Empfehlung zur Einnahme von Vitamin-D-Präparaten immer lauter: **https://t1p.de/sd-426**

34   t1p.de/nyt-bj

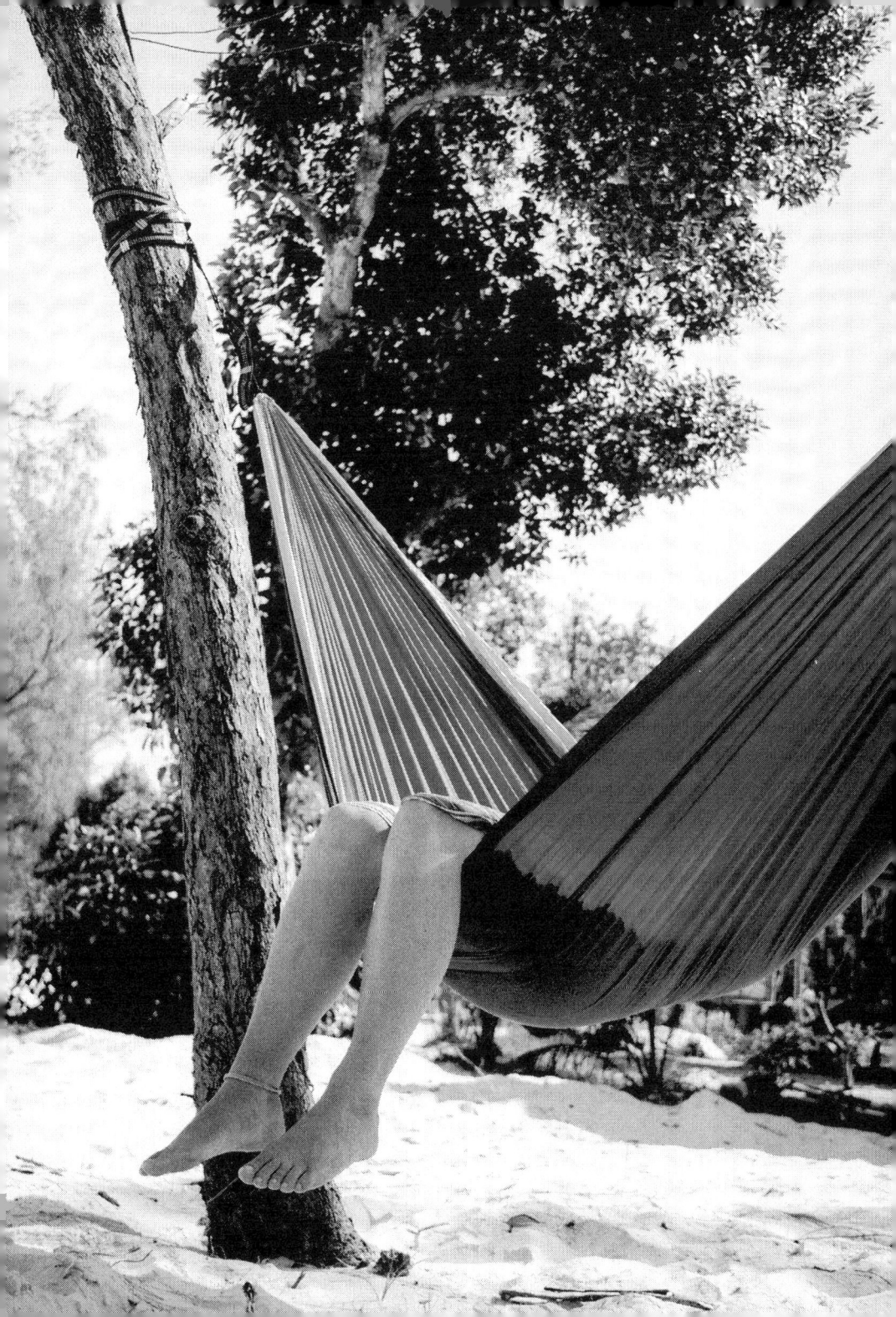

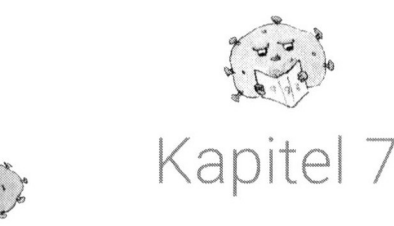

Kapitel 7

Die Erholungsphase

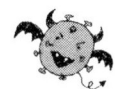

Vielleicht ist dies das überraschendste Kapitel des ganzen Buches. Es dreht sich um die Zeit, in der Du denkst, dass längst alles vorbei ist – also um die Erholungs- oder Rekonvaleszenzphase. Du hustest jetzt nicht mehr, das Fieber ist weg – aber Du bist noch lange nicht gesund. Auch wenn die akuten Sorgen jetzt vorbei sind: die Erholungszeit ist eine kritische Phase Deiner Erkrankung! Wie Du diesen Weg zurück in den Alltag gehst, entscheidet mit darüber, wie es langfristig mit Deiner Gesundheit weiter geht. Tatsächlich kannst Du jetzt alles vermasseln, wenn Dein Körper sich nicht erholen darf!

Bleierne Nachwehen

Was in dieser Phase zu erwarten ist, schildern Menschen, die COVID-19 durchgemacht haben – und ich rede hier nicht nur von denen, die im Krankenhaus behandelt werden mussten (davon handelt der Kasten auf Seite 176). Sondern ich rede auch von denen, die zuhause bleiben konnten. Überraschend viele von ihnen sind noch Wochen nach Beginn ihrer Krankheit müde und schlapp, kommen bei Anstrengung schnell aus der Puste, auch ist ihr Kopf oft wie verhangen. „Klebstoff in den Muskeln, Nebel im Gehirn" beschreibt ein Patient diese Phase. Der derzeit berühmteste COVID-19-Patient, Boris Johnson, berichtete eine Woche nach Entlassung aus dem Krankenhaus stolz und in langsamen Worten von den ersten eigenen Schritten im Garten seines Landsitzes.

Tatsächlich gibt es inzwischen viele Hinweise, dass COVID-19 sogar bei leichteren, also zuhause behandelten Verläufen eine ausgeprägte und lang anhaltende Fatigue- bzw. Schwächephase, oft mit Kopfweh, Herzstolpern und Kurzatmigkeit nach sich zieht.[1] Andere Infektionskrankheiten mit einem ähnlich langen „Rattenschwanz" sind zum Beispiel schwere Formen der Influenza[2], das Pfeiffersche Drüsenfieber, das Q-Fieber oder der Typhus. Auch SARS (also die in den Jahren 2002 und 2003 aufgetretene erste pandemische Corona-Erkrankung) bescherte vielen Betroffenen eine lange Phase der bleiernen und langsamen Erholung, oft mit bleibenden Einschränkungen.[3]

Lange Erholungsphasen nach Krankenhausaufenthalten

Rund um die Erde sammeln Ärztinnen jetzt Erfahrung, wie die im Krankenhaus behandelten COVID-19-Patienten wieder in die Gänge kommen. Ihr Resümee: Sie tun das oft sehr langsam und manchmal auch nur eingeschränkt — vor allem dann nämlich, wenn sie künstlich beatmet werden mussten. Viele ältere Menschen können über Wochen und Monate die Dinge des Alltags nicht mehr erledigen, die sie vorher gut machen konnten. Beobachtet werden

- lange Phasen der Kurzatmigkeit (bei manchen Patienten lässt sich noch Monate später eine eingeschränkte Lungenfunktion nachweisen).

- Fatigue, Abgeschlagenheit und Antriebslosigkeit. Hier spielt teilweise auch der Muskelabbau eine Rolle, immer klarer wird aber auch, dass auch geistige Funktionen im Krankenhaus einen Schlag abbekommen können.

- auch Schlaflosigkeit und manchmal auch seelische Not, wie etwa Ängste und Depressionen, können sich entwickeln.

Jedenfalls machen sich Reha-Fachleute keine Illusion, dass nach der Ausweitung der Intensiv- und Beatmungsplätze auch starke Anstrengungen für eine Wiedereingliederung und Rehabilitation schwer COVID-19-Erkrankter erforderlich sein werden.

Klebstoff in den Muskeln, Nebel im Gehirn

Fatigue ist dabei nicht nur Müdigkeit. Unter Fatigue wird vielmehr eine zu den vorausgegangenen Anstrengungen unverhältnismäßige, durch Schlaf nicht zu beseitigende Schwäche bezeichnet, bei der sich körperliche, seelische und geistige Erschöpfung nicht trennen lässt. Eine „ganzheitliche" Müdigkeit sozusagen.

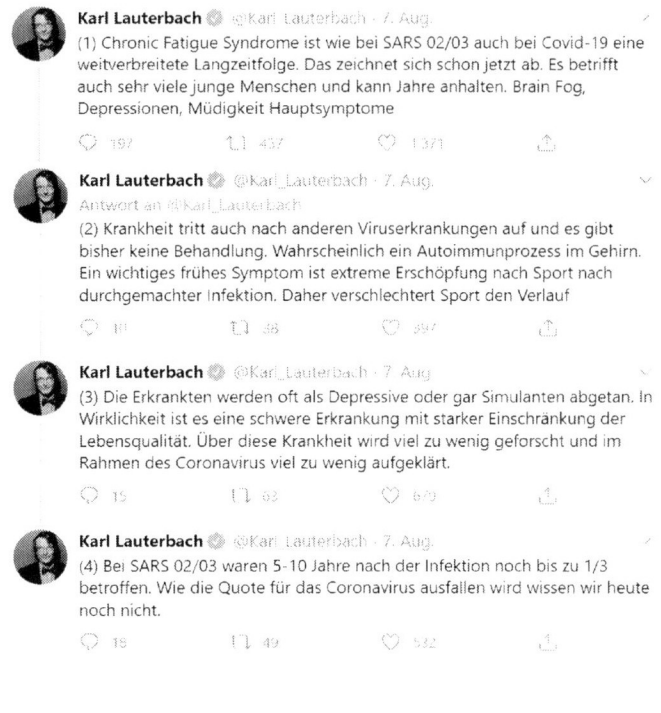

Was Du jetzt tun kannst

Gegen die Abgeschlagenheit ist kein Kraut gewachsen. Da hilft kein Traubenzucker, kein frisch gepresster Orangensaft und auch kein Medikament — da hilft nur Ruhe. Also dass Du Dich innerhalb des von Deinem Körper vorgegebenen Rahmens bewegst.

Das Wichtigste in dieser Phase ist der Selbstschutz. Ich schreibe das bewusst, denn: Du musst Dich tatsächlich schützen:

- **Vor Dir selbst.** Natürlich denkt man nach einer Erkrankung: So, jetzt muss es aber wieder aufwärts gehen! So viel ist liegen geblieben, und überhaupt: wer bezahlt denn die Rechnungen? Also schleppt man sich zur Arbeit und vielleicht auch zum Sport. Lass es bleiben. Es ist — leider — bekannt, dass Du durch Überlastung in dieser Phase — durch die gut gemeinte Fahrradtour, die Du eben doch mitmachen wolltest, oder durch die langen Nächte im Büro — möglicherweise eine Chronifizierung einleitest. Im schlimmsten Fall kann sich daraus ein Chronisches Fatigue Syndrom (CFS) entwickeln. Schütze Dich vor Deinen eigenen Antreibern!

- **Schütze Dich aber auch vor den medizinischen Ratschlägen.** Seltsam, wenn ein Arzt das schreibt, oder? Aber hier ist es gerechtfertigt. Denn natürlich ist der Ratschlag verständlich: Raus mit Dir, bewege Deinen Hintern, der Segen der Bewegung ist doch bekannt. Ja, ist er. Aber nur, wenn Dein Körper bereit ist und sich mit Freude darauf einlässt. Hat der Körper aber die Handbremse angezogen, so erreicht Sport und Anstrengung genau das Gegenteil: die Fatigue gräbt sich ein.

- **Besser ist es, Du machst Dinge, die Dir Freude machen,** aber eben innerhalb Deines „Rahmens" — ob das die Beobachtung von Vögeln ist oder die Katalogisierung Deiner Fotoalben oder auch mal einen Spaziergang. Solange Du nicht gegen Deinen Körper arbeitest ist alles gut.

Dieser Ratschlag bedeutet auch, dass Du Dich vielleicht für längere Zeit krankschreiben lassen musst. Ja, das kann nach einer COVID-19-Erkrankung vorkommen. Verweise dann auf Boris Johnson, der wirklich motiviert war, seinen Brexit endlich anzupacken — und doch noch erst nach „langen Wochen" (in seinen Worten) die Regierungsgeschäfte wieder aufnehmen konnte.

Wann darf ich wieder raus in die freie Wildbahn?

Wie bei anderen Infektionskrankheiten solltest Du Dich wieder fit fühlen, bevor Du wieder in den normalen Alltag eintauchst. Das Fieber sollte also weg sein, auch sollte

Deine „Infektmüdigkeit" verschwunden sein und Dein Appetit wieder gut sein. Das ist meist 2– 3 Tage nach der Entfieberung der Fall.

Bei COVID-19 kommen zu diesem groben Raster noch die offiziellen Quarantäne-Richtlinien dazu (sie sollten stets mit der behandelnden Ärztin abgestimmt werden):[4]

- War bei Dir kein Krankenhausaufenthalt erforderlich, so darfst Du die häusliche Quarantäne frühestens 14 Tage nach Beginn der Krankheitszeichen verlassen, sofern Du seit mindestens 48 Stunden keine Krankheitsanzeichen mehr hast.

- Warst Du eine Zeit lang im Krankenhaus und wurdest von dort in die häusliche Quarantäne entlassen, darfst Du die häusliche Quarantäne erst 14 Tage später verlassen, aber nur wenn Du seit mindestens 48 Stunden keine Krankheitsanzeichen mehr hast.

Wie lange ist man nach einer COVID-19-Erkrankung ansteckend?

Das kann derzeit niemand genau sagen. Es wird derzeit angenommen, dass innerhalb weniger Tage nach Ende der Krankheitszeichen so viele Antikörper im Körper zirkulieren, dass das Virus jetzt nicht mehr schädlich ist und keine Ansteckungsgefahr mehr besteht. Virenmaterial lässt sich aber teilweise noch mehrere Wochen nach Beginn der Symptome nachweisen. Es wird aber angenommen, dass dabei keine Übertragungsgefahr mehr besteht.

Anmerkungen zu Kapitel 7

1   ht1p.de/tg-recovery

2   Bei der Spanischen Grippe von 1918/1919 nannten die Ärzte diese Phase "ence-
     phalitis lethargica" — also durch Lethargie gekennzeichnete Hirnentzündung

3   *H. Moldofsky und J. Patcai, „Chronic widespread musculoskeletal pain, fatigue,
     depression and disordered sleep in chronic post-SARS syndrome; a case-controlled
     study", BMC Neurology, März 2011, doi:* **10.1186/1471-2377-11-37.**

4   t1p.de/is-auu

Ein Wort zum Schluss

Niemand weiß, wohin wir mit dieser Epidemie steuern. Und auch nicht, wohin sie uns als Gesellschaft und als globale Gemeinschaft steuern wird. Mehrere Szenarien sind beschrieben worden — und an allen zeigt sich, wie vertrackt schwierig die Antwort auf dieses epochale und unerwünschte Naturereignis ist:

- Ein von manchen fantasiertes Szenario wäre es, die Epidemie wie ein Wildfeuer durch die Bevölkerung laufen zu lassen. Nur, das würde zumindest für die „alten" Gesellschaften dieser Erde eine Krankheits- und Todeswelle ungekannten und unmenschlichen Ausmaßes bedeuten. Niemand mit Herz und Sinn wird diese Option hierzulande wählen (mehr dazu auf Seite 48).

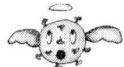

- Als weiteres Szenario wird vorgeschlagen, die Jüngeren und Gesünderen nach und nach erkranken zu lassen (damit sie eine „Herdenimmunität" aufbauen) — gleichzeitig aber die Älteren und Kranken vor Infektionen zu schützen. Diese Minderungsstrategie klingt vernünftig, und sie wurde auch vereinzelt versucht. Nur zeigt sich in der Realität, dass der Schutz der Älteren und Kranken sehr schwierig ist, solange der Infektionsdruck um sie herum sehr hoch ist. Da sind auf einmal so viele Viren im Umlauf, dass das Virus auch die Türspalten zu den Anfälligen findet — das Virus schwappt dann nur allzu leicht von der infizierten „Herde" in die Schutzräume über. Schließlich leben die Anfälligen oft mitten in Familien, mitten im „Dorf" — und sie machen bis zu einem Drittel der Bevölkerung aus. Auch kollidiert diese Strategie mit Grundüberzeugungen, die wir als Gesellschaft teilen. So wurde darüber nachgedacht, die Risikogruppen auf eine weitgehende Selbstisolation und/oder auf weitgehende persönliche Schutzmaßnahmen zu verpflichten. Nur entstehen dadurch eben auch nur allzu leicht Hygiene-Hochsicherheitstrakte, die nur schwer mit dem Anspruch einer für alle geltenden Menschenwürde vereinbar sind. Kein Wunder haben

praktisch alle Industrieländer diese Strategie wieder verlassen.[1] Ob sie mit besseren Schutzmaßnahmen und mehr Möglichkeiten für Erregertests und dem jetzt deutlich besseren Verständnis des Übertragungsgeschehens funktionieren könnte, ist eine offene Frage, die auch Wissenschaftler umtreibt.[2] Gleichzeitig haben sich in den letzten Monaten grundsätzliche Zweifel ergeben, ob das für abgeschlossene Tiergruppen entwickelte Konzept der „Herdenimmunität" überhaupt auf die offenen, vernetzten menschlichen Gesellschaften übertragbar ist (das war Thema auf Seite 30).

- In den letzten Monaten haben die meisten Länder eine *Unterdrückungsstrategie* versucht: Die Epidemie sollte dabei durch unterschiedliche Maßnahmen so weit abgebremst werden, dass die Ausbreitung der Krankheit danach in einem beherrschbaren Gleis verlaufen kann. Dazu gehörten das Erkennen und Isolieren von Erkrankten und ihrer Kontaktpersonen, Reisebeschränkungen, Verbot von Großveranstaltungen, Schließungen von öffentlichen Einrichtungen, Lokalen und Arbeitsstätten, Maßnahmen zu mehr Abstand unter den Bürgern, und so weiter. Bei dieser Unterdrückungsstrategie saust zuerst also der „Hammer" auf die Bevölkerung herab – und die Erfahrung zeigt, dass er umso härter fallen muss, je länger die Verantwortlichen gezögert haben ihn auszupacken. Dann beginnt der „Tanz", durch den immer wieder versucht werden muss, die Epidemie in Grenzen zu halten (ich beziehe mich mit dem Bild vom Hammer und dem Tanz auf einen weit verbreiteten Artikel, der diese Strategie gut erklärt).[3] Viele Gesellschaften machen nun ihre ersten Erfahrungen mit diesem „Tanz" und nehmen die „Hammer-Maßnahmen" nach und nach zurück.

- Wie weitgehend sie zur Normalität zurückkehren können, ist eine offene Frage. Einerseits sind jetzt deutlich mehr Mittel vorhanden und Strukturen aufgebaut um eine „zweite Welle" zu verhindern; auch ist die Erkrankung inzwischen besser behandelbar und verläuft oft milder als in der „ersten Welle" (das war Thema auf Seite 25). Andererseits sind selbst in den schwer betroffenen Ländern gerade einmal 5% der Bevölkerung immun, und das Virus zeigt nur

allzu gerne, wie leicht es „durchbrennt" sobald die Wachsamkeit nachlässt.

- Dagegen zeigt der Verlauf der Pandemie in den Entwicklungsländern, und insbesondere in Afrika, dass die Pandemie in manchen Ländern dieser Erde wahrscheinlich auf keinem anderen Weg eingegrenzt werden wird als über eine zumindest teilweise, sich auf natürlichem Weg entwickelnde populationsbezogene Immunität (das war Thema auf Seite 26). In diesen „jungen" Ländern verläuft die Epidemie aufgrund der völlig anderen Altersstruktur, der völlig anderen Art der Vorerkrankungen und wahrscheinlich auch anderen Art der „Vorbereitung" des Immunsystems deutlich milder (zur Erinnerung: das mittlere Alter in Mali liegt bei 16 Jahren, in Italien bei 46 Jahren). In vielen Ländern würde deshalb der Kampf gegen die Ausbreitung der Epidemie mehr Elend bedeuten als die Pandemie selbst – ein weiterer Lernprozess, der sich nach und nach im Zuge der Pandemie ergeben hat.

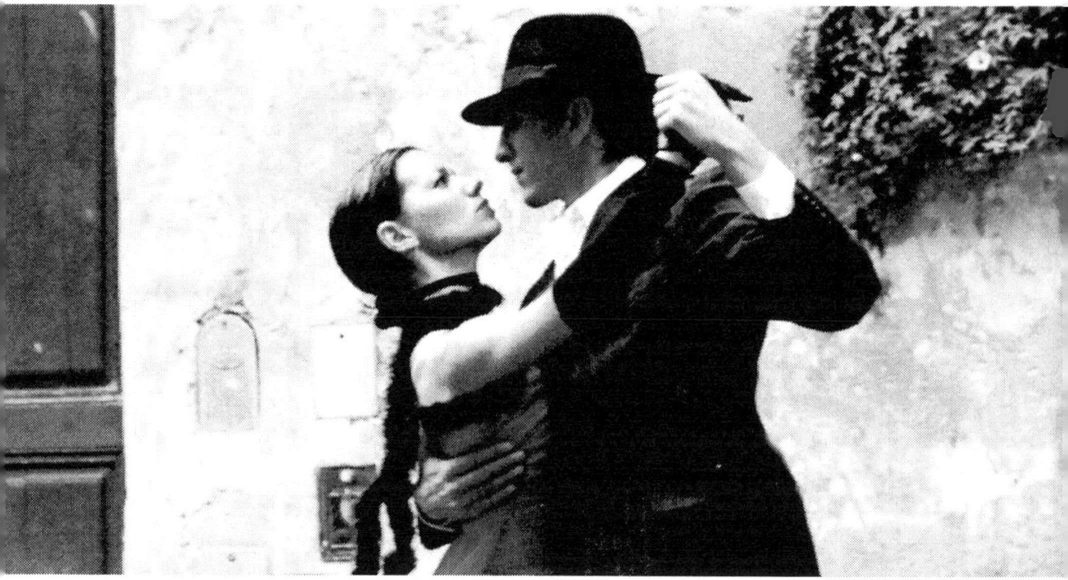

Tanzen lernen

Wie das ausgehen wird? Wir wissen es nicht. Nur die wenigsten Gesellschaften konnten frühzeitig und effektiv genug reagieren, um jeden individuellen Erkrankungsfall wieder verlässlich erkennen und verfolgen zu können – und damit die Epidemie immer wieder durch das Aufspüren von Kranken und deren Kontaktpersonen im Keim zu ersticken. Pessimisten fürchteten zu Beginn der Pandemie, dass dazu Kontrollmaßnahmen nötig seien, die das Leben der Bürger unter komplette Überwachung und Fremdbestimmung bringen. Inzwischen ist klar, dass eine solche punktgenaue Eindämmung auch in Demokratien gut funktionieren kann. Südkorea, Island oder Neuseeland sind gute Beispiele dafür. Dort ist eine rasche Unterdrückung der Epidemie gelungen, auch ohne das Land komplett still zu legen. Auch Deutschland und Österreich können inzwischen die Infektionszahlen auf einem „nachverfolgbaren" Schwelbrand-Niveau halten.

Aber weder Pessimisten noch Optimisten können derzeit sagen, ob das Virus auch dort nicht trotzdem wieder „durchbrennen" wird, also sich der individuellen Nachverfolgung entziehen wird. Immerhin stehen inzwischen deutlich mehr Mittel und Möglichkeiten bereit als zu Beginn der „ersten Welle", die nicht wenige Gesellschaften (Deutschland eingeschlossen) überraschend unvorbereitet angetroffen hat.

Die vier „technologischen" Hoffnungen

Mit dem Sommer werde das Virus „wie durch ein Wunder" verschwinden, meinte Donald Trump noch vor wenigen Monaten. Diejenigen, die nicht auf Wunder hoffen, erwärmen sich derzeit an drei Hoffnungen. Sie hoffen auf:

1) eine Impfung. Hierzu laufen über 50 Studien zu Impfungen mit sehr unterschiedlichen Ansätzen. Bis eine Impfung marktreif in großer Menge zur Verfügung steht, dürfte aber noch mehr als ein Jahr vergehen – Putins Sputnik-Impfung hin oder her. Und selbst dann ist nicht sicher, wie groß die damit erzielte Schutzwirkung sein wird.[4]

2) ein wirksames (und billiges) vorbeugendes Medikament, das ohne größere Nebenwirkungen Infektionen verhindern kann. Bisher ist ein solches Medikament nicht in Sicht (Hoffnungen werden auf synthetische Antikörper gesetzt).

3) ein hoch wirksames Medikament oder eine Medikamentenkombination zur Ther-

paie von COVID-19. Die Erkrankung würde damit einen entscheidenden Stachel verlieren. Dann könnten womöglich auch die Gegenmaßnahmen entspannter angegangen werden. Hier sind ebenfalls vor allem synthetische Antikörper im Rennen. Ausgang: ungewiss. Ungewiss ist vor allem, ob unter den Kandidaten dann auch wirklich ein „game changer" sein wird, also ein durchschlagend wirksames Produkt.

4) einen Antigen-Test. Bisher ist die Testung auf eine akute SARS-CoV-2-Infektion umständlich, teuer und zeitaufwendig. Das könnte sich ändern, wenn mit Tests nicht das Genmaterial des Erregers untersucht werden muss, sondern lediglich Eiweißbruchstücke des Erregers. Solche Tests sind billig und das Ergebnis liegt sofort vor. So wie Diabetiker täglich ihren Blutzucker messen, könnte jeder einzelne dann theoretisch jeden Tag seinen Infektionsstatus überprüfen. Damit wäre viel Freiheit gewonnen. Ein Chor will endlich wieder singen? Kein Problem, wenn alle vorher ihre Ansteckungsfähigkeit messen. Das Problem bisher: bei den Tests gehen noch zu viele positive Befunde durch die Lappen. Aber die Tests werden besser. Auch erbringt ein 90% akkurater Test mit zwei Messungen schon eine 99%ige Sicherheit.

Meine persönliche Voraussage: Wir werden zuerst Erleichterung durch 4) erfahren, dann durch 3), dann (vielleicht) durch 1). Aber vielleicht kommt es auch ganz anders und wir haben demnächst in allen Räumen Ultraviolet-Luftdesinfektoren, supereffiziente, durchsichtige Mund-Nasen-Tücher oder einfach Glück.[5]

Eine schwierige Balance, Konflikte gehören dazu

Und so versuchen wir uns derzeit an dem was übrig bleibt. Der „Hammer" wurde gesetzt – von manchen Gesellschaften mit Augenmaß, von anderen mit autoritärer Maßlosigkeit. Nun versuchen wir uns mit dem „Tanz". Wir versuchen das gesellschaftliche Leben so zu steuern, dass möglichst viel soziales und wirtschaftliches Leben möglich ist, ohne dass sich die Ansteckungswelle wieder unkontrolliert auftürmt. Eine schwierige Balance, die in keinem Lehrbuch beschrieben ist.

Und eine Balance, bei der viele Konflikte entstehen, die wir noch zu lösen haben: Wie sieht ein pandemiegerechtes, aber gleichzeitig menschengerechtes Bildungswesen aus? (Gedanken dazu auf Seite 109) Wie gleichen wir die existenziellen Verluste aus,

die manche erleiden, andere aber nicht? Wie gehen wir mit der Ungleichheit um, die jetzt als Folge der Pandemie und auch der damit verbundenen beschleunigten Digitalisierung der Wirtschaft entsteht? Wer verpflichtet die großen Konzerne, die in dieser Krise noch größer und mächtiger werden, ihren Beitrag zur Meisterung dieser Krise zu leisten? Schließlich agieren sie aus einem globalen Niemandsland heraus, das bisher nie ernsthaft reguliert worden ist? Wird das jetzt gelingen, wo so viele Betriebe vor Ort verschwinden werden?

Noch blöder: erst „beim Tanzen" erwerben wir die Mittel und Fähigkeiten, die diesen Tanz überhaupt erst möglich machen: mehr Behandlungsplätze in Krankenhäusern, mehr Behandlungsmöglichkeiten auch in der Palliativmedizin, mehr Testmöglichkeiten, mehr Antikörpertests, bessere Möglichkeiten des „tracings", also der Rückverfolgung von Ansteckungen, bessere Ausbildung von Gesundheitspersonal, mehr Schutzausrüstung, mehr Erkenntnisse über das Virus, ein besseres Verständnis seiner Ausbreitung, bessere Informationen darüber, welche Maßnahmen etwas bringen, und welche nichts, neue, weniger „infektanfällige" Arbeitsformen, und vielleicht sogar wirksame Medikamente gegen das Virus. Oder sogar eine Impfung. Ich persönlich finde es überraschend, wie schnell die Lernkurve in vielen Bereichen verläuft, das macht Hoffnung.[6]

> *Während wir „tanzen", so hoffen wir, werden wir zu immer besseren Tänzern!*

Wird der Tanz gelingen?

Irgendwie schon, wie jeder Tanz. Absehbar ist aber schon das: Wir werden ihn lange zu tanzen haben. Denn auch im schnellsten „Tanz" wird es mehrere Jahre dauern bis diese Epidemie aufgrund von natürlichen Prozessen — aufgrund von dem bei durchgemachten Krankheiten erworbenen Schutz — allmählich zum Erliegen kommt, wenn überhaupt. Vielleicht sind deshalb die wichtigsten Ziele für diese Zeit folgende:

- Dass wir rasch und konsequent analysieren, welche Maßnahmen effektiv sind und welche wir uns schenken können. Hier besteht noch viel Forschungsbedarf. Allerdings zeichnet sich jetzt bereits ab, dass die Analysen widersprüchlich bleiben werden, weil die ergriffenen Maßnahmen im Grunde um ein Experiment ohne Kontrollgruppe darstellen: Fast alle Länder haben die Eingrenzungsmaßnahmen (Verbot großer Veranstaltungen, Schulschließung, Maskenpflicht, Lockdown) in etwa in derselben Reihenfolge und im Abstand von nur wenigen Tagen eingeführt, hieraus eindeutige Effekte abzuleiten ist wie wenn man „auf einer Datenglatze Locken drehen wollte". Kein Wunder widersprechen sich die bisherigen Analysen komplett.[7] Ganz sicher aber besteht noch viel Bedarf nach einer funktionierenden „Fehlerkultur". Also Offenheit in der Gesellschaft, Fehler vorbehaltlos zu suchen – aber ohne die gleichzeitige Absicht, diejenigen an die Wand zu nageln, die mit ihrer Einschätzung falsch lagen. Hier sehe ich mit Blick auf Deutschland noch einen langen Weg vor uns. Denn Offenheit für das Lernen aus Fehlern entsteht erst, wenn die Fehler-Frage von der Schuld-Frage gelöst ist. Solange hinter Fehlern reflexartig böse Absichten vermutet werden („die da oben wollen uns versklaven, hinter der Pandemie steht in Wirklichkeit die Pharmaindustrie, Bill Gates, die Eliten, der deep state, die Impflobby usw...."), wird es schwer aus Fehlern zu lernen. Wie sollen wir als Gesellschaft da weiter kommen?

Natürlich machen wir viele Fehler, aber das ist okay.
Denn wir machen das alle zum ersten Mal." (eine däni-
sche Lehrerin)[20]

- Denn ja, es sind Fehler passiert, und sie wiegen schwer. Europa hat sich ent-solidarisiert und ist in der Anfangsphase der Epidemie überraschend schnell in die nationale und teilweise auch nationalistische Zersplitterung abgeglitten. Während ÄrztInnen in Italien unvorstellbaren Horror erlebten, standen in Deutschland Intensivbetten leer. Ich sage nicht, dass es dafür keine Gründe gab, aber im Nachhinein waren es schlechte Gründe. Dies mit Blick auf eine bessere Zukunft aufzuarbeiten, wird entscheidend sein. Für Heilung ist es nie zu spät.

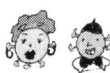

- Entscheidend wird auch sein, dass wir in allen Maßnahmen genug Luft für Menschlichkeit lassen. Die ersten Reaktionen auf die Pandemie haben zu teilweise überzogenen Einschränkungen geführt, bei denen teilweise auch die Menschenwürde unter die Räder gekommen ist: Angehörige, die ihre sterbenden Familienmitglieder im Krankenhaus oder Altenheim nicht besuchen oder begleiten durften. Eltern, die ihre krebskranken Kinder im Kinderhospiz nur noch getrennt besuchen durften. Infektionsschutz, der nicht freundlich vermittelt, sondern von oben herab mit harter Hand erzwungen wurde. Ja, es kann sein, dass alte Menschen im Altersheim auf Besuch jetzt verzichten müssen – und doch *müssen* sie die Gewissheit haben, dass dieser Zustand nicht von Dauer ist. Und sie müssen die Gewissheit haben, dass die ihnen vertrauten Menschen sie beim Sterben werden begleiten dürfen. Und ja, es kann sein, dass kleine Kinder ein Infektionsrisiko sind – aber das heißt nicht, dass wir ihnen Regeln aufzwingen dürfen, die sie seelisch krank machen (vgl. Seite 102). Hier sehe ich noch viel Anlass, mehr über den schmalen Grat zwischen effektivem Schutz, Willkür und menschlichen Mindeststandards nachzudenken. Glücklicherweise haben wir jetzt genug Mittel, Schutzmöglichkeiten und gesichertes Wissen, um diesen Tanz mit einem menschlichen Gesicht zu tanzen. Wenn wir jetzt nicht mehr Menschlichkeit wagen, dann werden wir diesen Tanz nicht unbeschadet überstehen können.

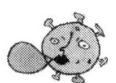

- Vielleicht wäre also das wichtigste Ziel: Dass wir uns als Gesellschaft nicht auseinandertanzen. Dass diejenigen die unter dieser Pandemie am meisten leiden, am schnellsten aufgefangen werden. Bisher ist dies nur teilweise gelungen.[8] Denn Intensivstationen sind rasch gebaut, die sich jetzt abzeichnende soziale Frage aber erfordert ein Bekenntnis und eine Vision. Hier sehe ich das eigentliche Problem dieser Pandemie. Sie hat die bisherige Klammer, die unsere Gesellschaften irgendwie zusammengehalten hat, vollends gelöst. Das globalisierte Wachstumsmodell wird so schnell nicht wieder die Regie übernehmen. Was wird dann kommen? Mit Blick auf die USA und China, wo sich politisch destruktive Kräfte durchsetzen, wird mir angst und bange. Aber wir sind ja noch am Anfang der Pandemie ;-)

Was wir aus dieser Krise lernen ist deshalb eine hochpolitische Zukunftsfrage. Sie ist es auch deshalb, weil diese Krise ja auch ein Modell sein wird, wie wir mit zukünftigen Bedrohungen umgehen werden. Bedrohungen, die unsere Gesellschaft vielleicht nicht in diesem irrsinnigen Tempo bedrängen, und die wir deshalb gerade vielleicht aus dem Auge verloren haben. Die aber unsere Lebensgrundlagen in der Tiefe vielleicht noch viel stärker bedrohen – ich denke an die Klimakrise.[9]

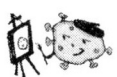

Was wir beim „Tanzen" schon gelernt haben

Immerhin haben wir beim Tanzen schon so vieles gelernt! Ein paar der gelernten Schritte will ich nachzeichnen:

- **Erstens, wer zu spät kommt, den bestraft das Leben.** In je mehr Kontaktnetzen das Virus grassiert, desto drastischer müssen die Maßnahmen ausfallen um die Lawine zu stoppen – und desto mehr Nebenwirkungen für das gesellschaftliche Leben entstehen durch die zu ergreifenden Maßnahmen. Der Blick auf die USA zeigt das Problem: Das Allerletzte, was sich die politische Führung dort gewünscht hätte – nämlich ein wirtschaftlich disruptives und die Wiederwahl der konservativen Eliten gefährdender „Lockdown" – musste dann doch verhängt werden. Weil die Lernkurve zu langsam war. Lockdown, das ist die Notbremse der schlecht Vorbereiteten...

- **Zweitens: Die Epidemie verlief anders als erwartet.** In jeder Gesellschaft nahm und nimmt sie einen anderen Kurs (die dazu gehörenden Einflüsse waren Thema auf Seite 23). Nach und nach hat sich zum Beispiel gezeigt, dass sich SARS-CoV-2 nach einer anderen Logik verbreitet als etwa die pandemische Grippe (davon war auf Seite 18 die Rede).[10] Damit hat sich auch das gezeigt: Einfach die am Modell der Influenza entwickelten Pandemiepläne aus der Schublade zu ziehen, reicht für eine zielgerichtete Antwort auf SARS-CoV-2 nicht aus. Das gilt auch im internationalen Maßstab, das war Thema: Für manche Entwicklungsländer sind die Pandemiepläne schlimmer als die Pandemie. Die Antwort, die für Norwegen passt, hat für Nigeria vielleicht schwer wiegende Nachteile. Das gilt aber auch im nationalen Maßstab: Die ergriffenen Maßnahmen – etwa der Grenzschließungen und der häuslichen Isolation – müssen immer auch in Relation mit ihren Nebenwirkungen gesetzt werden (so ist inzwischen zum Beispiel absehbar, dass für die Länder, in denen beengte Wohnverhältnisse und Mehr-Generationen-Haushalte die Regel sind, wie etwa in Südeuropa, die häusliche Isolation auch unerwünschte Effekte auf die Ausbreitung der Epidemie ahben kann).[11]

- **Drittens hat sich gezeigt, dass schon einige strategische Maßnahmen viel ausrichten können.** So zeigen die Auswertungen der Ansteckungsraten und der Vermehrungszahl R für Deutschland, dass schon die vor der weitreichenden Isolierung der Haushalte ergriffenen Maßnahmen überraschend effektiv waren (etwa das Verbot von Großveranstaltungen, die Einschränkungen der Gastronomie und die Empfehlungen andere durch Hygienemaßnahmen zu schützen). Das heißt nicht, dass die häusliche Isolierung umsonst war (die Effekte dürften auch von Bundesland zu Bundesland unterschiedlich gewesen sein), aber sie hatte womöglich recht wenig „bang for the buck", also ein eher bescheidenes Preis-Leistungs-Verhältnis.

- **Viertens, auf die Ressourcen kommt es an.** Im Nachhinein zeigt sich immer klarer, dass die individuelle Rückverfolgung von Kontakten der schonendste und effektivste Weg zur Begrenzung der SARS-CoV-2-Epidemie ist, bei der

super spreader und *super spreader events* oft eine entscheidende Rolle spielen (das war Thema auf Seite Seite 18). Allerdings erfordert dieser Weg auch hohe Ressourcen, wie die entsprechenden Testverfahren, Laborkapazitäten, Testmaterial, Kontakt-Scouts und die Auswertung von elektronischen Kontaktdaten. Zudem funktioniert die individuelle Rückverfolgung nur solange die Ausbreitung nicht quer durch verschiedene Kontaktnetze und nicht auf einem zu hohen Niveau verläuft. Die effektivsten und schonendsten Löschwerkzeuge funktionieren tatsächlich nur bei einem Schwelbrand.

Insgesamt gibt es mit Blick auf die bisherigen Erfahrungen zumindest für die deutschsprachigen Länder also einigen Grund für Optimismus. Und das insbesondere wenn wir uns noch einmal vor Augen rufen, welche Faktoren die Schwere einer SARS-CoV-2 Epidemie beeinflussen (siehe dazu Seite Seite 21): Die Bevölkerungen sind vergleichsweise gesund (zumindest verglichen mit den USA oder Großbritannien), das Gesundheitssystem ist leistungsfähig und gut vorbereitet, die Schutzmöglichkeiten sind ausgebaut und auch die diagnostischen Ressourcen sind aufgestockt.

Was die Bekämpfung der Pandemie angeht, bin ich persönlich deshalb optimistisch. Die entscheidende Frage wird eher sein, nach welchem Bild sich unsere Gesellschaften in der von der Pandemie ausgelösten Disruption neu erfinden werden.

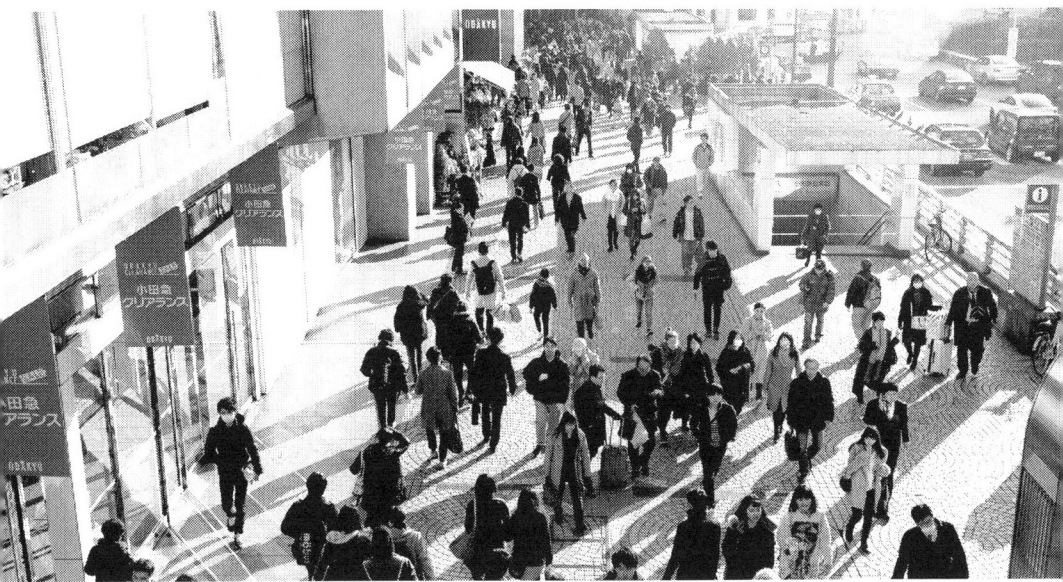

COVID-19 trifft die ganze Gesellschaft

Das Durchschnittsalter der an COVID-19 Verstorbenen liegt in Deutschland derzeit etwa bei 81 Jahren. Daraus wird manchmal abgeleitet, die Epidemie würde nur die Alten schwer treffen. Manche weisen sogar darauf hin, dass viele der Betroffenen so alt oder krank seien, dass sie „sowieso bald gestorben" wären. Da liegt dann für einige der Schluss nahe, der Aufwand, mit dem die Epidemie eingegrenzt wird, „lohne" sich deshalb gar nicht – schließlich zwingt diese Eindämmung sehr vielen Bürgern unglaubliche existenzielle Härten auf, die in der Summe vielleicht sogar schlimmer seien als die direkten Folgen des Virus („die Therapie ist schlimmer als die Krankheit"). Mehr noch: Die Reaktion auf die Pandemie stelle einen geradezu klassischen Generationenkonflikt dar: Die Jungen und Fitten in der Gesellschaft würden jetzt ihr Lebensglück und ihren Wohlstand opfern, damit ein paar alte oder kranke Menschen ein paar Monate länger leben können.

Diese Ansichten sind zwar weit verbreitet, aber sie ist falsch. Die COVID-19-Epidemie trifft die Gesellschaft als Ganzes.

- Dass die jetzt an COVID-19 Gestorbenen „sowieso demnächst gestorben wären" ist ein grobes Missverständnis. Wenn der Altersdurchschnitt der an COVID-19 Verstorbenen bei 80 Jahren liegt und die durchschnittliche Lebenserwartung bei 80,5 Jahren, dann heißt das nicht, dass die Verstorbenen im Schnitt nur noch ein halbes Jahr zu leben gehabt hätten. Die Frage nach der *verbliebenen Lebenszeit* beantwortet nämlich nicht die durchschnittliche, sondern die alters-bezogene Lebenserwartung. Sie informiert darüber, wie viele Lebensjahre ein durchschnittlicher Mensch mit einem bestimmten Alter statistisch noch zu erwarten hat. Derzeit sind das für eine 80 Jahre alte Person in Deutschland etwa 8,5 Jahre.[12] Tatsächlich zeigen die bisherigen statistischen Auswertungen, dass durch einen COVID-19 Tod *eben nicht* wenige Lebensmonate, sondern dass bei jedem COVID-19-Todesfall im Durchschnitt zwischen 5 und 13 Lebensjahre verloren gehen.[13]

- Auch das Argument, dass fast alle Verstorbenen eine oder mehrere Vorerkran-kungen hätten, ohne die sie in der Regel nicht gestorben wären, führt in ein Niemandsland. Heißt das, dass diese Menschen deshalb „selber schuld" sind, wenn sie sterben? Oder dass man sie nicht schützen soll, weil sie schon krank sind? Oder weil sie „sowieso" gestorben wären? Fakt ist erstens, dass an COVID-19 auch Menschen ohne Vorerkrankungen schwer erkranken können. In einer Zusammenfassung der Fälle in Großbritannien hatten fast ein Viertel der ins Krankenhaus Aufgenommenen keinerlei Vorerkrankung, ihr Durchschnittsalter lag bei 73 Jahren.[14] Fakt ist auch, dass sich die allermeisten Menschen trotz ihrer Krankheit – sei es Bluthochdruck, Diabetes oder Übergewicht – eines hohen Maßes an Gesundheit erfreuen und mit ihren Krankheiten noch sehr viele Jahre vor sich hätten. In Deutschland gibt es etwa 25 Millionen Menschen mit Bluthochdruck, die allermeisten davon können bei guter medizinischer Versorgung ein hohes Alter erreichen. Wenn ein 75 oder 80 Jähriger Hyper-toniker deshalb nach einer COVID-19 stirbt, dann stirbt er AN COVID-19, und nicht MIT COVID-19 – ohne COVID–19 hätte er oder sie ja noch viele Jahre leben können. Ähnliches gilt für Diabetiker, Herzkranke oder übergewichtige Menschen. Auch die inzwischen durchgeführten vielen hundert Autopsien bestätigen das: Bei den allermeisten der untersuchten Leichen stellte sich heraus, dass COVID-19 die Todesursache war und nicht die Vorerkrankung.[15]

Und jetzt soll COVID-19 deshalb gar nicht so schlimm sein, weil vor allem Menschen mit Vorerkrankungen daran sterben? Mir persönlich riecht das nach einem Selektionsdenken, nach dem die Jungen, Starken und Gesunden mehr Lebensrecht haben. Ich wundere mich darüber, wie viel Anklang diese Argumente finden.

> Der Wert des Lebens muss gleich für alle bleiben. Wer das zerbrechliche und schwache Leben der Älteren abwertet, bereitet einer Entwertung jeden Lebens den Weg.[19]

- Vielleicht ist aber noch entscheidender, dass wir uns über etwas Grundlegendes klar sind: Es gibt zu einer effektiven Eindämmung der COVID-19 Epidemie (zumindest in den Industriestaaten – mehr dazu auf Seite 26) keine Alternative. Entsprechend gibt es auch kein einziges Land, das die Epidemie einfach laufen gelassen hätte (auch wenn manche Führer wie etwa Donald Trump in den USA oder Boris Johnson in Großbritannien anfänglich damit geliebäugelt haben). Das liegt daran, dass COVID-19 als „Wildfeuer" die zivilisatorischen und wirtschaftlichen Grundlagen von Industriegesellschaften rasch zerstören würde. Insofern ist auch die in manchen Kreisen gepflegte Vorstellung, die effektive Infektionskontrolle sei ein Widerspruch zu den Interessen der Wirtschaft längst vom Tisch – und zwar bei denen, die die Interessen der Wirtschaft offiziell vertreten.[16]

- Ein Rechenbeispiel kann das zeigen: In Deutschland sind 8 Millionen Menschen zwischen 70 und 80 Jahre alt, 5 Millionen sind über 80, 9 Millionen zwischen 60 und 70. Chronisch erkrankt sind in Deutschland, wenn man seelische Leiden weglässt, etwa ein Drittel der Bevölkerung (mit einer großen Überschneidung zu den älteren Menschen natürlich, aber es dürften auch ein paar Millionen Menschen nicht zu dieser Schnittmenge gehören). Damit umfasst die Risikogruppe für COVID-19 etwa 25 Millionen Menschen in Deutschland.

- Gesichert ist nun, dass sich das neue Virus bei einem „wilden", also ungebrems-
ten Lauf sehr rasch in der Bevölkerung ausbreitet (der Krankenstand würde
sich etwa alle 6 Tage verdoppeln bis verdreifachen) innerhalb von wenigen
Monaten wären dann über die Hälfte der Deutschen infiziert. Etwa 50 % von
ihnen wären erkrankt, etwa 5 % der Infizierten – das wären dann etwa 2,5
Millionen – wären so schwer erkrankt, dass ein großer Teil von ihnen in einem
Krankenhaus behandelt werden müsste. Bei einem „freien" Lauf würden also
bald so viele Menschen *gleichzeitig* krank sein und medizinische Hilfe brauchen,
dass das medizinische Versorgungssystem nur einem immer kleineren Teil von
ihnen helfen könnte. Dadurch wäre aber die Sterblichkeit an COVID-19 dann
nicht nur bei den alten und kranken Menschen hoch, die Sterblichkeit würde
vielmehr auch bei denen ansteigen, die nicht ganz so schwer an COVID-19
erkrankt sind und mit etwas medizinischer Hilfe gut durch ihre Krankheit
gekommen wären (wie etwa der Britische Premierminister Boris Johnson, der
nur drei Tage Behandlung auf einer Intensivstation gebraucht hat, um wieder
einigermaßen zu genesen). Auch würden dann zusätzlich Bürger sterben, die
jetzt z. B. wegen eines durchgebrochenen Blinddarms kein Krankenhausbett
mehr bekommen (darunter wären dann auch viele Kinder). Wie stark dieser
Faktor zu Buche schlägt, zeigen jetzt die ersten Auswertungen etwa aus
Italien.[17] Kurz: die Sterblichkeit würde jetzt auch außerhalb der eigentlichen
Risikogruppe stark zunehmen, sie könnte innerhalb von wenigen Monaten
viele hundert Tausend Menschen erreichen. Das hält keine Gesellschaft aus.
Auch die Kosten für die Wirtschaft wären unermesslich hoch.

Denn die Toten wären ja nur die Spitze des Eisbergs. Wir hätten gleichzeitig ja auch viele
Millionen schwer Erkrankter und wir hätten – darauf weisen die Verlaufsbeobachtun-
gen hin – zudem mit sehr vielen für lange Zeit gesundheitlich schwer eingeschränkten
Menschen zu rechnen (das ist Thema auf Seite 176).

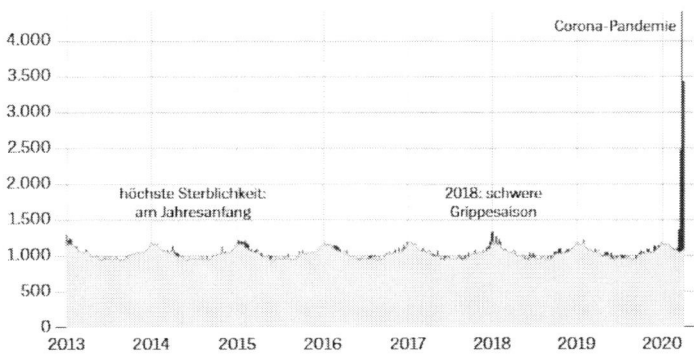

Wöchentliche Todesfälle in New York City

— erwartete Todesfälle ■ Übersterblichkeit

Was COVID-19 anrichten kann in einer Grafik (Quelle: Spiegel online[18]). Nicht auszudenken, was aus den roten Balken geworden wäre, wenn keine Notbremse (in Form einer kompletten Kontaktsperre) gesetzt worden wäre.

Klagen über die Feuerwehr

Nun wird als Gegenargument oft formuliert, so schlimm sei COVID-19 ja in Wirklichkeit gar nicht, in Deutschland gebe es ja kaum eine Übersterblichkeit. Und das mag bisher stimmen. Nur: In Deutschland wurden ja auch sehr schwer wiegende Maßnahmen ergriffen, um genau das zu vermeiden. Nun auf die niedrigen Zahlen zu verweisen, um die Ungefährlichkeit des Erregers zu belegen, erscheint mir, wie wenn ein Feuerwehrmann, der rechtzeitig einen Brand gelöscht hat, nun den Vorwurf bekommt, warum er so einen Aufwand betrieben habe. Das heißt – wohlgemerkt – nicht, dass wir nicht über die richtigen Maßnahmen diskutieren müssen und dafür sorgen müssen, dass bei den Löscharbeiten möglichst wenig kaputt geht. Aber wir sollten die Kraft dieses Feuers nicht unterschätzen.

Ein Ausblick, Ende Oktober 2020

Nach neun Monaten Pandemie zeichnen sich einerseits positive Entwicklungen ab. Das öffentliche Gesundheitswesen hat viel mehr punktgenaue Mittel an der Hand, um die Ausbreitung des neuen Coronavirus zu begrenzen. Weitere Mittel, wie etwa

Impfungen, werden in absehbarer Zeit hinzu kommen. Damit besteht die Hoffnung, dass wir als Gesellschaft mit diesem Virus leben können ohne einerseits medizinische Ghettos zu bilden (wem das zu stark ist, möge sich an die Situation in den Altenheimen im Frühjahr erinnern) oder andererseits das soziale und wirtschaftliche Leben immer wieder schwer zu schädigen.

Andererseits zeichnen sich auch negative Entwicklungen und weitere Gefahren ab. Es deutet sich zum Beispiel an, dass sich eine Grippe-Infektion nicht gut mit dem neuen Coronavirus verträgt und im Winter vielleicht für schwerere Verläufe sorgt. Auch ist noch unklar, ob die punktgenauen Gegenmaßnahmen ausreichend wirksam sind, falls das Virus wirklich die ganze Breite der Bevölkerung erfasst (ein Prozess, der sich derzeit in Europa abzeichnet).

Vor allem aber mache ich mir Sorgen um den Zusammenhalt der Gesellschaft. Manche BürgerInnen sind von der Pandemie existentiell gefährdet, andere nicht. Ohne einen gut organisierten Ausgleich sind langfristige Verwerfungen unvermeidlich.

Auch stellt die Pandemie ein unlösbares Dilemma dar: Egal, was eine Gesellschaft unternimmt – sie wird schweren Belastungen nicht entgehen können. Weder kann sie den Folgen der Pandemie entgehen, indem sie auf ein „weiter wie bisher" setzt, noch kann sie ihnen entgehen, indem sie die Pandemie hart bekämpft. Es gibt keinen schadlosen Weg durch eine solche Pandemie, es gibt nur einen möglichst guten Weg.

Dass dieser Weg umstritten ist, ist unvermeidlich. Auch dass Menschen auf Fundamentalkritik setzen, und sich ihre eigenen Reime auf diese Pandemie und ihre Zumutungen machen, ist unvermeidlich und auch nachvollziehbar. Zumal auf diesem bisher noch nicht gegangenen Weg auch den Verantwortlichen immer wieder Fehler passieren. Das ist normal.

Ich mache mir deshalb Sorgen, wenn jetzt in den sozialen Medien Meinungsäußerungen zur Pandemie nach deren angeblicher Korrektheit gefiltert werden. Eine Demokratie muss auch unbegründete und falsche Meinungen ertragen – solange sie nicht Personen bedrohen oder in ihrer Würde herabsetzten. Es wird sich langfristig auch für die Bekämpfung der Pandemie nicht auszahlen, diesen Weg mit harter Hand und autoritären Methoden zu verfolgen. Wir opfern dann nicht nur unsere offene Gesellschaft, sondern auch das Vertrauen, das uns diese schwierigen Zeiten durchstehen lässt.

Aber zurück zu COVID-19, der Erkrankung

Wir wollten mit diesem eBook das Wichtigste zusammenfassen, das Du brauchst, um in dieser Pandemie so gut es geht gesund zu bleiben. Wichtig war uns ein Blick auf unsere Ressourcen: Wir können so viel machen, um uns und andere zu schützen, aber auch um uns und andere mit dieser Krankheit zu helfen. Und wir kommen dabei auch mit unseren Bordmitteln weit!

Alles Gute und bleibe so gesund wie möglich!

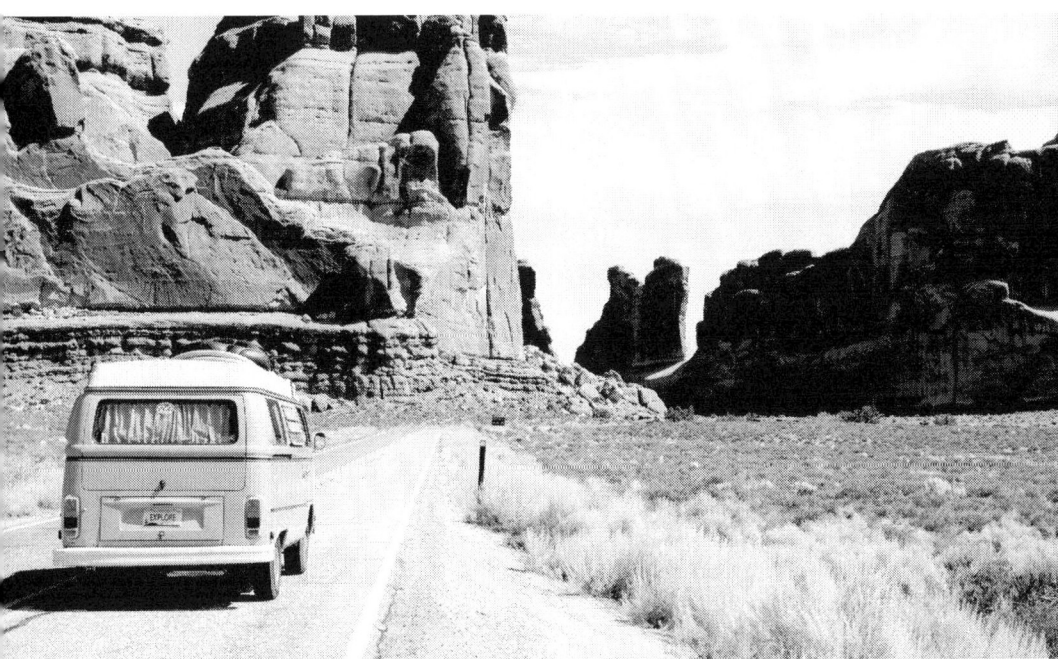

Kann ich dieses eBook umsonst herunterladen?

Wir haben uns lange überlegt, wie wir die Bezahlung für dieses eBook handhaben sollen. Einerseits steckt in diesem Buch eine Menge Arbeit von mehreren Leuten. Andererseits sind wir der Meinung, dass hier wichtige Informationen drin sind, auf die jede(r) Zugriff haben sollte, auch wenn gerade das Geld knapp ist. Viele Menschen haben im Zuge dieser Pandemie ihre Arbeit verloren und müssen schauen, für was sie ihr Geld ausgeben, und wir finden es wichtig, dass wir jetzt alle mitnehmen. Deshalb wünschen wir uns, dass diejenigen, die mit dem Geld derzeit hinkommen, zu diesem Buch eine Spende beitragen – das wird sich insgesamt dann irgendwie tragen.

Hier kannst Du uns einen Beitrag Deiner Wahl übermitteln – und sei es nur ein Brötchen oder einen Kaffee: kinder-verstehen.de/corona-ebook

Und ganz zum Schluss noch ein Hinweise auf meinen Blog:
www.kinder-verstehen.de/blog

Hier kommentiere ich regelmäßig zu Fragen rund um Corona.

Schaue gerne einmal vorbei!

Und wenn Du schon dort bist: auf **www.kinder-verstehen.de** findest Du viele Beiträge zu Fragen der kindlichen Entwicklung, Gesundheit und generell dem Leben mit Kindern – ob als Familie oder als Gesellschaft.

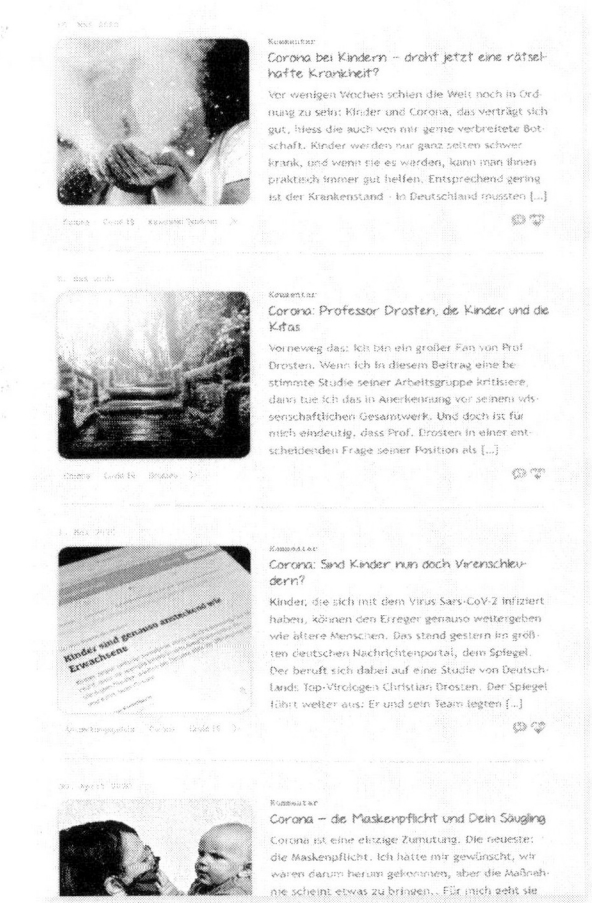

Anmerkungen zum Schlusswort

1 Auch Länder wie Schweden, die zunächst der Meinung waren, eine Herdenimmunität liesse sich rasch erreichen, haben ihrer „Herde" weit gehende Distanzierungsmaßnahmen abverlangt und sind auf diesem Weg bisher nicht wirklich erfolgreich: **t1p.de/s-zwischenbilanz**
Ein weiteres Problem der Theorie von der Herdenimmunität besteht darin, dass SARS-CoV-2 bei seiner massenhaften Ausbreitung auch massenhaft Gelegenheiten findet um sich nach und nach zu verändern; damit ist derzeit fraglich, ob eine stabile Immunität überhaupt entstehen kann, oder ob die „Herde" immer wieder neu infiziert werden muss.

2 Als Beispiel eine im Preprint erschienene Modellierungsstudie aus Japan: *T. Akamatsu, T. Nagae, M. Osawa, K. Satsukawa, T. Sakai, und D. Mizutani, „Can a herd immunity strategy become a viable option against COVID-19? A model-based analysis on social acceptability and feasibility", Preprint in medRxiv, Jan. 2020, doi:* **10.1101/2020.05.19.20107524.**
R. S. Bhopal, „COVID-19 zugzwang: Potential public health moves towards population (herd) immunity", Public Health in Practice, Nov. 2020, doi: **10.1016/j. puhip.2020.100031.**
Diese Strategie könnte auch deshalb Aufwind gewinnen, weil COVID-19 inzwischen insgesamt milder verläuft (das war Thema in Kapitel 1) und damit die Krankenhauskapazitäten womöglich besser ausreichen würden.

3 t1p.de/m-tanz

4 Vieles spricht dafür, dass Impfungen allenfalls ein Teil des Erfolgs garantieren können, den sie derzeit versprechen. Für eine gute Wirkung müssen sie nämlich eigentlich einen Dreifachsalto schaffen: Sie müsste bei der (meist älteren und vorerkrankten) Risikogruppe sowohl gut anschlagen als auch gut vertragen werden (leider neigt das Immunsystem gerade älterer Menschen nicht zu Jubelsprüngen, so dass hier Fragezeichen bestehen), zudem müsste der Impfstoff bei der jüngeren Bevölkerungsgruppe gut akzeptiert werden und deshalb (fast) nebenwirkungsfrei sein. Und eine lange Schutzwirkung wäre auch hilfreich. Ach ja, und Milliarden von Impfdosen sollten sich dann auch noch in einem recht kurzen Zeitrahmen produzieren lassen..

5 Vielleicht geht dieses Glück vom Erreger selber aus. So gibt es Vermutungen, nach denen die Angriffslust des Virus durch die häufigen Mutationen vielleicht abgedämpft werden könnte:
F.-Y. Lan u. a., „Evolving Virulence? Decreasing COVID-19 Complications among Massachusetts Healthcare Workers: A Cohort Study", medRxiv, Jan. 2020, doi: **10.1101/2020.08.17.20176636.**
Tatsächlich zirkulieren inzwischen unterschiedliche Stämme von SARS-CoV-2, die sich z.B. in der durchschnittlichen Virenlast auf den Luftwegen der Angesteckten unterscheiden.

Möglich wäre aber auch, dass wir das Glück schon in Händen halten. So liegen inzwischen gleich mehrere Hinweise vor, dass die uralte Tuberkuloseimpfung vielleicht ziemlich gut vor einer SARS-CoV-2-Impfung schützt.
I. Amirlak, R. Haddad, J. D. Hardy, N. S. Khaled, M. H. Chung, und B. Amirlak, „Effectiveness of booster BCG vaccination in preventing Covid-19 infection", medRxiv, Jan. 2020, doi: **10.1101/2020.08.10.20172288**.
Natürlich wäre es eine Überraschung, wenn sich diese Hinweise bestätigen würden, aber eine solche Entwicklung würde tatsächlich das Spiel verändern: der ersehnte Impfstoff wäre ja dann schon da, und das billig und millionenfach erprobt.

6 So lässt sich inzwischen sogar an den Überlebensraten zeigen, wie rasch die Medizin Erfahrungen mit dieser neuen Erkrankung gesammelt hat. In manchen Krankenhäusern fiel die Sterblichkeit an COVID-19 innerhalb eines Monats um die Hälfte: *M. E. Flacco u. a., „SARS-CoV-2 lethality decreased over time in two Italian Provinces", Preprint in medRxiv, Jan. 2020, doi:* **10.1101/2020.05.23.20110882**.

7 Wie schwierig es ist im Nachhinein festzustellen, welche Maßnahmen etwas gebracht haben, zeigt die Debatte um die in *Nature* veröffentlichte Studie, die dem Lockdown der Gesellschaften eine große Wirkung zuschreibt:
S. Flaxman u. a., „Estimating the effects of non-pharmaceutical interventions on COVID-19 in Europe", Nature, Aug. 2020, doi: **10.1038/s41586-020-2405-7**.
Andere Wissenschaftler glauben nachweisen zu können, dass es sich bei dieser Studie bestenfalls um einen „Modellierungsartefakt" oder gar um eine fehlerhafte Berechnung handelt:
V. Chin, J. Ioannidis, M. Tanner, und S. Cripps, „Effects of non-pharmaceutical interventions on COVID-19: A Tale of Two Models", medRxiv, Jan. 2020, doi: **10.1101/2020.07.22.20160341**
K. Soltesz et al., „Sensitivity analysis of the effects of non-pharmaceutical interventions on COVID-19 in Europe" medRxiv 2020.06.15.20131953; doi: **10.1101/2020.06.15.20131953**.t

8 Ich sage das mit Blick auf die vielen Betrüger, die sich nun aus Steuermitteln bedienen. Nein, Betrug ist in diesem Fall nicht überraschend, ob durch kriminelle Clans oder durch ein plötzlich entstehendes Heer von „Unternehmensberatern". Überraschend finde ich aber, dass sich die Betrüger nun angeblich kaum zur Rechenschaft ziehen lassen – die Behörden verweisen auf das „Steuergeheimnis". Ich glaube nicht, dass wir uns mit solchen Mätzchen als Gesellschaft einen Gefallen tun. (**t1p.de/sz-betrug** sowie **t1p.de/sz-nrw**)

9 Manche, die dieses eBook lesen, werden wissen, wie wichtig mir dieses Thema ist:
t1p.de/kv-wiegenlied

10 Hier nur kurz eine Zusammenfassung: Während die Influenza-Wellen stark „aus der Masse heraus" getrieben werden, neigt COVID-19 zur „Klumpung", weil individuelle Faktoren und Einzelereignisse eine viel größere Rolle spielen (die dazu gehörenden Stichworte super spreader und super spreader events waren Thema

auf Seite 18).

11 So zeigt sich rückwirkend, dass die Infektionszahlen zumindest zu Beginn der häuslichen Isolation in den südeuropäischen Ländern eher angestiegen sein dürften: **t1p. de/nyt-ita**
D. A. Moser, J. Glaus, S. Frangou, und D. S. Schechter, „Years of life lost due to the psychosocial consequences of COVID19 mitigation strategies based on Swiss data", Preprint in medRxiv, Jan. 2020, doi: **10.1101/2020.04.17.20069716**.

12 t1p.de/gbe-80

13 P. Hanlon u. a., „COVID-19 – exploring the implications of long-term condition type and extent of multimorbidity on years of life lost: a modelling study", Wellcome Open Res, Apr. 2020, doi: **10.12688/wellcomeopenres.15849.1**.
sowie **t1p.de/ts-cl**

14 A. B. Docherty u. a., „Features of 20133 UK patients in hospital with covid-19 using the ISARIC WHO Clinical Characterisation Protocol: prospective observational cohort study", BMJ, Mai 2020, doi: **10.1136/bmj.m1985**.

15 t1p.de/s-ve

16 F. Dorn u. a., „Das gemeinsame Interesse von Gesundheit und Wirtschaft: Eine Szenarienrechnung zur Eindämmung der Corona- Pandemie".

17 S. De Rosa u. a., „Reduction of hospitalizations for myocardial infarction in Italy in the COVID-19 era", European Heart Journal, Mai 2020, doi: **10.1093/eurheartj/ehaa409**.

18 t1p.de/s-schweden

19 t1p.de/s-mr

20 t1p.de/s-dm

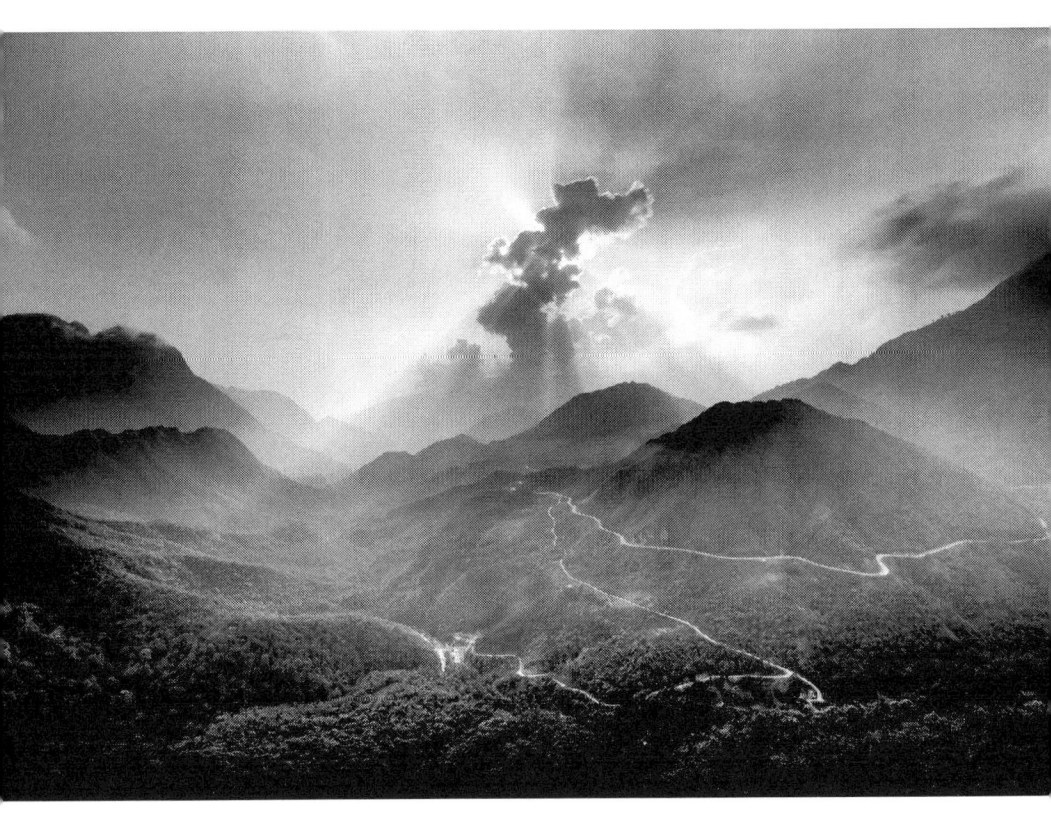

Printed in Poland
by Amazon Fulfillment
Poland Sp. z o.o., Wrocław

6577301 6R00125